皖西大别山
中药资源保护与利用

谷仿丽　卫培培　王　芳　易善勇　徐　涛　著

合肥工业大学出版社

图书在版编目(CIP)数据

皖西大别山中药资源保护与利用/谷仿丽,卫培培,王芳著．—合肥:合肥工业大学出版社,2023.7

ISBN 978 - 7 - 5650 - 6181 - 3

Ⅰ.①皖…　Ⅱ.①谷…　②卫…　③王…　Ⅲ.①大别山—中药资源—资源保护—安徽②大别山—中药资源—资源利用—安徽　Ⅳ.①R281.454

中国版本图书馆 CIP 数据核字(2022)第 224830 号

皖西大别山中药资源保护与利用

谷仿丽　卫培培　王　芳　易善勇　徐　涛　著　　　　责任编辑　王　丹

出　版	合肥工业大学出版社	版　次	2023 年 7 月第 1 版
地　址	合肥市屯溪路 193 号	印　次	2023 年 7 月第 1 次印刷
邮　编	230009	开　本	787 毫米×1092 毫米　1/16
电　话	基础与职业教育出版中心:0551－62903120	印　张	12.25
	营销与储运管理中心:0551－62903198	字　数	298 千字
网　址	press.hfut.edu.cn	印　刷	安徽昶颉包装印务有限责任公司
E-mail	hfutpress@163.com	发　行	全国新华书店

ISBN 978 - 7 - 5650 - 6181 - 3　　　　　　　　　　定价: 56.00 元

如果有影响阅读的印装质量问题,请联系出版社营销与储运管理中心调换。

序　言

皖西大别山区指安徽省霍山县、金寨县、岳西县等地区。其地处北亚热带，属湿润季风气候，四季分明，雨量适中，光照充足，温度适宜，无霜期长；地貌由山地、丘陵、岗地、平原构成。该地区优越的自然条件孕育了大量优质的中药材。通过近年的中药普查发现，皖西大别山区有植物、动物、矿物来源的中药材近 1800 种，约占安徽省中药材总品种的 80%，其中，霍山县、金寨县、岳西县分别有中药材 1735 种、1360 多种、1136 种，是安徽省中药材的重要产地之一。

皖西学院坐落在历史文化悠久、红色底蕴深厚的大别山区域中心城市——六安市。多年来，学校以应用型学科建设为引领，结合地方特色，发挥科研优势，深度融入区域经济高质量发展进程。学校依托中药产业这一六安市重点发展产业，将中药材研究与开发作为融入区域经济建设的着力点，投入大量人力物力进行霍山石斛、天麻、茯苓、葛根、黄精、断血流、白及等皖西大别山区特色或大宗药材的种质资源保护及研究开发工作，培养了一支务实创新的中药学科研团队，也取得了一定的成绩。砥砺多年，学校的"中药学"学科已建设成为安徽省一流学科、安徽省高等学校高峰学科。

为此，学校组织相关人员将前期研究成果结合文献资料结集成册，著成《皖西大别山中药资源保护与利用》一书。本书选取皖西大别山区特色或大宗药材霍山石斛、茯苓、天麻、灵芝、百合、黄精、重楼、白及、断血流、艾叶、桔梗、葛根、野菊花、金樱子、厚朴、石菖蒲等，从药材概述、生物学性状、栽培种植、有效成分、质量标准、药理毒理等方面书写，力求涵盖中药资源保护与开发利用的每个环节，以期为中药相关专业学生、中医药爱好者及有意愿从事皖西大别山区中药材研究的专业人士提供参考。

本书的著写得到了皖西学院各级领导的大力支持，获得了合肥工业大学、安徽农业大学、安徽中医药大学等兄弟院校中药学专家的精心指导，皖西学院生物与制药工程学院乔思曼、朱灿、吴梦怡、黄晓宇、毛海芸等同学也给予了全力协助，在此一并表示感谢。

需要说明的是，本书由谷仿丽负责绪论，以及各中药材的概述、药理毒理及部分中药材生物学性状的著写、卫培培负责各中药材栽培种植的著写、王芳负责各中药材质量标准的著写、易善勇负责各中药材有效成分的著写、徐涛负责部分中药材生物学性状的著写。本书著写者均竭尽全力、精益求精，力求为读者提供专业的皖西大别山区特色或大宗药材的专业信息，但限于水平与认知，难免存在不足之处，敬请广大读者批评指正，以待提高。

谷仿丽

2022 年 10 月于安徽六安

目　　录

第一章　绪　论

　　皖西大别山区地处北亚热带北缘，属湿润季风气候，雨量适中，四季分明，光照充足，无霜期长；地貌由山地、丘陵、岗地、平原构成。该地区优越的自然条件使其成了天然的药材宝库。通过近年的调查，皖西大别山区已发现野生、家种和家养的中药材近 1800 种，约占安徽省中药材总品种的 80%，其中，岳西县、金寨县、霍山县分别有中药材 1136 种、1360 多种、1735 种，是安徽省重要的中药材基地之一。

一、皖西大别山区中药资源现状

　　皖西大别山区域内山峦起伏、河流交错，气候温暖湿润，生态环境良好，为中药材的生长提供了优越的自然环境。据第四次中药资源普查数据统计，六安市有药用植物资源约 238 科 1800 种，其中常用中药约 400 种。调查发现，与第三次中药资源普查数据相比，皖西大别山区中药资源现状发生了较大变化。绝大多数栽培中药都有较好的发展，如道地药材霍山石斛、茯苓、灵芝、天麻、黄精等生产销售情况良好；随着环境保护意识增强及多项环保措施施行，野生中药资源数量及蕴藏量逐年增多，如葛根、鱼腥草、紫苏、野菊花、断血流、虎杖、大血藤、连钱草、仙鹤草、矮地茶等野生中药资源蕴藏量日益丰富，但部分野生中药如霍山石斛、黄精、白及、重楼等受全国药材市场的影响，野生资源不增反减。为满足药材市场的需求，皖西大别山区主要引种了川贝母、浙贝母、四川川芎、太子参、人参、板蓝根、黄连、黄柏等；野生转家种的品种主要有霍山石斛、茯苓、天麻、灵芝、百合、延胡索、栝楼、山茱萸、栀子、杜仲、厚朴、辛夷、桔梗、莲子、芡实、苍术、白术、射干、玄参等，其中多花黄精、白及、重楼、延胡索、牡丹皮、白芍、太子参等种植面积较大；野生转家养成功或基本成功的动物源药材主要有原麝、全蝎、土鳖虫、鳖、小灵猫等。皖西大别山区的矿物类药材分布较少，主要有秋石、石膏、自然铜等。

二、皖西大别山区中药资源的分布

　　皖西大别山区中药资源集中分布在山地，丘陵、岗地、平原分布较少。从水平方向看，中药材种类分布呈南高北低之态；从垂直方向看，地形越复杂、海拔越高则品种越多。道地特色中药霍山石斛、天麻、灵芝、茯苓、杜仲、厚朴等主要分布在南部中山区和中部低山区；新兴栽培中药延胡索、牡丹皮、白芍、太子参等主要分布在中部丘陵和岗地区域；水生中药莲子、芡实等主要分布在北部平原地区。

三、皖西大别山区中药资源的综合评价

皖西大别山区中药资源丰富，种类繁多，品质优良，产量大，综合竞争力强，具有明显的资源优势。据测算，皖西大别山区中药资源总蕴藏量约为 25 万 t，其中茯苓、天麻、灵芝、葛根等年产 1000 t 以上，断血流、野菊花、桔梗、白茅根等年产 500～1000 t，石斛、丹参、苍术、明党参、路路通等年产 100～500 t。但由于山区劳动力转移至发达地区的制造业，大量野生中药无人采集，许多品种的中药材基本处于原始的、自生自灭的状态。中药栽培模式主要为公司自营、公司＋农户、农户自营三种。中药材销售基本为公司自销和农户自销，其中以农户自销为主，目前六安市已有中药材经营农户 200 多家，分布在全市各中药材产区，以霍山县、金寨县为主，销售品种从几十种到上百种不等。中药饮片加工企业规模较小，常年生产的饮片品种少。综上可见皖西大别山区中药材利用率较低，发展潜力大。

四、皖西大别山区中药资源开发利用现状

（一）中药现代研究

中药是指在中医理论指导下采集、炮制、制剂，依据功效，多以汤剂应用于临床的药物。中药疗程、疗效确定，但服药、携带不便，且多数人不懂中医药专业术语，影响了中药的应用。现代科研人员为开发中药，对中药进行了品种保护、优良品种选育与栽培、有效成分及药理作用分析、制剂分析等研究工作，保护了中药资源，解析了中药的现代功用。皖西大别山区中药资源研究主要以安徽中医药大学、安徽农业大学、安庆师范大学、皖西学院等高校科研团队为主，皖西学院作为皖西地方院校，致力于地方经济建设，主要进行了霍山石斛、葛根、黄精、白及、太子参等中药种质保护与开发的研究工作，开发了石斛浸膏、黄精芝麻丸、白及化妆品等产品。但皖西大别山区仍有众多优质中药材未得到充分保护、研究与开发。

（二）中药农业

皖西大别山区中药材药用历史悠久，如霍山石斛、半夏等道地药材很早就被列为贡品。随着经济的发展，为满足市场需求，舒城县栽培天麻、杜仲、桔梗、贝母，金寨县培育灵芝，霍山县发展石斛、百合栽培等，均获得了可观的经济效益，形成了一条山区农民脱贫致富的通途，也为中药材开发、生产打下了物质基础。但中药栽培也存在一些问题，如从外地引种品种较多，但未能对引种品种进行合理定位，也未能对本地道地特色药材品种进行合理选育，导致中药栽培品种较为混乱；栽培模式相对落后，中药栽培模式与传统农业生产模式相同，而传统农业生产模式对药材质量影响巨大，导致本地区药材质量不高。因此，解决栽培品种混乱和栽培模式落后问题是促进皖西大别山区中药农业发展的关键。

（三）中药工业

调查发现，皖西大别山区中药工业以药材销售为主，如道地特色药材霍山石斛、灵

芝、茯苓、天麻、百合等，多以药材进行销售，产品的经济附加值较低。而中成药的深加工企业较少，且规模相对较小，具有一定市场影响力的中药精制饮片、配方颗粒、保健食品等生产企业、产品较少。以上因素都严重制约着皖西大别山区中药工业的发展。

（四）中药大健康产业

在全国中药大健康产业迅速发展的形势下，皖西大别山区道地特色中药如霍山石斛、茯苓、天麻、灵芝、葛根等药食两用佳品，却少有开发成熟的大健康产品，未能充分发挥其在大健康产业中的作用，未能与文化、旅游、康养、日化等产业相结合，而仅仅作为药材销售，产生的经济价值较低。

五、皖西大别山区中药资源的保护与开发

鉴于皖西大别山区丰富的中药资源，皖西学院投入大量人力物力进行了多方面的探索，先后组织科研人员进行了霍山石斛、葛根、白及、黄精、百合等中药的生物学性状、化学成分、现代药理作用等的研究开发，取得了一些成绩。但团队研发的产品较少，仍需在产品开发、寻找具有特殊药用价值的中药资源及新的药用植物方面下足功夫，为吸引中药产业投资打下技术基础，服务于皖西大别山区中药产业发展。

第二章　霍山石斛

　　石斛是常用的补益类中药，《神农本草经》记载石斛"主伤中，除痹，下气，补五脏虚劳羸瘦，强阴。久服厚肠胃，轻身延年"。明代缪希雍《神农本草经疏》有云石斛"盖皆益脾、益胃、益肾、益心之功力也……兼能除脾胃二经之湿故也"。霍山石斛（*Dendrobium huoshanense* C. Z. Tang et S. J. Cheng）是石斛中的一种，具有益胃生津、滋阴清热等功效，产自安徽省霍山县及其周边山区，野生的大多生长在云雾缭绕的悬崖峭壁上的崖石缝隙和参天古树上，以其味甘、黏质厚的上乘品质成为石斛中的极品。霍山石斛野生资源稀少，目前已在皖西大别山区广泛种植，产量基本满足临床需要。现代研究发现，霍山石斛含有多糖、石斛碱、多酚及多种微量元素等，具有抗肿瘤、抗氧化、保肝、调节免疫等作用。

一、基原植物

　　霍山石斛又称米斛，如图 2-1 所示。茎直立，长可达 9 cm，基部以上较粗，上部渐细。叶常 2～3 枚互生茎上部，舌状长圆形，先端稍凹缺，基部具带淡紫红色斑点的鞘。花序生于已落叶老茎上部，具 1～2 花。苞片白色带栗色，卵形；花淡黄绿色；萼囊近矩形，长 5～7 mm；花瓣卵状长圆形，与萼片近等长而甚宽，唇瓣近菱形，长宽均 1～1.5 cm，基部楔形，具胼胝体，上部稍 3 裂，两侧裂片之间密生短毛，中裂片半圆状三角形，基部密生长白毛，上面具黄色横生椭圆形斑块；药帽近半球形，顶端稍凹缺。花期 5 月。

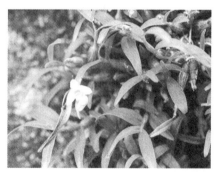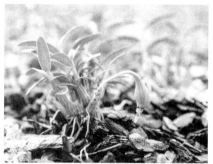

图 2-1　霍山石斛

二、霍山石斛的栽培与种植

　　近年来，研究者通过"胚培养—原球茎—完整植株"的快繁模式实现了霍山石斛种苗的快速繁殖，并经过原产地炼苗后进行栽培，已在皖西大别山区广泛种植。

（一）霍山石斛的基地选择

霍山石斛作为道地药材，为了确保品质，在种植的基地选择方面，通常需要考虑地理环境、海拔、郁闭度、植被类型、温度、湿度、坡度等环境因素对其生长造成的影响。

1. 地理环境

野生霍山石斛主要分布于大别山地区，主产地在安徽省霍山县。因而，在尽可能保证霍山石斛质地的情况下，可以相应地增加、扩大栽培的区域范围，可以选择栽培在大别山脉范围内的区域，主要以安徽省金寨县、岳西县及湖北省英山县等大别山腹地区域为主。

2. 海拔

大别山地区各地的海拔不同，小型气候也有所差异，因而并不是大别山的所有地区都适合霍山石斛的栽培。参考安徽省地方标准《霍山石斛》（DB 34/T 486—2016），可以选取海拔 300～900 m 的区域进行栽培种植，此海拔区域是最适合霍山石斛生长的区域范围，海拔过低或过高都无益于霍山石斛的生长。

3. 郁闭度

霍山石斛是喜好在温暖、潮湿、半阴半阳的环境下生长的药材，在大棚内种植以遮阳率在 60% 左右为最佳，林下仿野生栽培基地的郁闭度在 0.4～0.6 为最佳，过高或过低的郁闭度都会对霍山石斛的正常生长形成十分不利的影响。

4. 植被类型

大别山中植被种类丰富多样，植被类型主要包括针叶林、常绿阔叶林、常绿落叶阔叶混交林及山地矮林。由于霍山石斛从秋季开始暂停生长，冬季进入休眠，因此为了避免冬季温度下降过快对霍山石斛的生长造成不可修复的损害，在选择林地时通常以针叶林和常绿阔叶林为最佳。

5. 温度、湿度

霍山石斛喜欢湿润的空气环境，空气湿度在 70% 以上，最有利于其生长。如果空气湿度长期处于 50% 以下，霍山石斛的长势相较于处于 50% 以上的就会差很多，而且较难开花。事实上，空气湿度对霍山石斛生长产生的影响比肥料对其产生的影响还要大。空气湿度如果长期保持在过低状态，栽培的霍山石斛容易出现停止生长的现象。除此之外，霍山石斛对生长的环境温度要求也格外严格，其种苗生长的最适宜温度为 18～30℃，且春季是种植霍山石斛种苗的最佳季节。夏季，种植的大棚内应保持通风散热，增强大棚内外的空气对流。冬季，一定要确保大棚密封良好，避免种苗冻伤。霍山石斛生长期间的温度需维持在 15～28℃。在高温季节，日间温度不宜超过 32℃，否则霍山石斛就不能正常生长；严寒季节平均温度不宜低于 8℃，否则就会出现种苗冻伤乃至冻死的现象。

（二）霍山石斛的栽培模式及其特点

霍山石斛常选取二年生以上，健康的一、二代原种优质驯化苗进行分栽，以避免出现优良基因遗传退化。同时，每株分栽苗的茎和叶片数最好都有 3 个以上，苗高要在 3 cm 以上，茎的最粗处要大于 0.4 cm。霍山石斛的栽培模式主要分为 3 种，即设施栽培、林下栽培和拟境栽培。

1. 设施栽培

设施栽培模式主要表现为塑料大棚覆盖栽培设施，包含可以人为干预调节的石斛栽培装置，如地苗床、铺基质的支撑面、遮阳设施、供水设施、温度控制设备、电力系统等。此外，要确保水源清洁没有被污染。这种栽培模式是目前霍山石斛采用最多的栽培模式，常选择中低海拔山区及透风、阴暗、凉爽的气候环境，空气湿度在 80% 左右，苗床厚约 13 cm，一般用混合的石子和碎树皮作为基质。因为霍山石斛属于阴生植物，不宜在阳光下暴晒，所以在夏、秋两季需要覆盖遮阳率为 70% 的遮阳网，冬季还需要使用薄膜保持温度，棚内需配置有喷淋和降温等用以调控内部环境使其适合霍山石斛生长的设备。但是，设施栽培规模都较大，容易产生病虫害，这就需要通过人为监督，及时喷洒药物进行预防。这种栽培模式的优点是可以人工调节栽培环境的影响因子，有助于霍山石斛的生长。而欠缺之处则是投资成本高昂、人工作业多、需要喷水及通风、病虫害多、产品价格低廉。如今，霍山石斛的设施栽培模式在安徽省霍山县的推广种植面积已有 5000 亩左右。

2. 林下栽培

林下栽培技术不需要大棚、遮阳网和薄膜等基础设施，但需要进行土地的开垦和树木的选择、修剪等。霍山石斛常常会选择有较粗树干的阔叶林、针叶林或者针阔混交林的林下山坡进行栽培，以良好的通风性、适宜的疏密度为最佳种植环境，郁闭度在 0.5 左右，缓坡作等高平畦，畦的宽度为 1.5 m 左右，长度依照地表形态起伏的高低与险峻的态势和排水需求来决定，地块要求中间高、两边低，靠山体的一侧挖有沟渠，便于排水。基质主要包含石块、木屑、松树皮、苔藓等。石块的最理想选择是酸性花岗岩片（吸水性好），并且在使用前应漂洗，不能有泥土。木屑和树皮要用高锰酸钾溶液浸泡、发酵 3 个月左右，主要目的是去除基质中的病虫害，以及提高树皮的储水能力。霍山石斛种子在使用前应先经过日晒、热疗、浸泡等消毒程序，移植时再用保湿性好、吸水性强的柔软材料将霍山石斛种苗根部包裹好，栽植在碎石子的缝隙中。该种植模式通风条件较好，在一定程度上还原了野生霍山石斛的生长环境。如今，霍山石斛的林下栽培模式已经示范推广至 3000 亩左右。

3. 拟境栽培

拟境栽培是指在药用植物的种植过程中，尽可能地模拟药用植物的野生生长环境，从而完成药用植物整个生长发育周期的栽培模式。《名医别录》一书曾记载"石斛生六安山谷水傍石上"，由此可见喜爱湿润的环境和生长在石头上是霍山石斛独特的生态生物学特征。因此，霍山石斛的拟境栽培应模拟其原始的生长环境。

（1）环境选择

拟境栽培应选择山间多石、植被覆盖充分、以针叶林为主的林地，以空气平均相对湿度不低于 50%、山林中有河流者为最佳。一般以石头上是否附有苔藓类植物及其多少来判断空气湿度是否符合条件；栽培地区的最高海拔不应高于 1000 m。

（2）种源选择

为确保种源的纯正性，避免杂交，选择的霍山石斛植株应为同一品种、同一性状的植株；选择的霍山石斛植株须经过大棚越冬驯化 10 个月以上。

（3）附石栽种

栽种时以山间原有的石头为基质，石头上须附着苔藓、地衣类植物；依据霍山石斛的生长特性，应在气温回升后而新芽生根前将新苗栽种下去，最佳时间段为 3 月下旬至 5 月上旬，即在霍山石斛开花前完成栽种；在青苔成片生长的石块上，把青苔切开一个小口，然后将一丛霍山石斛的根部塞入切口，而后用棉线围绕石头一圈将青苔捆扎严实，用于固定。此栽培模式最接近野生霍山石斛的生长环境，称之为"拟境"。此模式在安徽省六安市示范推广种植面积有 2000 亩左右。

（三）霍山石斛的水肥管理

在霍山石斛的栽培过程中，水分是一个非常重要的影响因素，尤其是刚移植的霍山石斛在这个时期对水分非常敏感。霍山石斛对水分的要求应遵守"宁少勿多"的原则。一般而言，霍山石斛基质的含水量在 $60\%\sim70\%$ 最为适宜，种植后应立刻浇水 1 次，使基质和苗根接触更为紧密。霍山石斛移栽一周内的空气湿度应当保持在 90% 左右；在移栽一周之后，霍山石斛植株开始生根，此时空气湿度应当保持在 $70\%\sim80\%$。在栽种的过程中，干湿交替的环境更有利于霍山石斛的生根发芽。基质过干不利于霍山石斛生根发芽，温度较高的季节应当控制好水分，最好保证基质含水量在 $40\%\sim50\%$。在冬季时，气温逐渐下降，当温度低于 $10℃$ 时，霍山石斛就会停止生长并处于休眠状态，因而对水分的需求也就变得相对较低，此时基质含水量只需保持在 30% 以内。浇水应在早晨进行，浇透后，以傍晚时表层能被风吹干为宜。冬季霍山石斛休眠时应少浇水。

霍山石斛幼苗在生长期间需要足够的肥料。进入夏季以后，必须停止施肥，这有利于霍山石斛从营养生长向生殖生长转变，此时的水分供给要充裕，防止植株因温度过高而失水萎蔫。进入 9 月后，逐渐减少水分的供应，促使植株成熟，但要维持 $60\%\sim70\%$ 的空气湿度。有机肥料常选用新鲜的牛粪、猪粪，将其用塑料薄膜覆盖或者装在坑里沤制 1 个月以上，可当作基肥和追肥使用。作基肥时，主要是在栽苗时，按 1∶2 的比例将腐熟的肥料加水稀释成浆液，刷在植株根须周围；作追肥时，把沤制的肥料稀释成 50 倍液，在霍山石斛旺盛生长期间，每月浇施一次。除此之外，在春秋两季，每隔 10 天在晚间或凌晨喷洒 1 次叶面肥，春季施含氮比例较高的叶面肥，可以促进植株的幼苗生长；秋季施含磷和钾比例较高的叶面肥，可以提高植株的抗寒性。

（四）霍山石斛的病虫害防治

软腐病、黑斑病和白绢病等是霍山石斛的常见病害。软腐病发病迅速，严重的会造成种苗腐烂甚至死亡，主要特征为植株呈糊状腐烂并有恶臭，可以在病害早期，以农用"streptomycin sulfate"或"streptomycin＋oxyteracykine"每隔 8 天根施 1 次，连续喷施 2 次。黑斑病主要危害的是霍山石斛的叶片，可导致叶片枯萎乃至枯死，可在叶面喷施 1∶1∶100 波尔多液用于防治。白绢病主要引起霍山石斛茎基部和基质表面出现白色菌丝，致使根、茎、叶发生腐化且在后期会出现油菜籽状的菌核。该病主要发生在高温高湿的季节，预防方式以控制水分为主，同时使用恶霉灵类制剂防治，也可将生石灰撒在发病植株四周进行治疗。霍山石斛常见的虫害是蜗牛、菲顿蚜等，它们的存在会影响霍山石斛的生长。因此一旦发现病害或虫害现象，应当及时处理，避免情况变得更为严重，从而影响霍山石斛的生长。霍山石斛生态平衡种植需遵循生态平衡原理，应最大限度地减少人工对环境的破坏，倡议采取生物防治措施，杜绝过度施用化学农药。比如，对于低海拔林地中少数蛞蝓、蜗牛等软体动物对霍山石斛嫩芽的危害，可以将烟熏过的茶籽饼颗粒撒施在植株四周进行防治；秋季蝗虫较多时，一定要及时清除苗床及周边杂草，同时在围栏上加装一层隔离网，网周可散养鸡鸭用于除虫；种植基地四周可以拉围栏、安装监控，避免人为损害，同时防止野兔、野鸡、野山羊等野生动物踩踏或啃食植株。

三、化学成分

（一）多糖

多糖是霍山石斛中一种重要的有效成分，人们常以多糖含量的高低来判断霍山石斛质量的优劣。霍山石斛含有较多的多糖成分，黏稠度高，总多糖含量占总化合物含量的30%～45%。自1976年Dahjnren从聚石斛中分离出多糖之后，研究者对霍山石斛中多糖的研究主要集中在分离纯化、结构鉴定、含量分析与活性研究等方面，并取得了一定的进展。通过对多糖结构的分析，发现霍山石斛含有D-甘露糖、D-半乳糖、D-葡萄糖、D-木糖、阿拉伯糖、半乳糖醛酸等单糖组分和葡萄甘露聚糖等多糖组分，化学结构式如图2-2所示。

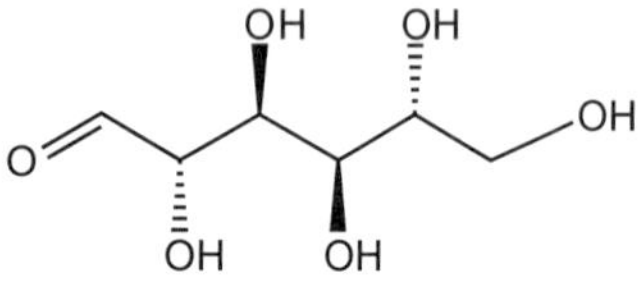

（a）D-甘露糖 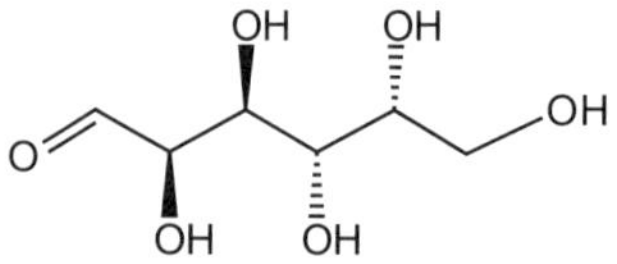　　　　（b）D-半乳糖 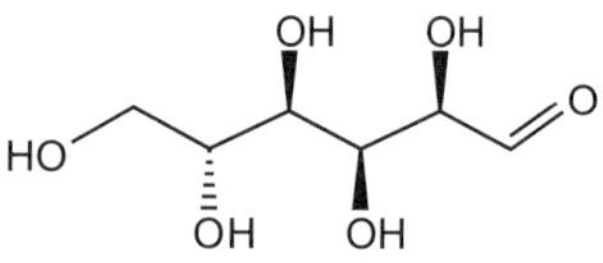　　　　（c）D-葡萄糖

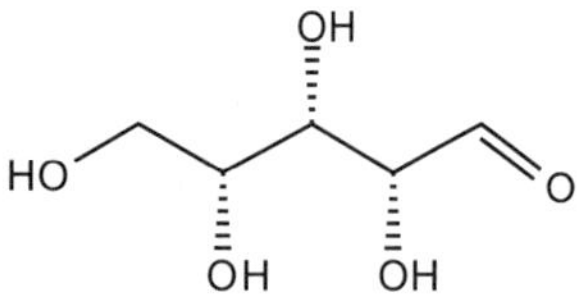

（d）D-木糖 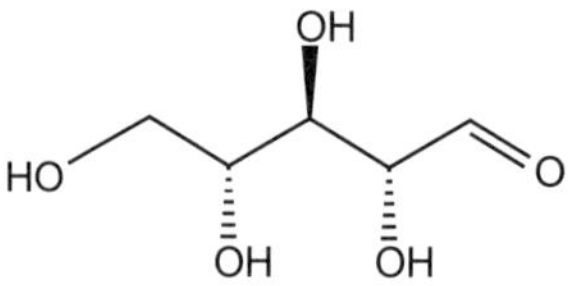　　　　（e）阿拉伯糖 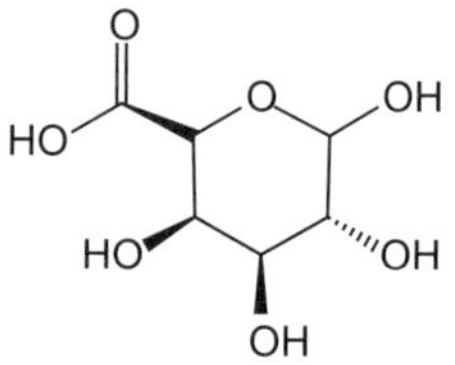　　　　（f）半乳糖醛酸

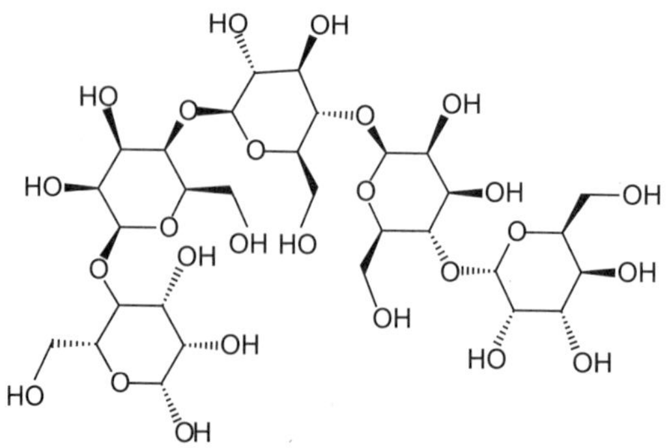

（g）葡萄甘露聚糖

图2-2　霍山石斛中多糖类物质的化学结构式

（二）生物碱

生物碱是石斛中最早被提取并进行化学结构鉴定的物质，是石斛属植物的活性成分之一，具有抗炎、调节血糖的药理作用。其最早于 1932 年由日本学者铃木秀干等从金钗石斛中分离得到，并被命名为石斛碱，后经结构鉴定被确定为倍半萜类生物碱。根据化学结构的不同，霍山石斛中含有的生物碱可分为 5 类，分别为倍半萜类、吲哚里西啶类、吡咯烷类、苯酞类及咪唑类。倍半萜类生物碱具有木防己毒烷的基本骨架；吲哚里西啶类生物碱由哌啶和吡咯烷的 C 和 N 原子骈合而成；吡咯烷类生物碱结构相对简单，母核由 1 或 2 个吡咯烷构成，取代基为丙酮基、甲基、肉桂酰基；苯酞类生物碱在霍山石斛中很少见，咪唑类生物碱更是十分罕见。此后，国内外学者相继在霍山石斛中发现了许多新的生物碱，包括八氢中氮茚、石斛醚碱、N-异戊烯基石斛碱等，化学结构式如图 2-3 所示。

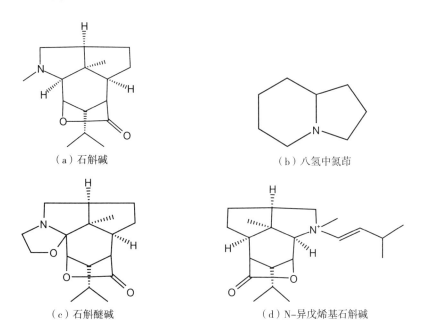

（a）石斛碱　　　　　　　　　　　　　（b）八氢中氮茚

（c）石斛醚碱　　　　　　　　　　　（d）N-异戊烯基石斛碱

图 2-3　霍山石斛中主要生物碱类物质的化学结构式

（三）黄酮

霍山石斛含有的黄酮成分种类比较丰富。从霍山石斛中分离得到的黄酮类化合物大多以黄酮氧苷或碳苷的形式存在，一般在 4 和（或）6 位成苷，苷元多为黄酮及二氢黄酮。根据三碳键（C3）的氧化程度和构象等的差别，霍山石斛中的黄酮成分主要可分为黄酮类、黄烷酮类、黄酮醇类、二氢黄酮醇类、花青素类、查尔酮类、紫檀素类 7 种类型。下面简要介绍黄酮类、黄烷酮类、黄酮醇类 3 种类型的化学结构。

1. 黄酮类

黄酮类的苷元类型主要为芹菜素、金圣草素，化学结构式如图 2-4 所示。

2. 黄烷酮（二氢黄酮）类

黄烷酮类以 2-苯基-2，3-二氢色原酮基为基本母核，有一个不对称碳原子 C-2。霍

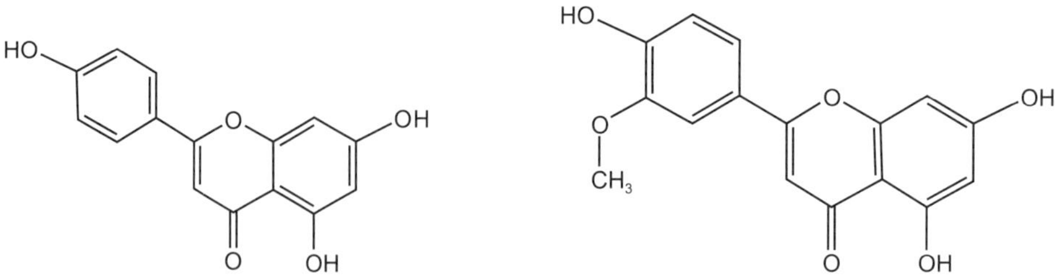

（a）芹菜素 　　　　　　　　　　　　　　（b）金圣草素

图 2-4　霍山石斛中主要黄酮类物质的化学结构式

山石斛中黄烷酮型苷元有 13 个，常见的有柚皮素、圣草酚等，化学结构式如图 2-5所示。

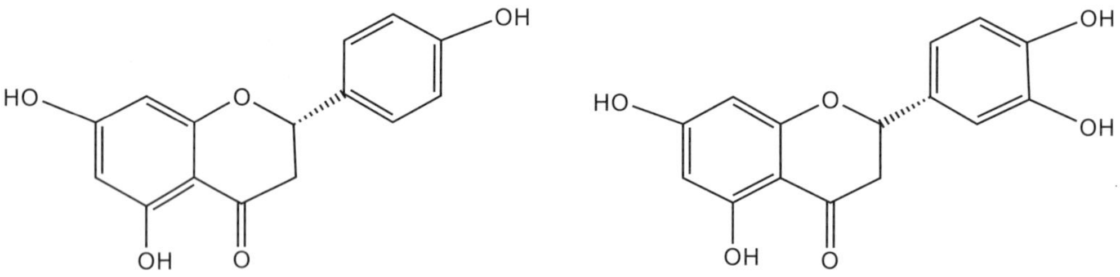

（a）柚皮素 　　　　　　　　　　　　　　（b）圣草酚

图 2-5　霍山石斛中主要黄烷酮（二氢黄酮）类物质的化学结构式

3. 黄酮醇类

黄酮醇类指具有 2-苯基色原酮-3-醇的黄酮类衍生物。霍山石斛中常见的黄酮醇类化合物是以山柰酚、槲皮素为苷元的糖苷，化学结构式如图 2-6 所示。

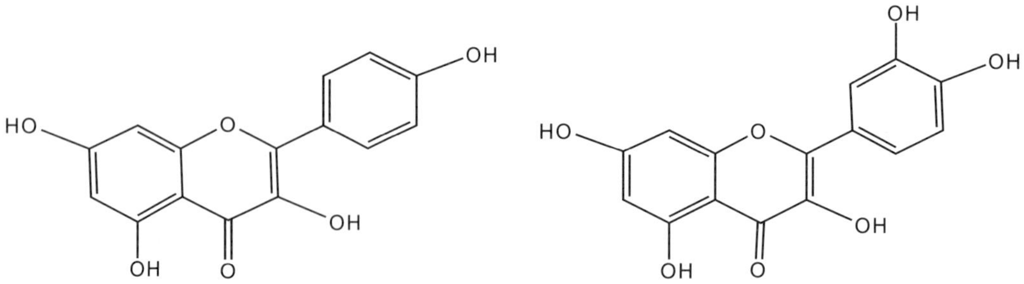

（a）山柰酚 　　　　　　　　　　　　　　（b）槲皮素

图 2-6　霍山石斛中主要黄烷酮（二氢黄酮）类物质的化学结构式

（四）挥发油

霍山石斛中还含有挥发油，可以清新解郁，有助于舒缓精神紧张，保持头脑清醒，主要成分有 β-波旁烯、依兰油烯等，化学结构式如图 2-7 所示。

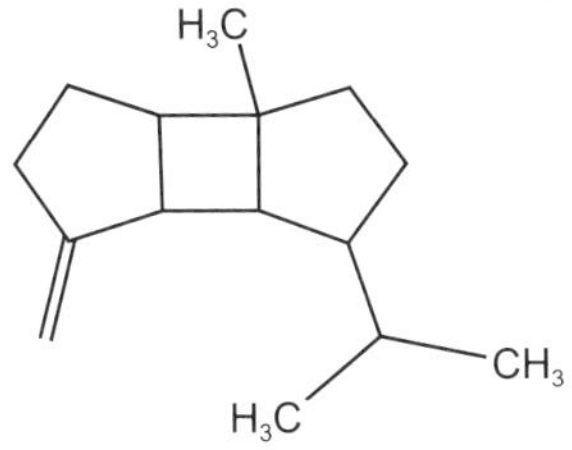

（a）β-波旁烯 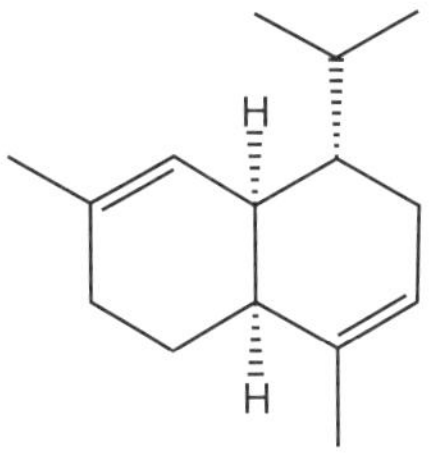　　　　　　　　（b）依兰油烯

图 2-7　霍山石斛中主要挥发油类物质的化学结构式

四、制剂

（一）石斛夜光丸

《中华人民共和国药典（2020 年版）》收载的基于石斛制成制剂有 1 种，即石斛夜光丸。

取石斛 30 g、人参 120 g、山药 45 g、茯苓 120 g、甘草 30 g、肉苁蓉 30 g、枸杞子 45 g、菟丝子 45 g、地黄 60 g、熟地黄 60 g、五味子 30 g、天冬 120 g、麦冬 60 g、苦杏仁 45 g、防风 30 g、川芎 30 g、麸炒枳壳 30 g、黄连 30 g、牛膝 45 g、菊花 45 g、盐蒺藜 30 g、青葙子 30 g、决明子 45 g、水牛角浓缩粉 60 g、山羊角 300 g。以上 25 味，除水牛角浓缩粉外，山羊角锉研成细粉；其余石斛等 23 味粉碎成细粉；将水牛角浓缩粉与上述粉末配研，过筛，混匀。每 100 g 粉末用炼蜜 35～50 g 加适量的水制丸，干燥，制成水蜜丸；或加炼蜜 95～120 g 制成小蜜丸或大蜜丸，即得。

（二）霍山米斛清养浸膏

以霍山石斛、枸杞子、西洋参组方，经现代提取工艺制备成浸膏。

五、质量评价

（一）鉴别

1. 显微鉴别

霍山石斛横切面有表皮细胞 1 列，扁平，外壁及侧壁稍增厚，微木化，外被黄色或橘黄色角质层，有的外层可见无色的薄壁细胞组成的叶鞘层。基本薄壁组织细胞多角形，大小相似，其间散在 9～47 个维管束，近维管束处薄壁细胞较小，维管束为有限外韧型，维管束鞘纤维群呈单帽状，偶成双帽状，纤维 1～2 列，外侧纤维直径通常小于内侧纤维，有的外侧小型薄壁细胞中含有硅质块。草酸钙针晶束多见于近表皮处薄壁细胞或近表皮处维管束旁的薄壁细胞中。赵玉姣等人通过显微技术发现霍山石斛及其近缘种茎中生物碱成分主要分布于维管束和除黏液细胞外的部分薄壁细胞中。

2. 薄层鉴别

取霍山石斛粉末（鲜品干燥后粉碎，过二号筛）1 g，加无水甲醇 20 mL，超声处理

30 min，滤过，滤液回收溶剂至干，残渣加水 15 mL 使溶解，用石油醚（60～90℃）洗涤 2 次，每次 20 mL，弃去石油醚液，水液用乙酸乙酯洗涤 2 次，每次 20 mL，弃去乙酸乙酯液，用水饱和正丁醇振摇提取 2 次，每次 20 mL，合并正丁醇液，回收溶剂至干，残渣加无水甲醇 1 mL 使溶解，作为供试品溶液。另取霍山石斛对照药材 1 g，同法制成对照药材溶液。再取夏佛塔苷对照品适量，加甲醇制成每 1 mL 含 0.5 mg 的溶液，作为对照品溶液。照薄层色谱法试验，吸取上述 3 种溶液各 3～5 μL，分别点于同一聚酰胺薄膜上，以乙醇-丁酮-乙酰丙酮-水（4∶4∶1∶17）为展开剂，20℃ 以下展开，取出，晾干，在 105℃ 烘干，取出，喷以 5% 三氯化铝乙醇溶液，在 105℃ 加热约 3 min，取出，置紫外光灯（365 nm）下检视。供试品色谱中，在与对照药材色谱和对照品色谱相应的位置上，显相同颜色的荧光斑点。

3. 指纹图谱鉴别

有研究人员采用 HPLC 法建立了霍山石斛的指纹图谱，如图 2-8 所示。将霍山石斛干燥粉碎（过 60 目筛），用甲醇超声提取，得供试品溶液。采用 Agilent C18 色谱柱（4.6 mm×250 mm，5 μm）；甲醇-0.2% 磷酸水为流动相；容积流量为 1 mL/min；检测波长为 240 nm；进样量 10 μL；柱温 30℃。依上述步骤建立的指纹图谱可用于霍山石斛的质量检测。

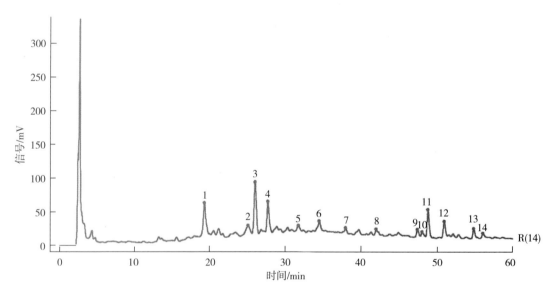

图 2-8　霍山石斛的指纹图谱

（二）检查

1. 水分

《中华人民共和国药典（2020 年版）》规定干石斛水分不得过 12%。

2. 总灰分

《中华人民共和国药典（2020 年版）》规定干石斛总灰分不得过 5%，霍山石斛总灰分不得过 7%。

（三）浸出物

《中华人民共和国药典（2020 年版）》规定照醇溶性浸出物测定法项下的热浸法测定，用乙醇作溶剂，霍山石斛干品的浸出物不得少于 8%。

（四）含量测定

1. 对照品溶液的制备

取 D-无水葡萄糖对照品适量，精密称定，加水制成每 1 mL 含 100 μg 的溶液，即得。

2. 标准曲线的制备

精密量取对照品溶液 0.2 mL、0.4 mL、0.6 mL、0.8 mL、1 mL，分别置 10 mL 具塞试管中，各加水至 1 mL，精密加入 5% 苯酚溶液 1 mL（临用配制），摇匀，再精密加硫酸 5 mL，摇匀，置沸水浴中加热 20 min，取出，置冰浴中冷却 5 min，以相应试剂为空白，照紫外-可见分光光度法，在 488 nm 的波长处测定吸光度，以吸光度为纵坐标，浓度为横坐标，绘制标准曲线。

3. 测定法

取霍山石斛粉末（鲜品干燥后粉碎，过三号筛）约 0.4 g，精密称定，加水 200 mL，加热回流 2 h，放冷，转移至 250 mL 量瓶中，用少量水分次洗涤容器，洗液并入同一量瓶中，加水至刻度，摇匀，滤过。精密量取续滤液 2 mL，置 15 mL 离心管中，精密加入无水乙醇 10 mL，摇匀，冷藏 1 h，取出，离心（转速为每分钟 4000 转）20 min，弃去上清液，沉淀加 80% 乙醇洗涤 2 次，每次 8 mL，离心，弃去上清液，沉淀加热水溶解，转移至 25 mL 量瓶中，放至室温，加水至刻度，摇匀。精密量取供试品溶液 1 mL，置 10 mL 具塞试管中，照标准曲线制备项下的方法，自"精密加入 5% 苯酚溶液 1 mL"起依法测定吸光度，从标准曲线上读出供试品溶液中 D-无水葡萄糖的量，计算，即得。

霍山石斛按干燥品计算，含多糖以无水葡萄糖（$C_6H_{12}O_6$）计，不得少于 17%。

六、药理作用

（一）"补阴"的现代生物学基础研究

霍山石斛为补诸脏阴虚的要药，为解码其现代作用机制，有学者对其进行了现代生物学作用及机制研究。从抗疲劳及能量储存、代谢角度探讨霍山石斛"补阴"的现代生物学基础发现，霍山石斛能显著提高肾阴虚小鼠的负重游泳时间，提高乳酸脱氢酶（lactate dehydrogenase，LDH）活性，促进乳酸清除，抑制血肌酸激酶（creatine kinase，CK）、肝 Na^+-K^+-ATP 酶和 Ca^{2+}-Mg^{2+}-ATP 酶活性，减慢能量代谢，减少能量消耗，提高运动耐力，促进肾阴虚小鼠抗疲劳。霍山石斛水提物可双向调节肾阴虚、肾阳虚小鼠的疲劳状态，可能是其"补虚"作用的主要物质基础；霍山石斛醇提物仅能拮抗肾阴虚小鼠的疲劳状态，可能是其"滋阴清热"功效的主要物质基础。温度趋向性可直观评价机体内部的寒热状态，环核苷酸水平是评价机体"阴阳"状态的常用指标，甲状腺激素是评价机体能量状况的重要指标。研究发现，霍山石斛水提物可调节肾阴虚证、肾阳虚证小鼠机体的寒热状态、环核苷酸水平及甲状腺激素水平。

脾阴虚者肠道阴液减少，内容物推进缓慢，引起便秘。霍山石斛可提高模型大鼠粪便含水率和血清 P 物质（substance P，SP）水平，降低血管活性肽（vasoactive peptide，VIP）水平，提高回肠胃动素（motilin，MTL）水平，减少生长抑素（somatostatin，SS）的分泌，促进结肠水通道蛋白（aquaporin，AQP）1、AQP6、AQP9 mRNA 水平的表达，降低 AQP2、AQP3、AQP4、AQP5、AQP8、AQP11 mRNA 水平的表达，改善模型大鼠回肠、结肠组织病理症状，增加便秘大鼠排便量，表明霍山石斛可抗实验性脾阴虚型便秘，其作用机制可能与其调节胃肠道激素分泌、改善机体水液代谢有关。

（二）对胃肠功能的影响

霍山石斛多糖可以显著提高衰老模型大鼠小肠蛋白酶活性和淀粉酶活性，显著提高小肠绒毛高度，降低隐窝深度，显著降低衰老模型大鼠粪便中粗蛋白含量，表明霍山石斛多糖可以改善衰老模型大鼠的肠道消化吸收功能。研究发现，霍山石斛具有促进大鼠肠黏膜血流、双向调节小鼠胃肠运动、抗炎等作用；通过霍山石斛多糖对溃疡性结肠炎小鼠的作用研究，发现霍山石斛多糖通过抗炎减轻了溃疡性结肠炎小鼠的炎症损伤。

霍山石斛具有"厚肠胃"功效，如图 2-9 所示，目前的研究发现霍山石斛多糖是其"厚肠胃"功效的主要有效部位。霍山石斛多糖低剂量可促进洛哌丁胺致便秘小鼠的肠蠕动，高剂量可抑制腹泻小鼠的肠蠕动，能双向调节肠蠕动。溃疡性结肠炎是一种发生于大肠黏膜及黏膜下层的、病因不甚明确的非特异性炎症性肠病，病程长，病情容易反复，易致癌变。霍山石斛多糖可通过调控核转录因子-κB（nuclear transcription factor-κB，NF-κB）的表达，从而降低炎症因子 IL-1β、肿瘤坏死因子（tumor necrosis factor，TNF）-α 水平，促进黏膜修复抗实验性溃疡性结肠炎。经网络药理学及动物实验结果分析发现，霍山石斛可以通过调节表皮生长因子受体（epidermal growth factor receptor，EGFR）、磷脂酰肌醇 3-激酶（phosphatidylinositol 3-kinase，PI3K）、蛋白激酶 B（protein kinase，Akt）信号通路，降低血清 IL-1β、IL-6 及 TNF-α 等炎性因子的水平，抑制胃

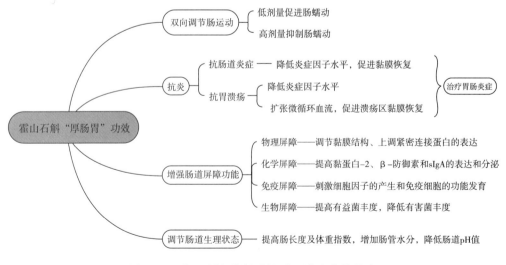

图 2-9　霍山石斛"厚肠胃"的现代生物学基础

组织炎症，扩张病变周边微血管，提高溃疡区细胞增殖，促进受损胃黏膜的修复。霍山石斛多糖中分子量小于 3.5 kDa 的均一性多糖 GXG 可在胃内降解为稳定碎片，经小肠吸收，分布于小肠黏膜固有层内调节免疫活性；口服 GXG 可提高肠长度及体重指数，增加肠管水分，降低肠道 pH 值，从而改变肠道生理状态；还可通过调节黏膜结构、上调紧密连接蛋白的表达来改善肠道物理屏障功能，通过提高黏蛋白-2、β-防御素和 sIgA 的表达和分泌来增强肠道化学屏障功能，通过刺激细胞因子的产生和免疫细胞的功能发育来调节肠道免疫屏障功能；同时，GXG 能通过提高有益菌如乳酸菌、普雷沃氏菌、副拟杆菌和卟啉单胞菌的相对丰度，降低有害菌如幽门螺杆菌和梭状芽孢杆菌的相对丰度，增强肠道生物屏障，从而增强肠道健康。还有研究发现，霍山石斛多糖具有促进乳酸菌生长的作用，多酚具有抗氧化、促进有益菌生长、抑制致病菌生长的作用。

（三）免疫调节

霍山石斛多糖可通过促进骨髓细胞增殖、增强肠道免疫功能、增殖脾细胞及促进干扰素（interferon，IFN）的分泌，刺激肝细胞的增殖及 IFN 的分泌，调节甲氨蝶呤致免疫功能低下小鼠的小肠、脾脏、肝脏及全身免疫功能。通过霍山石斛多糖对免疫低下模型小鼠和免疫亢进模型小鼠的影响研究发现，霍山石斛多糖能显著提高环磷酰胺所致免疫低下小鼠腹腔巨噬细胞吞噬活性、脾淋巴细胞体外增殖能力和胸腺指数，降低卡介苗所致免疫亢进小鼠腹腔巨噬细胞吞噬活性、脾淋巴细胞体外增殖能力和胸腺指数，表明霍山石斛多糖具有较好的双向免疫调节作用。

（四）抗肿瘤

提取栽培的霍山石斛茎、根、叶、花所含多糖（cDHPS、cDHPL、cDHPF、cDHPR）并对其化学结构进行系统解析，应用流式细胞术研究几种多糖提取物的抗胃癌活性，发现霍山石斛茎的多糖提取物的抗胃癌活性最强。霍山石斛多糖可抑制胃癌 SGC-7901 细胞增殖，其抑制效果与剂量、作用时间呈正相关，且与其组分有关，其中以霍山石斛多糖组分 DHP-2 的效果最强。霍山石斛能通过调节外周血 CD8+T 细胞的数量及影响细胞因子 IFN-γ 的分泌，从而起到抑制肿瘤组织生长的作用，促进宫颈癌细胞肿瘤免疫。

（五）抗炎

霍山石斛粉分别给予耳肿胀小鼠、足肿胀小鼠及肉芽肿大鼠，结果发现霍山石斛可显著缓解小鼠耳肿胀度、足肿胀度，降低大鼠肉芽肿及血清 TNF-α、IL-1β、IL-2、IL-6、IFN-γ 水平，表明霍山石斛能够有效缓解急、慢性炎症。为探索霍山石斛抗急性炎症的有效部位，采用足肿胀急性炎症模型比较了霍山石斛水提物与乙醇提取物、水提醇沉物与醇溶物、水提醇沉物与多糖的抗炎作用，结果发现霍山石斛多糖降低模型小鼠足肿胀度优于霍山石斛其他提取部位；霍山石斛多糖高、中剂量组能显著抑制环加氧酶 COX-2 活性，降低炎症因子 PGE_2、IL-1β、TNF-α 水平，表明霍山石斛多糖是霍山石斛的主要抗急性炎症有效部位。霍山石斛多糖抗炎作用具有明显的构效关系，不同化学结构的多糖抗炎活性不同，但可能都是通过抑制巨噬细胞炎性介质因子的释放起到抗炎作用的。通过霍山石斛多糖对香烟烟雾暴露致小鼠肺部炎症损伤的预防研究发现，霍山石斛多糖可通过抑制炎症介质的分泌，减轻香烟烟雾暴露致小鼠肺部炎症，并可减轻烟雾吸入对肝、脾、肾组织造成的损害。霍山石斛多糖还可抑制炎症介质的释放，改善小鼠类风湿性关节炎病变。

（六）保肝作用

霍山石斛对四氯化碳引起的肝损伤具有较好的保护作用，也可减轻对乙酰氨基酚引起的肝脏病理损伤，且不同生长年限的霍山石斛保肝效果不同，发现二年生霍山石斛药效最佳，多糖和石斛酚可能是其保肝作用的主要成分。生态模式种植（仿野生种植、林下石子种植）、设施种植的霍山石斛对四氯化碳、对乙酰氨基酚和环磷酰胺分别诱导的急性肝损伤小鼠均表现出逆转趋势，其中生态模式种植的霍山石斛对肝损伤小鼠的保护作用优于设施种植的霍山石斛。使用霍山石斛冷冻干燥物、水提物、水提醇溶物、水提醇沉物、水提粗多糖5种提取物对亚急性酒精性肝损伤模型小鼠连续灌胃30天，结果发现霍山石斛水提醇溶物抗亚急性酒精性肝损伤的活性最差，水提醇沉物、水提物、冷冻干燥物具有一定的肝损伤保护活性，水提粗多糖各个剂量组均可显著改善肝脏组织损伤和脂肪变性，降低血清谷丙转氨酶（alanine aminotransferase，ALT）、谷草转氨酶（aspartate aminotransferase，AST）、碱性磷酸酶（alkaline phosphatase，ALP）活性和总胆固醇（total cholesterol，TC）、甘油三酯（triglyceride，TG）、低密度脂蛋白胆固醇（low density lipoprotein cholesterol，LDL-C）水平，提高血清高密度脂蛋白胆固醇（high density lipoprotein cholesterol，HDL-C）含量，增强肝组织乙醇脱氢酶（alcohol dehydrogenase，ADH）、乙醛脱氢酶（acetaldehyde dehydrogenase，ALDH）、谷胱甘肽过氧化物酶（glutathione peroxidase，GSH-Px）、超氧化物歧化酶（superoxide dismutase，SOD）活性，减少肝组织谷胱甘肽（glutathione，GSH）损耗并抑制肝组织丙二醛（malondialdehyde，MDA）含量增加，表明多糖是霍山石斛抗小鼠亚急性酒精性肝损伤的功能因子。

七、体内过程

目前，未见霍山石斛及其提取物体内过程的相关研究资料。

八、安全性研究

霍山石斛在生长过程中需要预防或治理病虫害，这为霍山石斛的安全应用带来了隐患。有研究者测定了霍山石斛的有机氯农药残留量及重金属含量，并进行了动物急性毒性试验、遗传毒性试验（Ames试验、小鼠骨髓微核试验、小鼠精子畸形试验）和30天喂养试验，以进行霍山石斛的毒理学评价，结果发现霍山石斛的有机氯农药残留量和重金属含量均符合国家相关标准；动物急性毒性试验的结果为经口最大耐受量大于30 g/kg·bw；Ames试验、小鼠骨髓微核试验、小鼠精子畸形试验3项遗传毒性试验结果均为阴性；30天喂养试验未见大鼠的生长发育、血常规、尿常规、生化、脏体比及组织病理学有异常变化。这些都表明在试验剂量范围内，霍山石斛无急性毒性、亚急性毒性与致突变作用。

第三章　茯　苓

茯苓为多孔菌科真菌茯苓［*Poria cocos*（Schw.）Wolf］的干燥菌核，多生长于马尾松和赤松的根部，主产于四川、安徽、云南等地，属于皖西大别山区的道地药材。野生茯苓一般生长于海拔 600～1000 m 干燥向阳处的多种松树根上，目前野生资源较少，在金寨县、霍山县、岳西县等地多有栽培。茯苓，味甘、淡，性平，归心、肺、脾、肾经，具有利水渗湿、健脾、宁心之功效，主治水肿尿少、脾虚食少及泄泻等。现代研究发现，茯苓主要含有多糖、三萜类成分，以及铁、钙、钾、镁、锌等多种矿物元素和挥发油，具有利尿、调节免疫、保肝、抗炎、抗肿瘤等多种药理作用。

一、基原植物

茯苓菌核球形、卵形、椭圆形至不规则形，如图 3-1 所示，直径可达 30 cm 以上，质量可达 5 kg 以上。外面有厚而多褶皱的皮壳，深褐色，新鲜时软，干后变硬；内部白色或淡粉红色，粉粒状。子实体生于菌核表面，全平伏，白色，肉质，老后或干后变为浅褐色。菌管密，管壁薄，管口口缘长裂为齿状。孢子长方形至近圆柱形，平滑，有一歪尖。

二、茯苓的栽培与种植

（一）茯苓的栽培环境

茯苓的生长需要适宜的温度、湿度，以及深厚、肥沃、透气性良好的土壤等条件。所以，在培育茯苓的前期，选择合适的自然栽培环境最为关键。茯苓的适宜生长海拔为

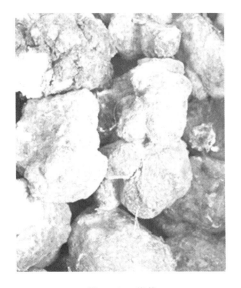

图 3-1　茯苓

400～1000 m，所需要的坡地应该坐北朝南或者坐西朝东，并且坡度应控制在 15°～35°。土质肥沃疏松、透气性良好的中碱性土壤是培育茯苓的最佳土壤条件，而且栽培场地的土壤含沙量最好维持在 40% 左右，酸碱度等也要保持在合适的范围。宜选用之前很少人培育或生长过野生茯苓的地方作为栽培地，以便茯苓获得充足的养分。在茯苓栽培的实际生产过程中，一般需要技术人员严格把控茯苓代料的制作过程。在高温下暴晒和干燥过的松木屑、松木粉末、麦麸颗粒体或者小麦粒体等是常用的最佳材料，因为这些混合物质不仅具有良好的透气性，其成分中还含有多种微量的营养物质可供茯苓菌丝体生长。除此之外，

茯苓代料的水分在加工生产之前一定要保持适宜，并且要快速、有效地一次装袋。装袋过程完成之后，紧接着就要进行一次菌袋的灭菌，正常情况下需要将菌袋放置于约100℃的密闭环境中保持灭菌状态约16 h，并且要保持连续。在完成灭菌程序后，让菌袋自然冷却即可。接着是接种环节，接种同样是一个需要灭菌消毒的关键工艺环节，接种前要对工具进行无菌消毒，操作过程中工作人员需要全程佩戴无菌的一次性塑料手套。打开无菌接种箱取出先前准备好的接种使用的菌种完成接种，再经过杀菌消毒，在无任何感染等条件下继续培养，温度控制在20～28℃，培养40天左右即可。

（二）茯苓栽培的时间与方法

一般来说，茯苓的栽种时间为谷雨前后，因为湿度、温度过低等条件对茯苓的生长不利，但是谷雨之后，天气会慢慢回暖，同时土壤表面的水分、温度、湿度等都会有一定程度的上升，对茯苓的生长有利。当前，我国最常用的栽培茯苓的方法是菌丝引茯苓法，菌丝一般在18～35℃可以正常生长，而25～30℃为最佳生长温度。菌种袋内茯苓的菌龄大小是判断茯苓菌种袋培育成败的一个重要标准，判断菌龄大小的基本标准是培育袋内长满了茯苓菌丝的松木片能否被折断，培育袋的最佳使用期限为45～55天。种植茯苓前要选好菌种，主要标准是看茯苓菌丝组织形态是否清楚、饱满且干净、无明显污染，抚摸茯苓菌种表面是否均匀、松软且有一定的弹性，如察觉有发软现象，可能是茯苓菌种烧堆或者其他原因造成的变质，有发软现象的茯苓菌株一般不能直接使用，接着打开包装仔细闻一下，确认有无茯苓的芳香味，可以总结为"一看、二摸、三闻"。在前期认真准备的前提下，按照事先准备好的菌种用干松木的多少进行菌种挖窖，一个菌窖用到的干松木量为50～60 kg。用刀在干松木上划出一条小口，将菌种种入小口中，用泥土压紧、填实小口，避免发生菌丝脱引。同时在菌窖里准备一些防治白蚁的药，防止白蚁对菌丝造成影响，导致成活率降低。最后封闭菌窖，泥土厚度需要以能遮盖住菌丝且覆盖干松木5～8 cm为最佳。接种7～10天后，菌丝开始长入松木，需要进行第一次检查，以后每隔10天检查一次。检查过程中，如果发现接种未成活的，要劈开新缺口补种，发现其他杂菌需要立即清除。接种4～6个月后，茯苓开始膨大，此时要增加田间巡查，及时中耕，若发现茯苓露出土，要及时覆土，要注意雨后是否有积水，要及时排净根苑积水。

（三）茯苓的采收时间与方法

茯苓的成熟期大约在种后的8～12个月。当茯苓表皮变成棕黑色、变硬后就可分批采收。一般每隔3个月采收1次，可连续采收3次。一般通过仔细观测茯苓的外观和颜色，判断菌袋土体中主要的营养物质还剩多少。茯苓表皮浅灰黑色就表示菌袋土体中主要的营养物质已几乎被耗尽。茯苓表皮也会出现淡褐棕色，并且有光泽，这表示茯苓蒂层已经学会自行脱落，以及菌核处茯苓皮的最外部分表皮土层膜也脱落了且没有裂开。采挖茯苓时如果发现茯苓菌袋土体内的全部营养物质几乎被耗尽，则应该一次性地将茯苓挖采收完，假如发现茯苓菌袋土体中仍残留有大部分营养物质，那么应该尽可能一次性地将老的挖出，想办法使嫩一点的继续生长直至成熟。采收茯苓时必须注意不能锄断茯苓根头，否则将严重影响后批茯苓的产量。

（四）茯苓的菌袋制作

严格把控茯苓代料栽培菌袋的制作工艺在实际生产栽培过程中至关重要。在具体制作栽培菌袋时，需要按照各种制作材料最佳的工艺配比要求进行制作。经常用到的各种制作材料需要含有茯苓生长代谢所需的大量无机营养物质，这些材料通常包含经过高温暴晒干燥的松木屑、松木粉末、麦麸颗粒体或者小麦粒体等。

（五）茯苓的病虫害及其防治

黑翅大白蚁会蛀食茯苓松木段，由于茯苓不耐食而易出现极为严重的病虫减产。尽量避开白蚁源点是选择茯苓栽培场地的关键，及时清除腐烂的老茯苓树根也极为重要。通过在茯苓栽培场地的周围挖 1 条深约 50 cm、宽约 40 cm 的浅底环形或半环形的防蛀灭蚁沟，沟底可直接撒生石灰粉块或者臭椿树灰块；积极创造引进大白蚁天敌的条件；在茯苓栽培场地的四周挖掘诱杀蚁坑，埋入松木块或野蔗渣，可防治大白蚁。每月至少检查 1 次，如发现地下有蚁洞就必须立即进行防治。

三、化学成分

目前，从茯苓中发现的化学成分主要有多糖、三萜类、甾醇、挥发油等，其中具有生物活性的化合物主要为多糖和三萜类化合物。

（一）多糖

多糖是茯苓的主要化学成分。碱溶性多糖是菌核的主要骨架材料，占茯苓总化学成分的 70%～90%；水溶性多糖含量较少，占茯苓总化学成分的 1%～2%。茯苓中的多糖成分依据多糖的结构被分为两大类：一类以 β-（1→3）葡聚糖支链为主要结构，化学结构式如图 3-2 所示，β-（1→6）葡聚糖支链为少量的附属结构；另一类由鼠李糖、木糖、甘露糖等多种糖类构成，化学结构式如图 3-3 所示。

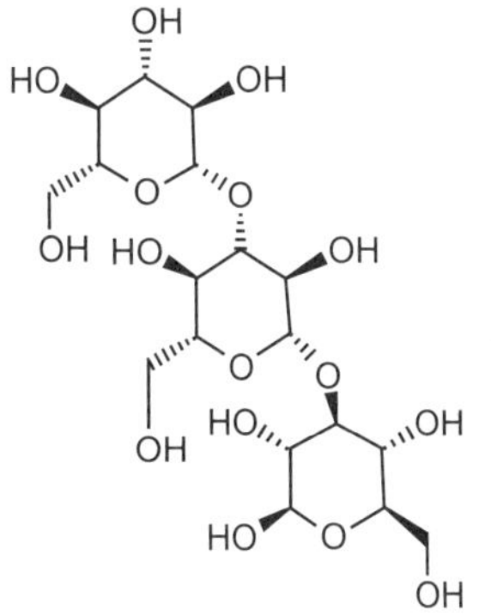

图 3-2　β-（1→3）葡聚糖支链的化学结构式

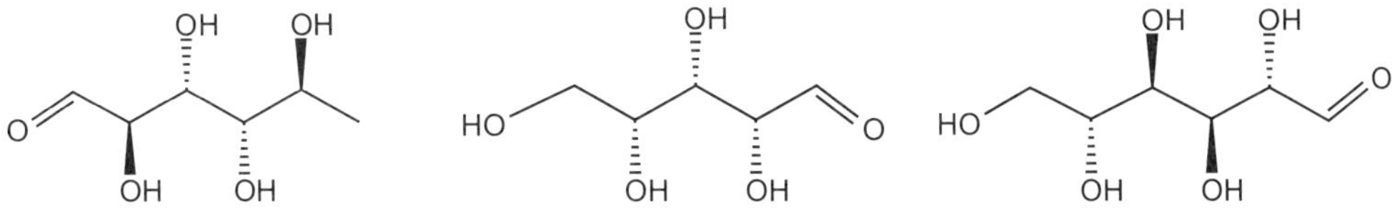

（a）鼠李糖　　　　　　　　（b）木糖　　　　　　　　（c）甘露糖

图 3-3　主要单糖的化学结构式

（二）三萜类

三萜类是茯苓的主要活性成分，多以四环三萜的结构呈现，在茯苓菌核和茯苓皮中都存在，结构类型主要包括羊毛甾-8-烯型、羊毛甾-7，9（11）-二烯型、3，4-开环-羊毛甾-8-烯型、3，4-开环-羊毛甾-7，9（11）-二烯型等。目前已经从茯苓中分离出多种三萜类化合物，主要有茯苓酸、3-表去氢土莫酸、去氢茯苓酸、茯苓新酸 A、土莫酸、齐墩果酸、灵芝酸 A、猪苓酸 C 等，化学结构式如图 3-4 所示。

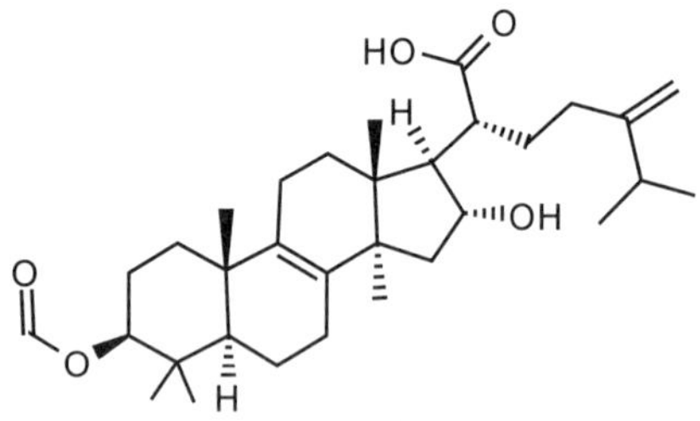

（a）茯苓酸

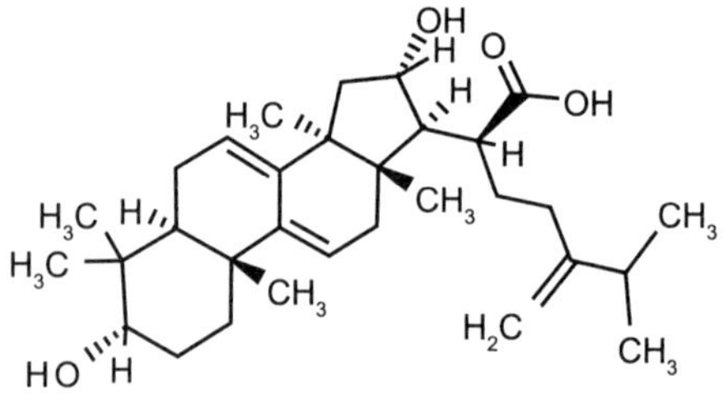

（b）3-表去氢土莫酸

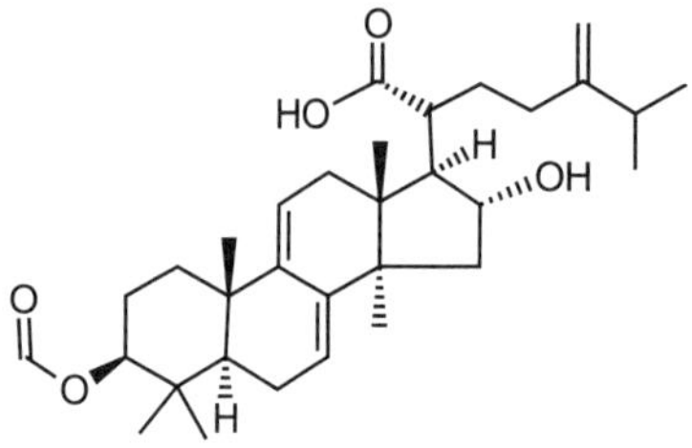

（c）去氢茯苓酸

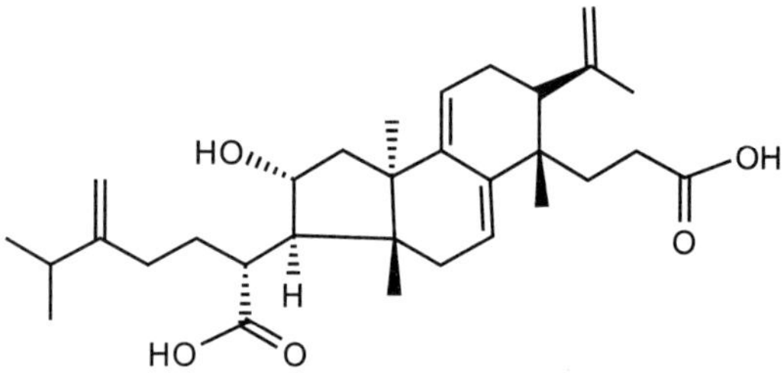

（d）茯苓新酸A

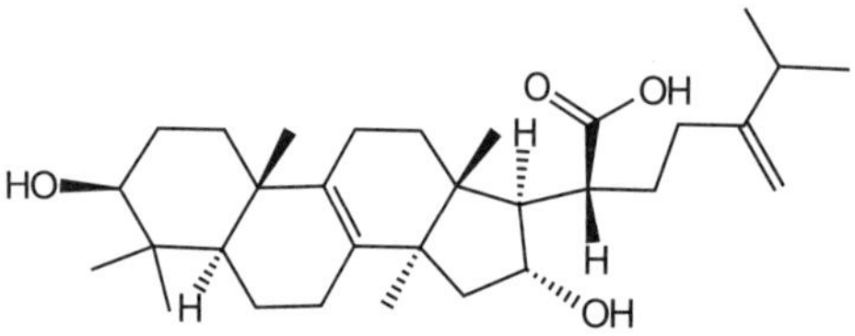

（e）土莫酸

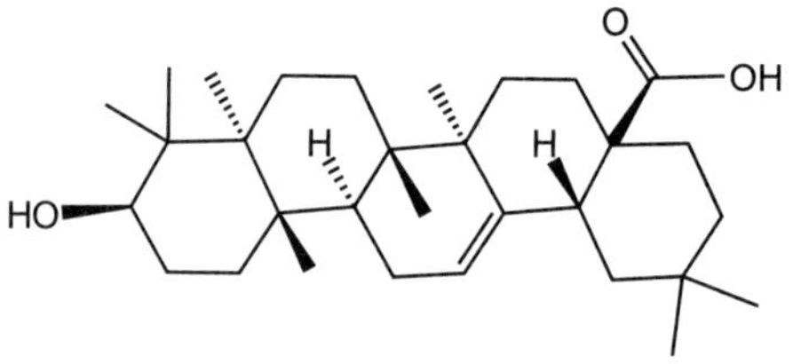

（f）齐墩果酸

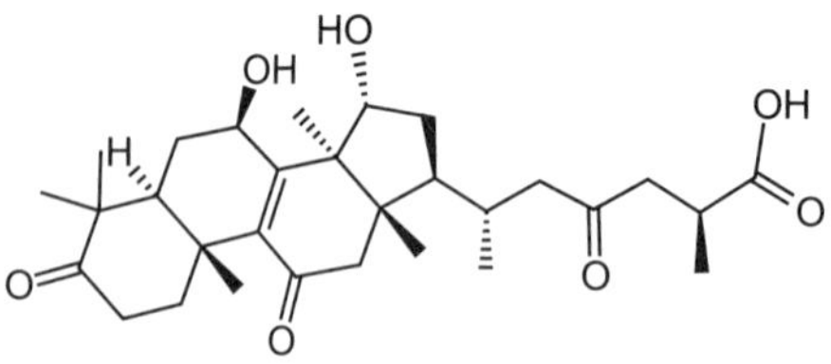

（g）灵芝酸A

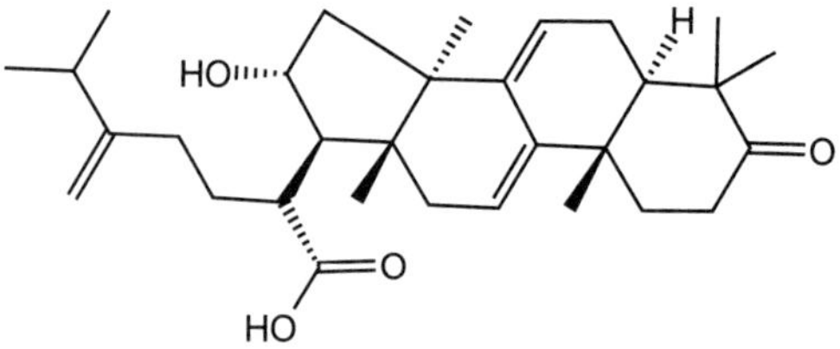

（h）猪苓酸C

图 3-4 茯苓中三萜类成分的化学结构式

（三）甾醇

　　茯苓中含有少量的甾醇类化合物，并且主要为麦角甾醇。茯苓中甾醇类化学成分有麦角甾醇、过氧麦角甾醇、豆甾醇、β-谷甾醇等，化学结构式如图 3-5 所示。

（四）挥发油

　　茯苓中挥发油成分含量较低，种类却很丰富，主要为脂肪族化合物和萜类化合物，有

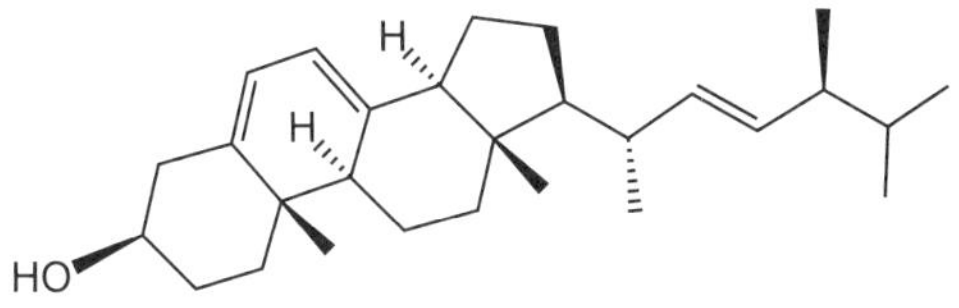

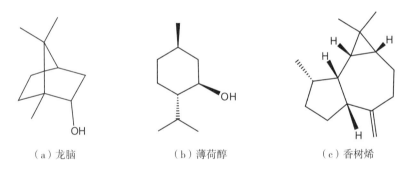

（a）麦角甾醇 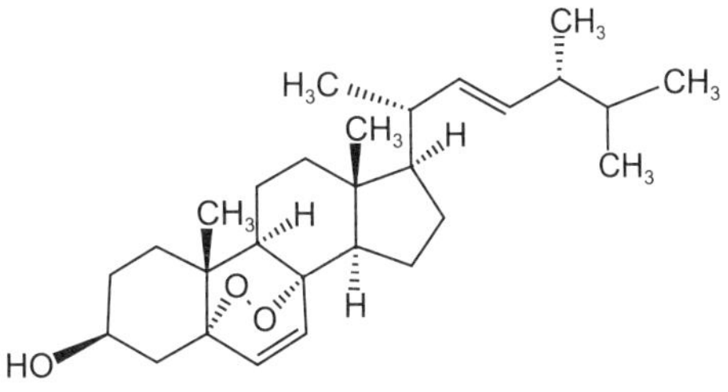　　　　　　　　（b）过氧麦角甾醇

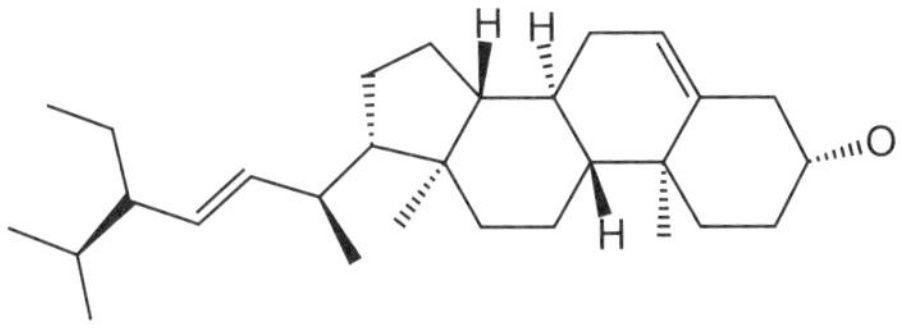

（c）豆甾醇 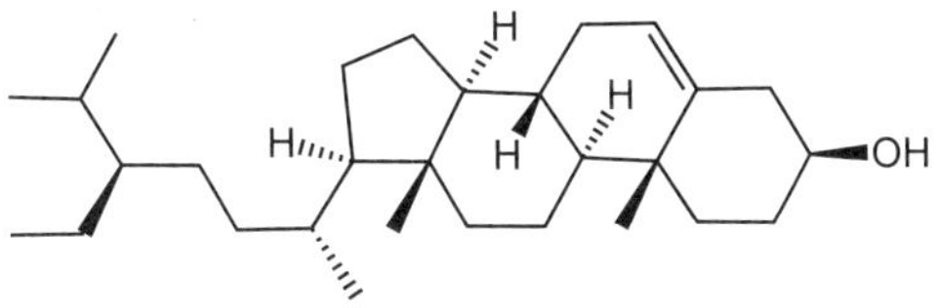　　　　　　　　　（d）β-谷甾醇

图3-5　茯苓中甾醇类化合物的化学结构式

龙脑、薄荷醇、香树烯等，化学结构式如图3-6所示。

（a）龙脑　　　　　　　（b）薄荷醇　　　　　　（c）香树烯

图3-6　茯苓中挥发油成分的化学结构式

四、药物制剂

《中华人民共和国药典（2020年版）》收载的基于茯苓制成的提取物和制剂主要有3种。

（一）桂枝茯苓丸

取桂枝100g、茯苓100g、牡丹皮100g、赤芍100g、桃仁100g。以上5味，粉碎成细粉，过筛，混匀。每100g粉末加炼蜜90～110g制成大蜜丸，即得。

（二）桂枝茯苓片

取桂枝240g、茯苓240g、牡丹皮240g、桃仁240g、白芍240g。以上5味，牡丹皮粉碎成粗粉，用流通水蒸气蒸馏提取，收集7倍量馏出液，药渣备用；馏出液冷藏静置，待析出结晶后，滤过，滤液再重蒸馏，收集3倍量的馏出液，冷藏，待析出结晶后，滤过，滤液弃去，合并 2 次丹皮酚结晶，阴干后粉碎成细粉，低温密闭储藏，备用。桂枝、白芍、桃仁及茯苓 48 g 粉碎成粗粉，混匀，加入牡丹皮药渣，再加 90% 乙醇，浸泡 30 min,加热提取 2 h，滤过，药渣再加 90% 乙醇，加热提取 2 h，滤过，滤液合并；药渣加水煎煮 2 次，每次 1 h，滤过，滤液合并。醇提液和水提液分别减压浓缩至相对密度为 1.2～1.25（80～85℃）的清膏。合并两浓缩液，加入剩余的茯苓细粉，混匀，干燥，粉碎，加 70% 糖浆适量，制粒，加入丹皮酚细粉，混匀，压制成 1000 片，包薄膜衣，即得。

（三）桂枝茯苓胶囊

取桂枝 240 g、茯苓 240 g、牡丹皮 240 g、桃仁 240 g、白芍 240 g。以上 5 味，取茯苓 192 g，粉碎成细粉；牡丹皮用水蒸气蒸馏，收集蒸馏液，分取挥发性成分，备用；药渣与桂枝、白芍、桃仁及剩余的茯苓用 90% 乙醇提取 2 次，合并提取液，回收乙醇至无醇味，减压浓缩至适量；药渣再加水煎煮 2 次，滤过，合并滤液，减压浓缩至适量。上述 2 种浓缩液，与茯苓细粉混匀，干燥，粉碎，加入适量的糊精，制颗粒，干燥，加入牡丹皮挥发性成分，混匀，装入胶囊，制成 1000 粒，即得。

五、质量评价

（一）鉴别

1. 显微鉴别

水合氯醛装片：首先粘化茯苓粉末形成胶冻状，再加热熔化这一团块物，待菌丝完全显露出来后进行全面观察，发现内层菌丝没有颜色，而外层菌丝稍带棕色，呈弯曲细长状，分支明显，长度各不相同，偶尔可见横隔。

斯氏溶液装片：该鉴别方法能够查看到茯苓粉末为不规则团块，而且为无色颗粒状，处于末端的团块为钝圆分枝状，菌丝细而长。

2. 薄层鉴别

取茯苓粉末 1 g，加乙醚 50 mL，超声处理 10 min，滤过，滤液蒸干，残渣加甲醇 1 mL 使溶解，作为供试品溶液。另取茯苓对照药材 1 g，同法制成对照药材溶液。照薄层色谱法试验，吸取上述两种溶液各 2 μL，分别点于同一硅胶 G 薄层板上，以甲苯-乙酸乙酯-甲酸（20∶5∶0.5）为展开剂，展开，取出，晾干，喷以 2% 香草醛硫酸溶液-乙醇（4∶1）混合溶液，在 105℃加热至斑点显色清晰。供试品色谱中，在与对照药材色谱相应的位置上，显相同颜色的主斑点。

3. 指纹图谱鉴别

有学者建立了茯苓的 UPLC 特征指纹图谱分析方法。取茯苓粉末约 0.5 g，精密称定，置具塞锥形瓶中，精密加入甲醇 10 mL，称定，超声处理（功率 250 W，频率 33 kHz）30 min,放冷，用甲醇补足减失的质量，摇匀，过 0.22 μm 微孔滤膜，取续滤液作为供试品溶液。采用 ACQUITY UPLC HSS T3 色谱柱（2.1 mm × 100 mm，1.8 μm）；乙腈-0.05% 磷酸溶液为流动相；流速为 0.5 mL/min；检测波长为 243 nm；柱温为 30℃；进样量 2 μL。依上述步骤建立的指纹图谱可用于茯苓的质量评价，如图 3-7 所示。

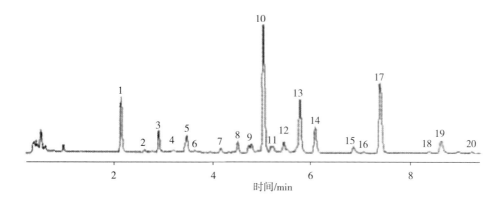

图 3 - 7　典型茯苓 UPLC 指纹图谱

（二）检查

1. 水分

《中华人民共和国药典（2020 年版）》规定水分不得过 18%。

2. 总灰分

《中华人民共和国药典（2020 年版）》规定总灰分不得过 2%。

（三）浸出物

《中华人民共和国药典（2020 年版）》规定照醇溶性浸出物测定法项下的热浸法测定，用稀乙醇作溶剂，茯苓的浸出物不得少于 2.5%。

（四）含量测定

《中华人民共和国药典（2020 年版）》未收载茯苓药材及其饮片的含量测定指标及方法。采用 HydroBondPS-Crg 色谱柱（4.6 mm×250 mm，5 μm），以乙腈和 0.2%甲酸水为流动相，进行梯度洗脱，流速为 1 mL/min，检测波长为 203 nm、242 nm，建立了稳定性好、重复性高，适用于茯苓三萜酸含量测定的高效液相方法，检测出茯苓中茯苓新酸 A、茯苓酸、松苓新酸的含量分别为 4.21 mg/g、4.39 mg/g、4.06 mg/g。田双双等人采用 Welch Ultimate XB C18 色谱柱（4.6 mm×250 mm，5 μm），流动相为乙腈（含 3%四氢呋喃）（A）和 0.1%甲酸水溶液（B），进行梯度洗脱，流速为 1 mL/min，柱温为 30℃，检测波长为 201 nm、243 nm，建立了茯苓三萜类成分的 HPLC 特征图谱，并同时测定了 16α-羟基松苓新酸、茯苓新酸 B、去氢土莫酸、茯苓新酸 A、猪苓酸 C、茯苓新酸 AM、3 - O - 乙酰-16α-羟基松苓新酸、去氢茯苓酸、茯苓酸、松苓新酸 10 个三萜类成分的含量，该方法重复性好、专属性强。

六、药理作用

（一）利尿作用

茯苓常用于治疗各种原因引起的水肿。茯苓水提物可显著促进盐水负荷大鼠、小鼠排尿，茯苓水提醇沉物可促进家兔排尿。茯苓的利尿机制可能与其能促进 Na^+、K^+、Na^+/K^+ 降低有关。茯苓的利尿作用缓和，不良反应少。茯苓的主要有效利尿成分为茯苓素，其可体外阻断醛固酮受体，激活细胞膜上 Na^+、K^+-ATP 酶及细胞中总三磷酸腺苷酶（adenosine triphosphate enzyme，ATPase），进而增强机体的水盐代谢功能。

（二）对免疫功能的影响

茯苓具有增强免疫功能的作用，其主要有效成分是三萜类、多糖类物质。茯苓多糖可促进血清免疫球蛋白（immunoglobulin，Ig）A、IgM、IgG 的合成，促进巨噬细胞、B 淋巴细胞、T 淋巴细胞等参与免疫调节，从而提高机体的非特异性免疫功能及特异性免疫功能；另外，茯苓多糖还具有保护免疫组织、免疫器官、免疫系统的作用。茯苓多糖能够提高小鼠血清 IL-2、IL-6、IL-17A、TNF、IFN-γ、一氧化氮（nitric oxide，NO）水平，调节机体免疫功能。茯苓三萜类成分也可增加小鼠血清中的免疫因子水平，增强机体免疫调节功能。

（三）抗肿瘤作用

茯苓中的茯苓多糖和乙酸乙酯成分可呈剂量依赖性的抗胃癌和乳腺癌。茯苓多糖体外能显著抑制人宫颈癌 HeLa 细胞增殖及迁移，并促进其凋亡。羧甲基茯苓多糖体外可抑制人肺癌 A549 细胞、乳腺癌 MCF-7 细胞、胃癌 SGC-7901 细胞、肝癌 HepG2 细胞等肿瘤细胞增殖，还能增强 5-氟尿嘧啶（5-fluo-rouracil，5-Fu）对 CT26 荷瘤小鼠的抑制作用，减轻 5-Fu 所致肝损伤，表明其具有良好的抗肿瘤作用。茯苓多糖连续灌胃给药对 S180、EAC 两种瘤株的小鼠移植瘤有抑制作用，作用与 5-Fu 相似。经分析文献发现，茯苓多糖可能主要通过以下途径起到抗肿瘤作用：①抑制肿瘤细胞的增殖，诱导其凋亡；②激活机体的特异性和非特异性免疫功能，提高机体的免疫监视功能，及时发现肿瘤细胞，进而抑制肿瘤细胞的增殖或杀伤肿瘤细胞；③清除氧自由基，提高机体抗氧化能力，减少细胞损伤。

另外，茯苓醇可延缓小鼠移植瘤的生长速度，茯苓总三萜也能抑制肿瘤（结肠癌 RKO）细胞增殖，并诱导其凋亡。

（四）保肝作用

茯苓多糖能减轻过度饮酒、药物、不良饮食导致的肝损伤。茯苓多糖能抑制细胞色素 P4502E1 酶活性，降低 CCl_4 对小鼠肝脏损伤。水溶性茯苓多糖可降低乙醇诱导的酒精性脂肪肝小鼠血清乳酸脱氢酶（LDH）、TG、TC 水平，以及单核细胞趋化蛋白 1（monocyte chemoattractant protein，MCP-1）表达，并激活过氧化酶活化增生受体 γ 抗体（peroxidase activated proliferation receptor γ antibody，PPAR-γ）通路，同时调节肠道菌群，改善酒精引起的肝脏炎症损伤和脂肪堆积。茯苓多糖能显著降低异硫氰酸-α-萘酯诱导的黄疸模型大鼠血清 ALT、AST、总胆红素（total bilirubin，TBil）的水平，降低 IL-1β、TNF-α 表达，提高 IL-4 mRNA 表达，并能提高肝脏免疫功能。茯苓多糖还能通过刺激 MAPK/P38/JNK 通路，减轻肝细胞的凋亡，增强抗氧化能力，减轻 5-Fu 诱导的小鼠肝损伤。茯苓杂多糖能通过减轻机体肝脏的氧化应激损伤，降低醋酸酚造成的小鼠肝损伤。羧甲基茯苓多糖体外能抑制乙肝病毒复制，保护肝脏。肝部分切除手术后的大鼠腹腔注射羧甲基茯苓多糖，肝指数显著提高，推测羧甲基茯苓多糖能促进肝细胞再生。

（五）抗病原微生物

茯苓多糖具有抗菌、抗病毒作用。茯苓多糖可显著抑制枯草芽孢杆菌、金黄色葡萄球菌的生长繁殖。羧甲基茯苓多糖对革兰氏阳性菌的抑制效果高于革兰氏阴性菌，且取代度越高，抑菌效果越好。茯苓多糖还能与莲花种子中的低聚原花青素联合抗菌。

对茯苓多糖进行的抗病毒活性研究主要为体外研究。羧甲基茯苓多糖钠可抑制单纯疱疹病毒Ⅰ型病毒所致的猪肾传带细胞中的细胞病变，同时可减轻人肝癌 HepG2.2.15 细胞毒作用，并能抑制乙型肝炎病毒复制。

（六）抗炎作用

茯苓多糖可减轻二甲苯导致的小鼠耳肿胀急性炎症、棉球所致大鼠肉芽肿亚急性炎症，表现出抗炎作用。茯苓三萜也具有抗急性炎症作用。

（七）其他作用

茯苓还具有降血脂、抗抑郁、抗氧化等作用。

七、体内过程

大鼠腹腔、尾静脉注射茯苓多糖的消除半衰期分别是 319.09 min、204.85 min，其消除符合一房室的开放模型，生物利用度较低。

八、安全性评价

茯苓多糖灌胃小鼠半数致死量（LD_{50}）为 7.358 g/kg，无其他毒性反应。

第四章　天　麻

天麻为兰科植物天麻（*Gastrodia elata* Bl.）的干燥块茎，味甘，性平，具有息风止痉、平抑肝阳、祛风通络之功效，为治疗肝风内动之要药，对肝阳上亢型眩晕、头痛具有较好的疗效。现代研究发现，天麻含有多糖、甾醇、核苷，以及天麻苷元、天麻素等酚类化合物，主要药用活性成分为天麻苷元和天麻素，临床主要用于治疗手足不遂、风湿痹痛、头痛眩晕、神经衰弱等症，霍山当地药农用天麻茎连同花穗治疗小儿惊风有特效。皖西大别山区是天麻的主产区，目前野生资源较少，临床所用大多为栽培品种。天麻为药食两用药材，可制成供人们直接食用的保健膳食，如天麻酒、天麻片等。

一、基原植物

天麻植株高达 1.5 m，如图 4-1 所示。根状茎块茎状，椭圆形，长 8～12 cm。茎橙黄或蓝绿色，无绿叶，下部被数枚膜质鞘。花序具 30～50 花。花扭转，橙黄或黄白色，近直立；花被筒近斜卵状圆筒形，顶端具 5 裂片，两枚侧萼片合生处的裂口深达 5 mm，筒基部向前凸出；唇瓣长圆状卵形，3 裂，基部贴生蕊柱足末端与花被筒内壁有 1 对肉质胼胝体，上部离生，上面具乳突，边缘有不规则短流苏。花果期 5～7 月。

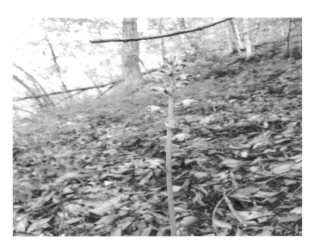

图 4-1　天麻

二、天麻的栽培与种植

（一）天麻的栽培环境

天麻喜欢生长在腐殖质较多的山谷林地、山坡空地、灌丛边缘处或高山草坡林里。天麻的适宜生长海拔为 400～3200 m。天麻可进行种子繁殖，繁殖时必须与萌发菌和蜜环菌共生，因为这样可使其快速生长。种子快速生长时温度不宜超过 30℃，否则将停止生长。天麻苗对土壤的温度、湿度等有着严格的要求，宜在土质松软、阴凉、潮湿的地方种植。要是种植在天然土壤层中，湿度过大常会导致部分天麻块茎腐烂，影响其生长。所以，选择天麻栽培场地时要考虑天麻幼苗和蜜环菌幼苗的自然生长，选择的区域应具有较好的自然渗水透光性能和人工渗水透湿性能，且天然土质结构相对稳定、疏松，以腐殖质含量较高的沙壤土为佳。尤其是生荒地，是天麻的最佳栽培地。在天麻生长期间，夏季白天温度一般较高，所以要提前采取物理降温及遮阳措施，可以适当使用塑料遮阳网、树叶遮光物等；冬季气温低下，应及时采取物理保温措施，如直接在天麻表面均匀覆盖农作物秸秆及草帘膜等。天麻种植区的年降雨量一般要在 1000 mL 以上，大气平均相对湿度要在40％～60％，在进行天麻田间管理过程中要时刻保持以上条件。为了方便人工种植，也可选择防雨空洞、山洞及地下室等隐蔽场所作为人工天麻的自然栽培地。

（二）天麻的种子管理

天麻采收时，我们需要挑选个头合适、外观肥大、成色较好、无创伤的天麻进行留种培育。为了保证天麻健康、稳定的生长，在实施天麻种植及育苗管理之前，我们需要认真、仔细地把控其种子质量，保证种子优良的品质。在正常气候条件下，为了保证人工林下地区种植的天麻与当地野生天麻的质量相近，在进行选种及育苗时，应选择自身抵抗力强，并且其基本性状特征与本地野生天麻相近的种苗来进行天麻的繁殖与种植，常选择新鲜、无污染、无严重病害的红天麻和乌天麻品种。天麻种植的时间也需要严格把控，一般最佳的种植时间在春季和夏季，以 5～6 月为最佳。目前，天麻的繁殖方式分为两种。一种是无性繁殖，在天麻种子休眠期就可进行。优先选择个体发育完整、没有明显创伤、无明显病虫害的天麻作为培育对象。最后，根据天麻菌种的数量来确定天麻种植的数量，所以在理想生长条件下，应在每个菌棒的侧边接种 3～5 个天麻种，这样可以使天麻种尽量向外生长。另一种为有性繁殖，直接对野生天麻进行人工授粉，将人工授粉后所结种子与共生的萌发菌一起拌匀，再将其和事先已培养配制好的蜜环菌种子混合拌匀，直接播种于苗床。在天麻育种中使用有性繁殖技术可以有效、合理地解决无性繁殖产量低且种子质量不稳定等实际问题，使生产效率大大提高，天麻的质量得到保障。

（三）天麻的采收时间与方法

天麻产量与品质的高低与天麻的采收期及栽培管理有着密切关系。曹森等人通过探究不同采收期对天麻品质的影响发现，选择适宜的采收期可以较好地储存天麻，以延缓天麻活性成分的快速下降，该项研究成果为天麻的采收与储存提供了有效、可靠的参考依据。刘彦铎等人采用不同的加工方法对天麻进行干燥处理，结果表明，不同方法干燥的天麻中天麻素的含量不同，真空干燥方法的效果最好，烘干法和晒干法更为便捷。天麻一般在 12 月中旬至次年 3 月采收。采收后的天麻要及时进行处理和加工，主要目的是减少天麻中有效成分的损失。可采用流动的清水冲净天麻表面泥土，再按个体大小、质量优劣进行分级；分级之后对天麻进行蒸制直至无白心；蒸制完成后，将天麻取出晾干，进行低温干燥，再进行 40～60℃烘干，最后形成商品天麻。

（四）天麻的水肥管理

天麻种子在播种栽培完毕后不需要特别施加土壤肥料，也不用刻意松土与除草，但是要长期保持天麻种子的生长状态，需要在冬季之前及时加厚覆土和覆盖树叶来防寒和防冻，或是适当覆盖一层薄薄的保护膜来隔热保温。在每年 6～8 月的高温季节，需要搭建简易棚或用树枝叶等来遮光降温。如果雨季到来，应开好、清理排水沟，及时清淤，排除土壤积水，以防止地下块茎腐烂。

（五）天麻病虫害及其防治

为了保证天麻正常生长，我们要重视天麻病虫害的科学防治。天麻常见的病虫害有乱根病、蛴螬、鼢鼠等。发生天麻乱根病的原因主要有两个：杂菌的侵入会使天麻乱根；天麻生长期，雨水过多容易使天麻乱根。所以，为了防治乱根病应选择土质疏松、排水良好、无污染的土地栽种天麻；保持菌材内部没有明显杂性菌株感染，菌材间隙沟要充分填平使其不留明显空隙。对于蛴螬害虫，可采用杀虫灯来杀死成虫，尽可能降低蛴螬对天麻的影响。在林下种植天麻时，鼢鼠对天麻生长危害较大。因为鼢鼠喜欢在地下天麻窖内打地道，这样会导致蜜环菌与地下天麻的共生关系受到破坏，同时鼢鼠还可能会直接咬食地下天麻，进而引发天麻死亡。我们常使用食物引诱的方式来消灭鼢鼠，以保证天麻幼苗的根系正常发育生长。

三、化学成分

（一）酚类及其苷

从 20 世纪 70 年代开始，研究者对天麻的化学成分作了较系统的研究，发现了天麻含有酚类化合物及其苷，包括对羟基苯甲醇、香荚兰酸、香荚兰醇、邻苯二甲酸二甲酯、天麻素等，化学结构式如图 4-2 所示。

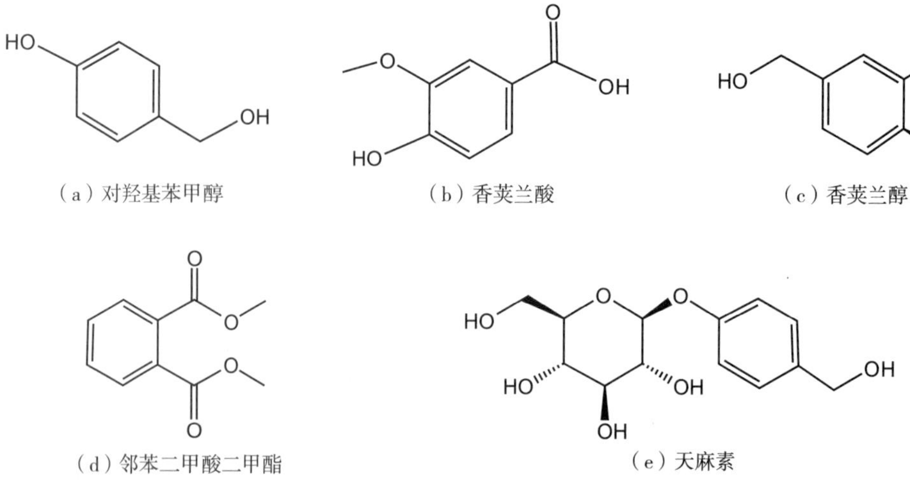

（a）对羟基苯甲醇　　　　　　（b）香荚兰酸　　　　　　　（c）香荚兰醇

（d）邻苯二甲酸二甲酯　　　　　　　　（e）天麻素

图 4-2　天麻中酚类化合物及其苷的化学结构式

（二）有机酸及其脂类

从天麻中分离得到的有机酸及其脂类化合物主要包括琥珀酸、苯丙烯酸、柠檬酸、棕榈酸、巴利森苷 B，化学结构式如图 4 - 3 所示。

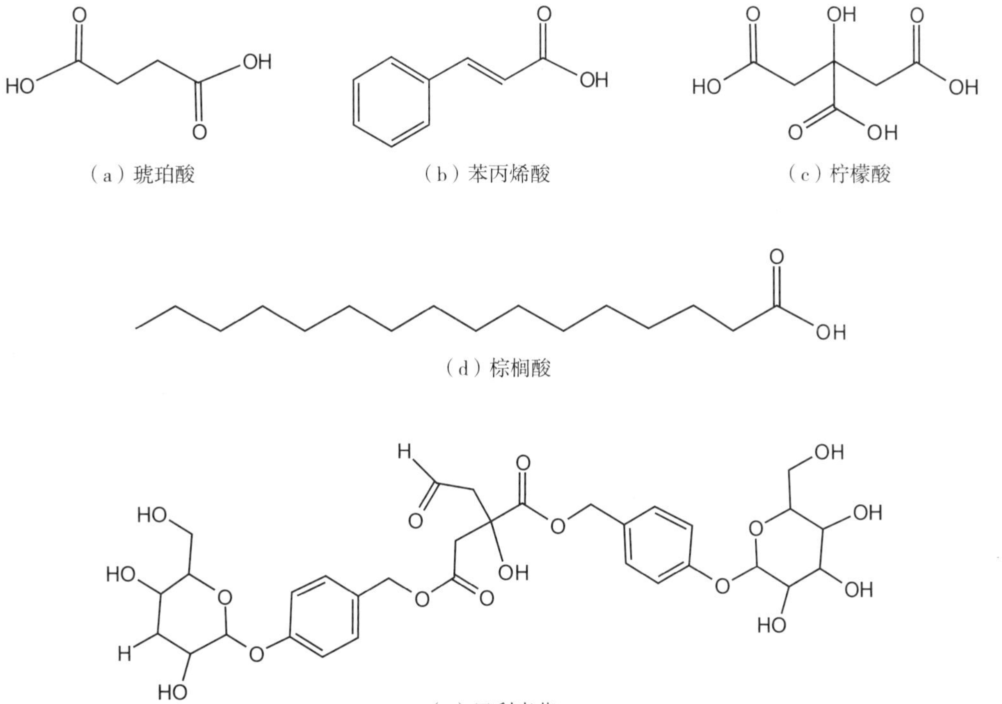

（a）琥珀酸　　　　　　　　（b）苯丙烯酸　　　　　　　　（c）柠檬酸

（d）棕榈酸

（e）巴利森苷B

图 4 - 3　天麻中有机酸及其脂类化合物的化学结构式

（三）甾醇

从天麻中分离得到的甾醇化合物主要包括 β-谷甾醇、豆甾醇和胡萝卜苷，化学结构式如图 4 - 4 所示。

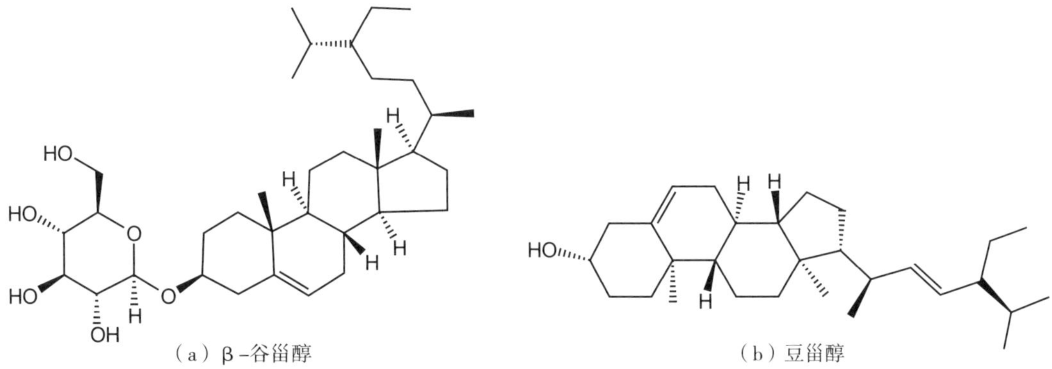

（a）β-谷甾醇　　　　　　　　　　　　　　　（b）豆甾醇

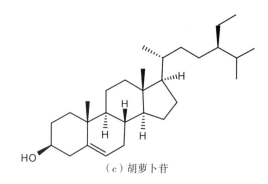

（c）胡萝卜苷

图 4-4　天麻中甾醇化合物的化学结构式

四、药物制剂

《中华人民共和国药典（2020 年版）》收载的基于天麻制成的提取物和制剂主要有 9 种。

（一）天麻丸

取天麻 60 g、羌活 100 g、独活 50 g、盐杜仲 70 g、牛膝 60 g、粉萆薢 60 g、附子（黑顺片）10 g、当归 100 g、地黄 160 g、玄参 60 g。以上 10 味，粉碎成细粉，过筛，混匀。每 100 g 粉末用炼蜜 40～50 g 加适量的水泛丸，干燥，制成水蜜丸；或加炼蜜 90～110 g 制成小蜜丸或大蜜丸，即得。

（二）天麻头痛片

取天麻 94 g、白芷 188 g、川芎 188 g、荆芥 125 g、当归 188 g、乳香（醋制）42 g。以上 6 味，天麻、部分白芷及乳香（醋制）粉碎成细粉，备用；川芎、荆芥、剩余白芷、当归粉碎成粗粉，用 85% 乙醇作溶剂进行渗漉，漉液回收乙醇，浓缩至适量，干燥，与上述细粉及淀粉适量，混匀，制粒，于 60℃ 以下干燥，制成 500 片或 1000 片，包糖衣或薄膜衣，即得。

（三）天麻钩藤颗粒

取天麻 80.5 g、钩藤 268 g、石决明 214.5 g、栀子 80.5 g、黄芩 80.5 g、牛膝 80.5 g、盐杜仲 107 g、益母草 107 g、桑寄生 214.5 g、首乌藤 134 g、茯苓 134 g。以上 11 味，天麻粉碎成细粉，备用；其余钩藤等 10 味加水煎煮 2 次，合并煎液，滤过，滤液浓缩至适量，加蔗糖、糊精适量与上述细粉混匀，制成颗粒，干燥，制成 1000 g；或取滤液浓缩至适量，取糊精适量与上述天麻细粉混匀，加浓缩液，喷雾干燥，制成 500 g（无蔗糖），即得。

（四）天麻首乌片

取天麻 33.75 g、白芷 26.25 g、制何首乌 56.25 g、熟地黄 56.25 g、丹参 56.25 g、川芎 22.5 g、当归 75 g、炒蒺藜 37.5 g、桑叶 37.5 g、墨旱莲 75 g、酒女贞子 75 g、白芍 75 g、黄精（蒸）75 g、甘草 11.25 g。以上 14 味，天麻、川芎、制何首乌粉碎成细粉，过筛，混匀；白芷、当归提取挥发油，备用；药渣与其余熟地黄等 9 味加水煎煮 2 次，每次

2 h，合并煎液，滤过，滤液浓缩成相对密度为 1.28～1.3（热测）的清膏，加入上述药粉，混匀，干燥，粉碎，过筛，制成颗粒，喷入上述白芷、当归挥发油，密闭，压制成 1000 片，包糖衣或薄膜衣，即得。

（五）天麻祛风补片

取地黄 160 g、当归 160 g、羌活 80 g、独活 50 g、附片（黑顺片）（砂炒）60 g、肉桂 60 g、天麻（姜汁制）60 g、盐杜仲 70 g、酒川牛膝 60 g、玄参 60 g、茯苓 60 g。以上 11 味，天麻（姜汁制）、盐杜仲、茯苓粉碎成粗粉；肉桂粉碎成细粉，过筛；当归、独活、羌活提取挥发油，药渣与药液加入酒川牛膝、附片（黑顺片）（砂炒）、地黄、玄参，加水煎煮 3 次，第一次 3 h，第二、三次各 2 h，合并煎液，滤过，滤液浓缩成稠膏，与上述粗粉混匀，干燥，粉碎成细粉，加入肉桂细粉，混匀，制成颗粒，干燥，喷入当归等挥发油，混匀，压制成 1000 片，包糖衣，即得。

（六）天麻醒脑胶囊

取天麻 300 g、地龙 200 g、石菖蒲 300 g、远志 200 g、熟地黄 100 g、肉苁蓉 100 g。以上 6 味，天麻粉碎成细粉，过筛，备用；石菖蒲、远志、熟地黄、肉苁蓉加水煎煮 2 次，第一次 1.5 h，第二次 1 h，分次滤过，合并滤液，浓缩至相对密度 1.1～1.15（90℃）的清膏，冷却，加乙醇使含醇量达 60%，静置 48 h，滤过，滤液备用；地龙用 60% 乙醇冷浸 72 h，滤过，滤液与上述滤液合并，回收乙醇，加入天麻细粉，充分混匀后制成颗粒，80℃ 以下烘干，装入胶囊，制成 1000 粒，即得。

（七）半夏天麻丸

取法半夏 360 g、天麻 180 g、炙黄芪 360 g、人参 30 g、苍术（米泔炙）36 g、炒白术 80 g、茯苓 126 g、陈皮 360 g、泽泻 36 g、六神曲（麸炒）69 g、炒麦芽 39 g、黄柏 54 g。以上 12 味，粉碎成细粉，过筛，混匀。取生姜，榨汁（每 100 g 粉末用生姜 3 g），药渣加水煎煮，煎液滤过，与汁合并，泛丸，干燥，即得。

（八）全天麻胶囊

取天麻 500 g，粉碎成细粉，过筛，混匀或制成颗粒，装入胶囊，制成胶囊 1000 粒，即得。

（九）强力天麻杜仲丸

取天麻 73.08 g、盐杜仲 77.59 g、制草乌 9.13 g、炮附片 9.13 g、独活 45.57 g、藁本 53.87 g、玄参 53.87 g、当归 91.35 g、地黄 146.05 g、川牛膝 53.87 g、槲寄生 53.87 g、羌活 91.35 g。以上 12 味，粉碎成细粉，过筛，混匀。每 100 g 粉末加炼蜜 30～50 g 与适量的水，泛丸，干燥，制成水蜜丸，即得。

五、质量评价

（一）鉴别

1. 显微鉴别

天麻横切面上表皮有残留，下皮由 2～3 列切向延长的栓化细胞组成。皮层为 10 数列多角形细胞，有的含草酸钙针晶束。较老块茎皮层与下皮相接处有 2～3 列椭圆形厚壁细胞，木化，纹孔明显。中柱占绝大部分，有小型周韧维管束散在；薄壁细胞亦含草酸钙针晶束。李振斌等人采用徒手切片、石蜡切片、粉末制片、显微摄影等方法，用显微描绘镜绘制粉末图，比较了乌天麻、红天麻、绿天麻的显微特征和差异，结果如表 4-1 所示。

表 4-1　不同品种天麻横切面的显微特征比较

特征	乌天麻	红天麻	绿天麻
下皮细胞列数	3～4 列	4 列以上	3～4 列
下皮细胞形状	扁椭圆形，切向延长	椭圆形或多角形	扁椭圆形，切向延长
下皮细胞栓化程度	下皮细胞均栓化	近皮层 1～2 列下皮细胞栓化	下皮细胞均栓化
皮层细胞	7～8 列（多为 7 列）	7～9 列	6～8 列
皮层最外层细胞	长椭圆形，切向延长	排列紧密呈类方形	椭圆形微波状弯曲

天麻粉末呈黄白色至黄棕色。厚壁细胞椭圆形或类多角形，直径 $70～180~\mu m$，壁厚 $3～8~\mu m$，木化，纹孔明显。草酸钙针晶成束或散在，长 $25～75$（93）μm。用甘油醋酸试液装片观察含糊化多糖类物的薄壁细胞无色，有的细胞可见长卵形、长椭圆形或类圆形颗粒，遇碘液显棕色或淡棕紫色。螺纹导管、网纹导管及环纹导管直径 $8～30~\mu m$。

2. 薄层鉴别

取天麻粉末 1 g，加甲醇 10 mL，超声处理 30 min，滤过，滤液浓缩至干，残渣加甲醇 1 mL 使溶解，作为供试品溶液。另取天麻对照药材 1 g，同法制成对照药材溶液。再取天麻素对照品，加甲醇制成每 1 mL 含 1 mg 的溶液，作为对照品溶液。照薄层色谱法试验，吸取供试品溶液和对照药材溶液各 10 μL，对照品溶液 5 μL，分别点于同一硅胶 G 薄层板上，以二氯甲烷-乙酸乙酯-甲醇-水（2：4：2.5：1）为展开剂，展开，取出，晾干，喷以对羟基苯甲醛溶液（取对羟基苯甲醛 0.2 g，溶于乙醇 10 mL 中，加 50％硫酸溶液 1 mL，混匀），在 120℃加热至斑点显色清晰，置日光下检视。供试品色谱中，在与对照药材色谱和对照品色谱相应的位置上，显相同颜色的斑点。骆公久等人采用薄层色谱法鉴别天麻，其伪品多为花黄精、紫茉莉、大丽菊、羊角天麻、马铃薯。

3. 色谱鉴别

《中华人民共和国药典（2020 年版）》规定照高效液相色谱法测定。

（1）色谱条件与系统适用性试验

以十八烷基硅烷键合硅胶为填充剂；以乙腈为流动相 A，以 0.1％磷酸溶液为流动相 B，按规定进行梯度洗脱；流速为 0.8 mL/min；柱温为 30℃；检测波长为 220 nm。理论板数按天麻素峰计算应不低于 5000。

（2）对照品溶液的制备

取天麻对照药材约 0.5 g，置具塞锥形瓶中，加入 50％甲醇 25 mL，超声处理（功率 500 W，频率 40 kHz）30 min，放冷，摇匀，滤过，取续滤液，作为对照药材参照物溶液。另取［含量测定］项下的对照品溶液，作为对照品参照物溶液。

（3）供试品溶液的制备

取天麻粉末（过四号筛）约 0.5 g，照对照药材参照物溶液制备方法同法制成供试品溶液。

（4）测定法

分别精密吸取参照物溶液与供试品溶液各 3 μL，注入液相色谱仪，测定，记录色谱图，即得。

（5）结果

供试品色谱中应呈现 6 个特征峰，如图 4-5 所示，并应与对照药材参照物色谱中的 6 个特征峰相对应，其中峰 1、峰 2 应与天麻素对照品和对羟基苯甲醇对照品参照物峰保留时间相一致。

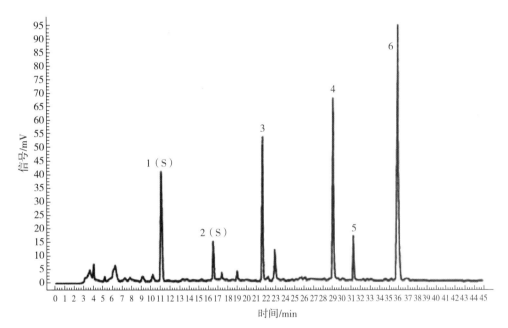

峰 1（S）：天麻素；峰 2（S）：对羟基苯甲醇；峰 3：巴利森苷 E；
峰 4：巴利森苷 B；峰 5：巴利森苷 C；峰 6：巴利森苷

图 4-5　天麻色谱鉴别特征峰

研究人员应用 HPLC-DAD-MS 技术，通过优化供试液的制备方法、色谱条件和质谱条件，测定、比较了 48 份冬天麻、春天麻、天麻饮片、天麻粉等不同性状的天麻样品和 9 种 10 份天麻伪品样品的 HPLC 图谱，并进行了相似度及 Fisher 判别分析，发现通过指纹图谱的相似度或特征峰均可鉴别天麻的真伪。

（二）检查

1. 水分

《中华人民共和国药典（2020 年版）》规定水分不得过 15%。

2. 总灰分

《中华人民共和国药典（2020 年版）》规定总灰分不得过 4.5%。

3. 二氧化硫残留量

《中华人民共和国药典（2020 年版）》规定照二氧化硫残留量测定法测定，天麻的二氧化硫残留量不得过 400 mg/kg。

（三）浸出物

《中华人民共和国药典（2020 年版）》规定照醇溶性浸出物测定法项下的热浸法测定，用稀乙醇作溶剂，天麻的浸出物不得少于 15％。

（四）含量测定

《中华人民共和国药典（2020 年版）》规定照高效液相色谱法测定。

1. 色谱条件与系统适用性试验

以十八烷基硅烷键合硅胶为填充剂；以乙腈-0.05％磷酸溶液（3：97）为流动相；检测波长为 220 nm。理论板数按天麻素峰计算应不低于 5000。

2. 对照品溶液的制备

取天麻素对照品、对羟基苯甲醇对照品适量，精密称定，加乙腈-水（3：97）混合溶液制成每 1 mL 含天麻素 50 μg、对羟基苯甲醇 25 μg 的混合溶液，即得。

3. 供试品溶液的制备

取天麻粉末（过三号筛）约 2 g，精密称定，置具塞锥形瓶中，精密加入稀乙醇 50 mL，称定质量，超声处理（功率 120 W，频率 40 kHz）30 min，放冷，再称定质量，用稀乙醇补足减失的质量，滤过，精密量取续滤液 10 mL，浓缩至近干无醇味，残渣加乙腈-水（3：97）混合溶液溶解，转移至 25 mL 量瓶中，用乙腈-水（3：97）混合溶液稀释至刻度，摇匀，滤过，取续滤液，即得。

4. 测定法

分别精密吸取对照品溶液与供试品溶液各 5 μL，注入液相色谱仪，测定，即得。

天麻按干燥品计算，含天麻素（$C_{13}H_{18}O_7$）和对羟基苯甲醇（$C_7H_8O_2$）的总量不得少于 0.25％。

六、药理作用

（一）对中枢神经系统的作用

1. 抗癫痫

癫痫是一种大脑神经元突发性异常放电，引起短暂的大脑功能障碍的慢性疾病，表现为发作性运动、感觉、自主神经、意识及精神障碍。天麻可以通过抗惊厥、调节神经递质、抗神经炎症损伤、保护神经元等对癫痫起到防治作用。

（1）抗惊厥

天麻提取物及其有效成分有明显对抗戊四氮阵挛性惊厥的作用。天麻及其乙醚萃取物可显著减少海人藻酸所致的癫痫大鼠的抖动、震颤和面部抽搐。天麻中所含的香兰素能迅速控制大鼠点燃效应引起的全身痉挛性发作，推测香兰素可能是天麻抗惊厥的有效成分。天麻素也具有抗惊厥作用，并呈剂量相关性。

（2）调节神经递质

一旦兴奋性神经递质释放量远大于抑制性神经递质，就会导致神经元异常放电，诱发癫痫。天麻素可促进脑组织 γ-氨基丁酸（gamma aminobutyric acid，GABA）释放，抑制神经元的兴奋性，预防癫痫发作。天麻提取物可以促进抗癫痫药丙戊酸通过血脑屏障，提高脑中丙戊酸的浓度，促进脑内抑制性神经元 GABA 释放，增强其抗癫痫作用。天麻提取物还可以显著抑制氨基丁酸转氨酶（aminobutyrate aminotransferase，ABAT）对GABA 的分解，提高脑组织中 GABA 水平，改善氨茶碱所致斑马鱼癫痫样行为。

（3）抗神经炎症损伤

天麻素能抑制酪氨酸激酶 2（janus kinase 2，JAK2）和信号传导子与激活子 3（signal transducer and activator of transcrtiption 3，STAT3）表达，降低癫痫大鼠海马组织中 IL-1β、TNF-α 水平，升高 IL-10 水平，减轻癫痫大鼠神经细胞炎症损伤。

（4）保护神经元

天麻素能通过降低癫痫小鼠海马组织中自噬激活标志物 Beclin-1 和 LC3 的水平，抑制异常自噬导致的海马神经元损伤；通过抑制 p38MAPK 信号通路的激活，减轻炎症，以减少神经元凋亡，缓解癫痫症状；通过激活 PI3K/AKT 信号通路，减轻氧化应激、促炎细胞因子水平和细胞凋亡，从而起到保护神经元、抗癫痫的作用。

2. 镇静催眠作用

天麻及其有效成分均具有明显的镇静作用。天麻能拮抗咖啡因所致中枢兴奋，延长戊巴比妥钠的镇静催眠作用，减少小鼠戊巴比妥钠阈下剂量入睡时间。天麻素能增强戊巴比妥钠、硫喷妥钠、水合氯醛等镇静催眠药的作用，减少小鼠的自主活动，呈现出协同镇静催眠作用。天麻苷对猴静脉注射、肌肉注射，能迅速减少其自发活动，使其对外界活动反应淡漠。天麻注射液能降低大鼠兴奋性递质多巴胺、去甲肾上腺素的释放，起到镇静催眠作用。

3. 镇痛作用

天麻能减轻电击法、热板法、扭体法所致的疼痛，起到镇痛作用，且其镇痛作用与剂量有关，高剂量组作用显著。天麻提取液可能通过进入血脑屏障，与脑内苯二氮卓类受体结合，抑制中枢系统，从而起到镇痛作用。

4. 改善学习记忆

天麻及其提取物均能改善学习记忆。天麻醇提物能提高旋转小鼠学习记忆。天麻可改善 D-半乳糖致衰老小鼠学习记忆的获取障碍，提高正确反应率及学习速度，改善小鼠认知功能。天麻醇提物、天麻素和天麻苷元均能明显改善东莨菪碱诱导的记忆损害。天麻水提物可扩张家兔外周血管、脑血管和冠脉血管，增加脑血流量，改善家兔学习记忆。天麻水溶物、醋酸乙酯萃取物能减轻脑缺氧引起的脑损伤，从而改善学习记忆。天麻乙醚提取物能改善沙鼠缺血导致海马细胞损伤，改善沙鼠的学习记忆。

（二）对心血管系统的作用

1. 抗心肌缺血

天麻注射液可降低血压，减慢心率，减少心肌耗氧量，增加心输出量，提高小鼠心肌血流量。天麻酚可通过抑制炎症因子释放、促进梗死心肌细胞的清除、促进新血管生成、抑制心肌细胞凋亡等作用，保护缺血引起的心肌损伤。天麻素能通过促进心肌细胞的自噬、消除受损的线粒体，减轻心肌缺血再灌注损伤。天麻素也可降低心肌缺血大鼠血清LDH、CK、MDA、AST 水平，提高 SOD、GSH-Px、过氧化氢酶（catalase，CAT）活性，减轻模型大鼠心肌损伤。天麻素还可降低心肌缺血再灌注损伤大鼠心律失常的发生率，减轻心肌损伤。

2. 降血压

天麻及其提取物、以天麻为主药的复方均有较好的降压作用，并能延缓高血压引起的心脏、肾脏、血管等靶器官损伤。天麻素可激活蛋白激酶 A 系统，促进血管平滑肌上钾通道开放，促进钾离子外流，进而舒张血管，降低外周阻力，达到降血压效果。天麻乙酸乙酯提取物可通过促进大鼠主动脉和内皮细胞中一氧化氮（NO）释放，舒张血管，降低血压。

（三）免疫调节

天麻苷元可提高小鼠脾脏 B 淋巴细胞、巨噬细胞功能，提高其非特异和特异性免疫功能。天麻多糖能调节免疫缺陷小鼠免疫球蛋白（IgA、IgG、IgM）、溶血素水平，提高胸腺及脾指数，从而起到免疫调节作用。天麻多糖还能提高免疫性肝损伤模型小鼠脾指数、胸腺指数，促进 T 淋巴细胞、B 淋巴细胞增殖，降低肝脏指数及 ALT、AST、NO、MDA、TNF - α、IL - 1 水平，调节机体的免疫功能，减轻肝损伤。

（四）抗肿瘤

天麻水提物可促进小鼠产生抗体和骨髓细胞增殖，增强小鼠的特异性免疫功能。天麻素体外可降低人胃癌细胞即 SGC - 7901 细胞的活力，提高其凋亡指数，起到抗肿瘤作用。天麻多糖 90 mg/kg 可显著升高 H22 肿瘤小鼠模型胸腺和脾指数，抑制瘤体生长。天麻多糖组分（WTM - 2、WTM - 3、WTM - 5、WTM - 6）对不同肿瘤细胞均显示出较好的抑制作用。天麻多糖还能拮抗环磷酰胺对免疫系统的损伤。

（五）其他

天麻还具有抗氧化、抗菌、抗眩晕等作用。

七、体内过程

天麻口服给药，吸收迅速，其主要成分天麻素可广泛分布于各组织，其中肺、消化道、肾中浓度较高，可通过血脑屏障；静脉注射可迅速分布于各组织，其中肾、肝、肺中浓度较高；在脑中消除快，主要经肾脏排泄。

八、安全性评价

由天麻粉及辅料制备的天麻含片在小鼠急性毒性试验中未观察到中毒表现，最大耐受量为 32 g/kg·bw；大鼠亚急性毒性试验也未发现任何毒性表现；对小鼠无致突变及致畸胎毒性。

第五章 灵 芝

灵芝为多孔菌科真菌紫芝（*Ganoderma sinense* Zhao，Xu et Zhang）或赤芝［*Ganoderma lucidum*（Leyss. exFr.）Karst.］的干燥子实体。灵芝在中国已有 2000 多年的药用历史，具有益气补虚、扶正固本、止咳平喘的功效，久服轻身延年。现代研究发现，灵芝含有多糖、三萜类、生物碱、脂肪酸、甾醇等成分。药理学研究发现，灵芝具有降血糖、免疫调节、保肝、促进睡眠、抗肿瘤、延缓衰老等药理作用。

一、基原植物

（一）赤芝

赤芝子实体一年生，有柄，木栓质。菌盖半圆形或肾形，直径 10～20 cm，盖肉厚 1.5～2 cm，盖表面褐黄色或红褐色，盖边渐趋淡黄，有同心环纹，微皱或平滑，有亮漆状光泽，边缘微钝。菌肉乳白色，近管处淡褐色。菌管长达 1 cm，每 1 mm 间 4～5 个。管口近圆形。菌柄圆柱形，侧生或偏生，偶中生，与菌盖色泽相似。皮壳部菌丝呈棒状，顶端膨大。孢子卵形，双层壁，顶端平截，外壁透明，内壁淡褐色，有小刺，大小（9～11）μm×（6～7）μm，如图 5-1 所示。

（二）紫芝

本种与赤芝的区别：紫芝菌盖多呈紫黑色至近褐黑色，；菌肉呈均匀的褐色、深褐色至栗褐色；孢子顶端脐突形，内壁突出的小刺明显，孢子较大，大小（9.5～13.8）μm×（6.9～8.5）μm，如图 5-2 所示。

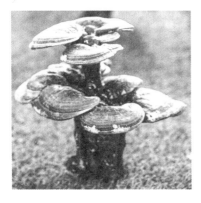

图 5-1 赤芝

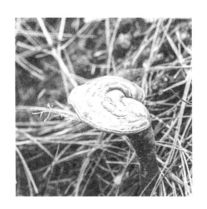

图 5-2 紫芝

二、灵芝的栽培与种植

(一)灵芝的生长环境

灵芝是木腐真菌,受温度、湿度、光照、通风影响较大。有研究表明,温度影响灵芝栽培基质中的微生物结构,从而影响灵芝菌丝的生长。灵芝菌丝的生长温度为 $4\sim35℃$,$26\pm2℃$ 为最佳温度。灵芝子实体生长温度为 $20\sim30℃$,$25\pm2℃$ 为最佳温度。当温度高于 $32℃$ 时,子实体生长速度会变快,但形成的子实体较小且质地松软,商品性较差;当温度低于 $20℃$ 时,子实体生长缓慢或者停止生长,菌盖上的表皮细胞会纤维化,使得菌盖小、菌柄长。人工栽培以培养料的含水量为 60% 左右、空气相对湿度在 90% 以上为佳。灵芝菌丝培育必须在黑暗的条件下进行,但子实体的生长发育需要一定的光照。子实体对光较为敏感,具有向光性,光照强度和光源方向可对其生长产生较大影响,所以可利用人工调节照明,从而促进子实体生长。当给予 5000 lx 左右的光照时,灵芝子实体发育正常,菌盖厚大,菌柄粗壮。另外,在子实体的原基形成后,光源的方向和栽培袋的位置不可轻易改变,否则会对子实体的正常生长产生不利影响,形成畸形灵芝。此外,灵芝的子实体生长也会受空气中二氧化碳和氧气浓度影响。当空气中的二氧化碳含量达到 0.1% 时,灵芝子实体的生长将得到促进;若含量高于 1%,灵芝菌盖的分化将会受到影响,致使菌柄呈鹿角状。因此,栽培灵芝时,在子实体形成阶段需要经常通风。

(二)灵芝的主要栽培模式

人工栽培灵芝在中国已有 400 多年历史。由于新技术和新方法的不断涌现,灵芝人工培育的技术水平得到了进一步的提高。目前有多种栽培灵芝的方式,主要分为代料栽培、段木栽培和林下仿野生栽培。代料栽培是以人工调制的培养基质替代传统的木材进行灵芝栽培种植的方法。培养料中营养成分丰富是这种栽培方式所具有的优势,其优点是不受木材资源限制、可控性较强、受自然条件影响小、生长周期短、适应性较广等。但缺点是代料中的基质相对于传统木材来说更疏松,其上生长的灵芝个体小,质地松散,有效成分含量低,特别是灵芝多糖含量不易达到《中华人民共和国药典(2020 年版)》中规定的标准。段木栽培是以原木为栽培材料来栽培灵芝的方法,此方法将原木锯成一定长度的段木作为灵芝的培养基。段木栽培的优点在于所产灵芝个头大,质地坚硬,具有光泽,有效成分含量远高于代料灵芝。但缺点也十分明显,如消耗木材量大故需要轮作,且菌丝及子实体生长缓慢,从接种到成熟需要 1 年的时间。林下仿野生栽培与段木栽培类似,主要有两种模式,一种是接种灵芝菌到木材上,于菌房完成养菌后,再移栽到山林里;另一种则是减少人为干预,模仿野生灵芝的生长环境。此方法的优点是产出的灵芝在外观和有效成分方面都与野生灵芝相近,缺点是消耗林木资源大、种植成本高而产量低导致利润低。

(三)灵芝菌种的培养基制备

灵芝生产的关键是灵芝菌种的选择,灵芝栽培必须选择繁育生命力强的适龄菌种。除了选育优良品种外,在菌种培养的过程中,也需要制备合适的培养基,为灵芝的优质、高产做好保障。培养基是为灵芝生长发育提供营养的人工调制的基质,一般包括碳水化合物、氮源、无机盐、微量元素、维生素等成分。在灵芝菌种培育过程中，母种培养基、原种培养基和栽培种培养基都需要用到。通常母种初生菌丝较嫩弱、吸收养分能力较差，故母种培养基营养必须丰富、全面，要求含有较高比例的维生素、氮且易于菌丝吸收，一般选用葡萄糖、蔗糖、马铃薯、蛋白胨、无机盐、生长素等作为原料。原种和栽培种菌丝生命力较为旺盛，养分吸收能力较强，故原种和栽培种培养基的原料常用农作物秸秆、木屑、麸皮、米糠、棉籽壳等。固体菌种的原种培养基配方：棉籽壳 30%、木屑 60%、麸皮 8%、石膏 1%、石灰 1%，适宜含水量为 60%。在无菌条件下进行两端接种，接种量约为料袋干重的 3%。液体菌种繁育培养基配方：淀粉 3%、玉米粉 4%、牛肉膏 0.3%、酵母膏 0.3%、磷酸二氢钾 0.25%、硫酸镁 0.15%、维生素 B10.15‰，培养温度为 25～28℃，培养时长为 6 天左右。

（四）灵芝的病虫害防治

防治灵芝病虫害禁止使用国家明令禁止的高毒、高残留的农药，尽可能采用农业防治和物理防治的方法。详细的防治方法有下面几种。

1. 生物方法

使用生物农药或天敌进行综合防治。

2. 物理方法

勤观察，若发现虫害，应及时人工捕捉或使用杀虫灯进行诱杀。

3. 土壤消毒

每亩灵芝种植地可用生石灰 150～180 kg 在菌棒排场前进行土壤消毒。

4. 轮作方法

通过轮作可有效降低病虫害的发生概率。

三、化学成分

灵芝含有多糖、三萜类、甾醇、生物碱等有效成分。

（一）多糖

灵芝多糖是灵芝的有效成分之一，是灵芝中提高人体免疫功能、扶正固本的主要成分。灵芝多糖一般包括 D-葡萄糖、D-半乳糖、D-甘露糖、D-木糖、L-岩藻糖等，化学结构式如图 5-3 所示。

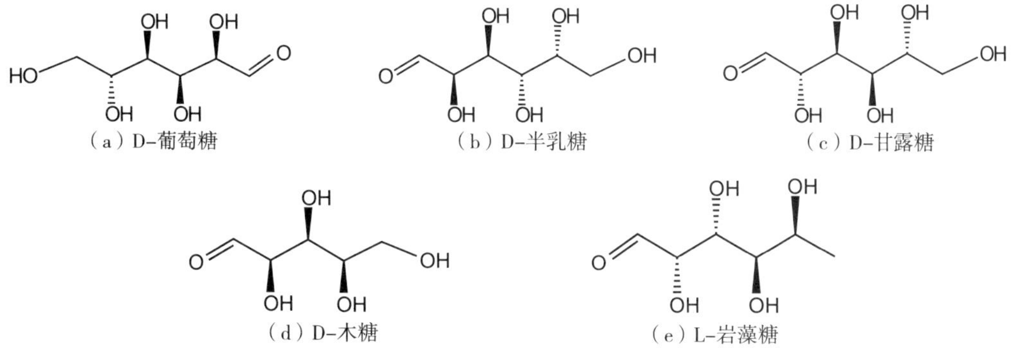

（a）D-葡萄糖　　（b）D-半乳糖　　（c）D-甘露糖

（d）D-木糖　　（e）L-岩藻糖

图 5-3　灵芝中多糖类化合物的化学结构式

（二）三萜类

从灵芝中分离得到的另一种具有药理活性的化学成分是三萜类化合物，其是灵芝中的主要苦味成分。目前分离得到的三萜类化合物大约有130种，多数为高度氧化的羊毛甾烷衍生物，包括赤芝孢子内酯A、赤芝孢子内酯B、赤芝酸A、灵芝酸A、灵芝酸B等，化学结构式如图5-4所示。

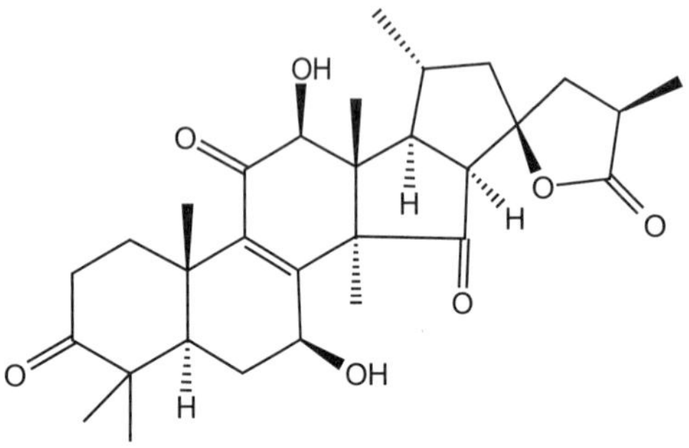

（a）赤芝孢子内酯A 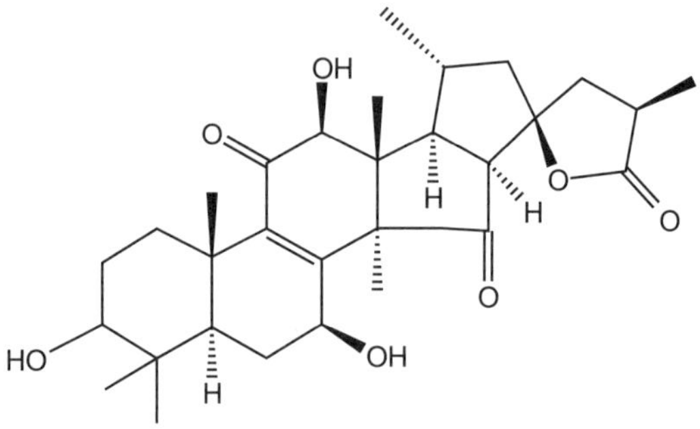　　　　　　　　　　　　（b）赤芝孢子内酯B

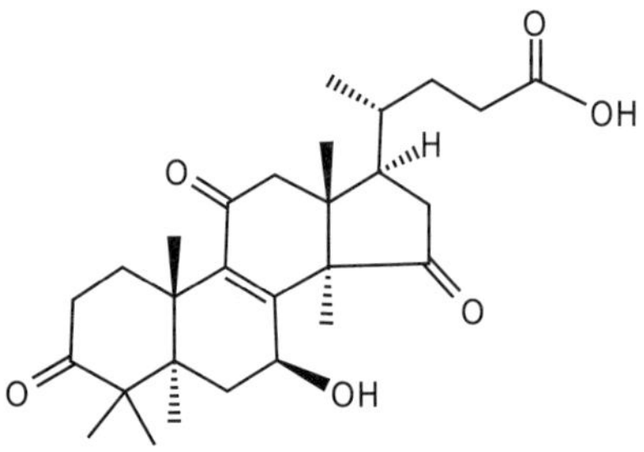

（c）赤芝酸A 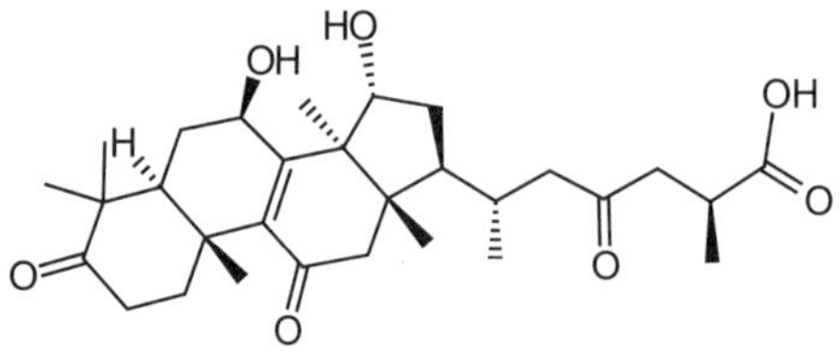　　　　　　　　　　　　（d）灵芝酸A

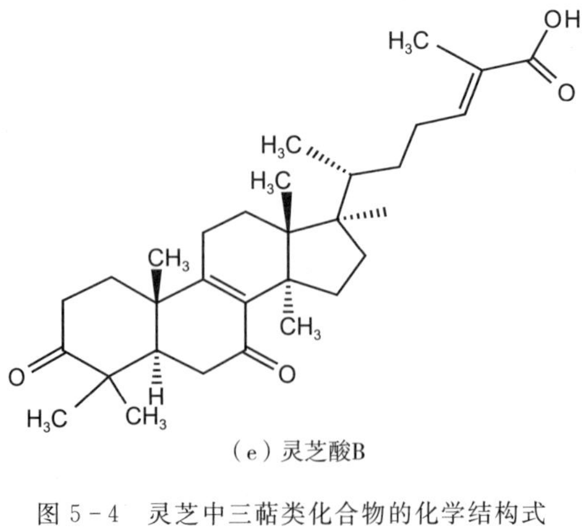

（e）灵芝酸B

图5-4　灵芝中三萜类化合物的化学结构式

（三）甾醇

甾醇是从灵芝的脂溶性分离物中提取的活性物质，含量比较高。目前分离得到的甾醇类化合物有近 20 种，按其骨架可分为麦角甾醇和胆甾醇两种类型，化学结构式如图 5-5 所示。

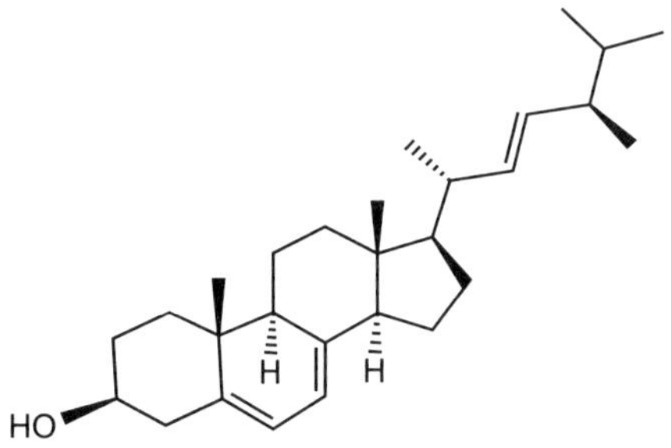

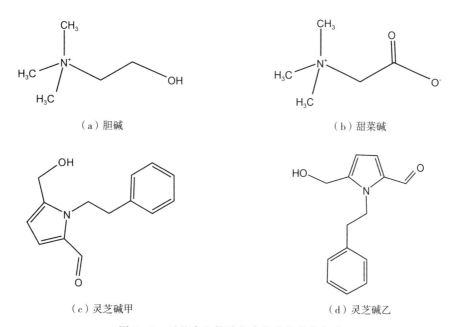

（a）麦角甾醇 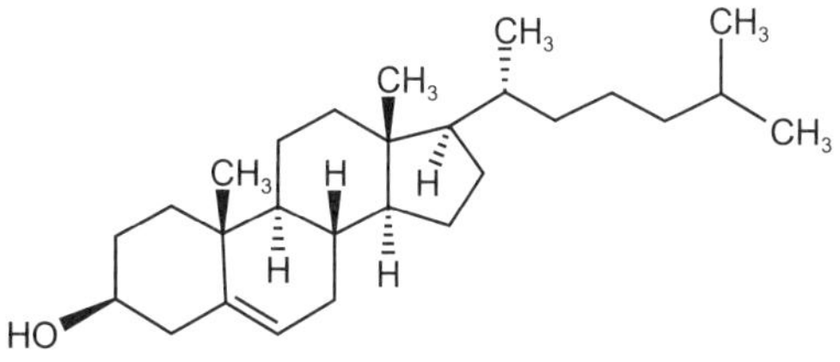　　　　　　　　　　　　　　　　　　（b）胆甾醇

图 5-5　灵芝中甾醇类化合物的化学结构式

（四）生物碱

灵芝中的生物碱含量较低，从发酵的薄盖灵芝菌丝体和赤芝孢子粉中分离得到的生物碱主要有胆碱、甜菜碱、灵芝碱甲、灵芝碱乙等，化学结构式如图 5-6 所示。

（a）胆碱　　　　　　　　　　　　　　　　　　（b）甜菜碱

（c）灵芝碱甲　　　　　　　　　　　　　　　　　　（d）灵芝碱乙

图 5-6　灵芝中生物碱化合物的化学结构式

四、药物制剂

（一）灵芝益寿胶囊

取灵芝 650 g、黄芪 650 g、三七 100 g、淫羊藿 400 g、丹参 500 g、制何首乌 600 g、

桑寄生 250 g、人参 44 g、五味子 60 g。以上 9 味，三七及桑寄生 125 g 粉碎成细粉；灵芝、制何首乌、人参、五味子分别粉碎成粗粉，照流浸膏剂与浸膏剂项下的渗漉法，分别用 90％、80％、45％、50％乙醇作溶剂，进行渗漉，收集渗漉液，回收乙醇并浓缩成稠膏；取灵芝药渣，加水煎煮 2 次，合并煎液，滤过，滤液浓缩成稠膏；黄芪、淫羊藿、丹参及剩余的桑寄生分别加水煎煮 2 次，每次 2 h，滤过，合并滤液，浓缩至适量，加乙醇使含乙醇量约为 50％，搅匀，静置，滤过，滤液回收乙醇，并浓缩成稠膏。将上述稠膏合并，加入三七、桑寄生细粉，混匀，干燥，粉碎成细粉，装入胶囊，制成 1000 粒，即得。

（二）灵芝复方胶囊

取灵芝水提醇沉物 25 g、微晶纤维素 100 g、硬脂酸镁 5 g、50％乙醇适量、聚乙二醇 6000 适量。以微晶纤维素为吸收剂和填充剂、聚乙二醇 6000 为粘合剂、50％乙醇为润湿剂，将聚乙二醇 6000 溶解在 50％乙醇中，其浓度约为 35％，制软材，过 20 目筛制粒，在 60℃ 干燥，过 20～60 目筛整粒，装入胶囊，制成 1000 粒，即得。

五、质量评价

（一）鉴别

1. 显微鉴别

灵芝粉末浅棕色、棕褐色至紫褐色。菌丝散在或粘结成团，无色或淡棕色，细长，稍弯曲，有分枝，直径 2.5～6.5 μm。孢子褐色，卵形，顶端平截，外壁无色，内壁有疣状突起，长 8～12 μm，宽 5～8 μm。

2. 薄层鉴别

（1）取灵芝粉末 2 g，加乙醇 30 mL，加热回流 30 min，滤过，滤液蒸干，残渣加甲醇 2 mL 使溶解，作为供试品溶液。另取灵芝对照药材 2 g，同法制成对照药材溶液。照薄层色谱法试验，吸取上述两种溶液各 4 μL，分别点于同一硅胶 G 薄层板上，以石油醚（60～90℃）-甲酸乙酯-甲酸（15∶5∶1）的上层溶液为展开剂，展开，取出，晾干，置紫外光灯（365 nm）下检视。供试品色谱中，在与对照药材色谱相应的位置上，显相同颜色的荧光斑点。

（2）取灵芝粉末 1 g，加水 50 mL，加热回流 1 h，趁热滤过，滤液置蒸发皿中，用少量水分次洗涤容器，合并洗液并入蒸发皿中，置水浴上蒸干，残渣用水 5 mL 溶解，置 50 mL 离心管中，缓缓加入乙醇 25 mL，不断搅拌，静置 1 h，离心（转速为每分钟 4000 转），取沉淀物，用乙醇 10 mL 洗涤，离心，取沉淀物，烘干，放冷，加 4 mol/L 三氟乙酸溶液 2 mL，置 10 mL 安瓿瓶或顶空瓶中，封口，混匀，在 120℃ 水解 3 h，放冷，水解液转移至 50 mL 烧瓶中，用 2 mL 水洗涤容器，洗涤液并入烧瓶中，60℃ 减压蒸干，用 70％乙醇 2 mL 溶解，置离心管中，离心，取上清液作为供试品溶液。另取半乳糖对照品、葡萄糖对照品、甘露糖对照品和木糖对照品适量，精密称定，加 70％乙醇制成每 1 mL 各含 0.1 mg 的混合溶液，作为对照品溶液。照薄层色谱法试验，吸取上述两种溶液各 3 μL，分别点于同一高效硅胶 G 薄层板上，以正丁醇-丙酮-水（5∶1∶1）为展开剂，展开，取出，晾干，喷以对氨基苯甲酸溶液（取 4-氨基苯甲酸 0.5 g，溶于冰醋酸 9 mL 中，加水 10 mL 和 85％磷酸溶液 0.5 mL，混匀），在 105℃加热约 10 min，置紫外光灯（365 nm）下检视。供试品色谱中，在与对照品色谱相应的位置上，显相同颜色的荧光斑点。其中最强荧光斑点为葡萄糖，甘露糖和半乳糖荧光斑点强度相近，位于葡萄糖斑点上、下两侧，木糖斑点在甘露糖上，荧光斑点强度最弱。

（二）检查

1. 水分

《中华人民共和国药典（2020 年版）》规定水分不得过 17％。

2. 总灰分

《中华人民共和国药典（2020 年版）》规定总灰分不得过 3.2％。

（三）浸出物

《中华人民共和国药典（2020 年版）》规定照水溶性浸出物测定法项下的热浸法测定，灵芝的浸出物不得少于 3％。

（四）含量测定

1. 灵芝多糖含量测定

（1）多糖对照品溶液的制备

取无水葡萄糖对照品适量，精密称定，加水制成每 1 mL 含 0.12 mg 的溶液，即得。

（2）标准曲线的制备

精密量取对照品溶液 0.2 mL、0.4 mL、0.6 mL、0.8 mL、1 mL、1.2 mL，分别置 10 mL 具塞试管中，各加水至 2 mL，迅速精密加入硫酸蒽酮溶液（精密称取蒽酮 0.1 g，加硫酸 100 mL 使溶解，摇匀）6 mL，立即摇匀，放置 15 min 后，立即置冰浴中冷却 15 min，取出，以相应的试剂为空白，照紫外-可见分光光度法，在 625 nm 波长处测定吸光度，以吸光度为纵坐标，浓度为横坐标，绘制标准曲线。

（3）供试品溶液的制备

取灵芝粉末约 2 g，精密称定，置圆底烧瓶中，加水 60 mL，静置 1 h，加热回流 4 h，趁热滤过，用少量热水洗涤滤器和滤渣，将滤渣及滤纸置烧瓶中，加水 60 mL，加热回流 3 h，趁热滤过，合并滤液，置水浴上蒸干，残渣用水 5 mL 溶解，边搅拌边缓慢滴加乙醇 75 mL，摇匀，在 4℃放置 12 h，离心，弃去上清液，沉淀物用热水溶解并转移至 50 mL 量瓶中，放冷，加水至刻度，摇匀，取溶液适量，离心，精密量取上清液 3 mL，置 25 mL 量瓶中，加水至刻度，摇匀，即得。

（4）测定法

精密量取供试品溶液 2 mL，置 10 mL 具塞试管中，照标准曲线制备项下的方法，自"迅速精密加入硫酸蒽酮溶液 6 mL"起，同法操作，测定吸光度，从标准曲线上读出供试品溶液中无水葡萄糖的含量，计算，即得。

灵芝按干燥品计算，含灵芝多糖以无水葡萄糖（$C_6H_{12}O_6$）计，不得少于 0.9％。

2. 三萜及甾醇含量测定

（1）对照品溶液的制备

取齐墩果酸对照品适量，精密称定，加甲醇制成每 1 mL 含 0.2 mg 的溶液，即得。

（2）标准曲线的制备

精密量取对照品溶液 0.1 mL、0.2 mL、0.3 mL、0.4 mL、0.5 mL，分别置 15 mL 具塞试管中，挥干，放冷，精密加入新配制的香草醛冰醋酸溶液（精密称取香草醛 0.5 g，加冰醋酸使溶解成 10 mL，即得）0.2 mL、高氯酸 0.8 mL，摇匀，在 70℃ 水浴中加热 15 min，立即置冰浴中冷却 5 min，取出，精密加入乙酸乙酯 4 mL，摇匀，以相应试剂为空白，照紫外-可见分光光度法，在 546 nm 波长处测定吸光度，以吸光度为纵坐标、浓度为横坐标绘制标准曲线。

（3）供试品溶液的制备

取灵芝粉末约 2 g，精密称定，置具塞锥形瓶中，加乙醇 50 mL，超声处理（功率 140 W，频率 42 kHz）45 min，滤过，滤液置 100 mL 量瓶中，用适量乙醇，分次洗涤滤器和滤渣，洗液并入同一量瓶中，加乙醇至刻度，摇匀，即得。

（4）测定法

精密量取供试品溶液 0.2 mL，置 15 mL 具塞试管中，照标准曲线制备项下的方法，自"挥干"起，同法操作，测定吸光度，从标准曲线上读出供试品溶液中齐墩果酸的含量，计算，即得。

灵芝按干燥品计算，含三萜及甾醇以齐墩果酸（$C_{30}H_{48}O_3$）计，不得少于 0.5%。

六、药理作用

（一）抗肿瘤

灵芝可显著降低癌细胞的存活率，减少癌细胞的迁移，对肿瘤细胞有细胞毒活性。灵芝中的灵芝酸 N、灵芝酸 A 和灵芝酸 E 对 HepG2、P388 肿瘤细胞具有显著的细胞毒活性。灵芝酸 F 可抑制由基质凝胶、血管内皮生长因子及肝素诱导的血管生成，表明其抗肿瘤活性可能与抑制肿瘤血管生成有关。灵芝多糖能够激活免疫细胞，如中性粒细胞、巨噬细胞、T 淋巴细胞、B 淋巴细胞等，调节机体免疫功能，提高机体对肿瘤细胞的免疫监视。总之，灵芝及其提取物可通过增强机体免疫调节、抑制血管生成及细胞毒活性作用抑制肿瘤细胞的生长和转移，其中灵芝多糖可能是其发挥抗肿瘤作用的主要化学基础。

（二）免疫调节

灵芝具有"扶正固本"之功效，现代研究发现灵芝及其提取物可调节机体的非特异性及特异性免疫功能。灵芝多糖及三萜类化合物均可以通过增加自然杀伤细胞数量及杀伤能力，提高巨噬细胞的吞噬功能，促进细胞因子分泌，提高机体非特异性免疫功能。灵芝多糖可通过促进 T 淋巴细胞、B 淋巴细胞及抗原提呈细胞的增殖、分化与成熟，促进细胞因子分泌水平，从而提高机体特异免疫功能。灵芝孢子破壁多糖能增加胸腺中未成熟 T 淋巴细胞的比例，显著促进荷瘤大鼠脾脏 T 淋巴细胞增殖，提高自然杀伤细胞及 T 细胞的细胞毒活性，促进神经树突状细胞功能成熟，从而抑制肿瘤生长，延长大鼠的存活期。灵芝多糖、灵芝三萜也可促进 B 淋巴细胞增殖，提高趋化因子 5 表达，降低程序性细胞死亡蛋白 1（PD-1）的表达，从而提高机体的免疫功能。

（三）降血糖

灵芝多糖可提高糖尿病大鼠血清胰岛素水平，降低血糖，提高血清及胰腺中谷胱甘肽过氧化物酶、超氧化物歧化酶和过氧化氢酶的活性，显著降低 NO、MDA 水平，降低 2 型糖尿病大鼠的氧化应激水平，减轻对靶器官的损伤。灵芝多糖可通过降低骨骼肌蛋白酪氨酸磷酸酶活性，调控胰岛素受体 β 亚基的磷酸化水平，降低胰岛素抵抗指数。灵芝多糖还能提高正常小鼠、四氧嘧啶诱导的糖尿病小鼠胰岛素水平，增强肝葡萄糖激酶、葡萄糖-6-磷酸脱氢酶、磷酸果糖激酶活性，降低肝 6-磷酸葡萄糖及糖原合成酶的活性，提高参与肝脏糖代谢的各种关键酶的活性，加速葡萄糖代谢，从而达到降血糖目的。

（四）抗炎

灵芝水提物、醇提物及多糖、三萜、多肽均具有抗炎的药理活性。灵芝水提物、醇提物均能显著抑制二甲苯诱导的小鼠耳廓肿胀。灵芝多糖可通过调控脂多糖（lipopolysaccharide，LPS）诱导的巨噬细胞 TLR4/NF-κB 信号通路，起到抗炎作用。三萜类化合物可通过抑制 p65 的磷酸化和表达，降低脂多糖刺激的致炎 NF-κB 表达水平。三萜类化合物灵芝三醇也可拮抗脂多糖刺激的炎症反应。目前的研究证实多糖和三萜类化合物是灵芝抗炎的主要成分，其通过调节炎症因子的表达、影响炎性信号通路，起到抗炎作用。

（五）抗衰老

自由基堆积过多，产生过氧化反应，损伤细胞膜，会加速机体衰老。灵芝"久服轻身"，表明灵芝具有抗衰老活性。灵芝多糖可通过清除过量的氧自由基、提高抗氧化酶活性和降低脂质过氧化物的含量等，起到抗氧化作用。灵芝三萜可通过激活 SOD、CAT、GSH-Px 活性，抑制蛋白质、脂质过氧化，从而发挥抗衰老活性。灵芝菌丝体和子实体的蛋白质提取物清除自由基的能力更强。

（六）保肝

灵芝多糖对四氯化碳、高脂饮食、乙醇诱导的肝损伤均有保护作用。灵芝多糖还可通过降低血清 ALT、AST、MDA 水平，显著升高 SOD、CAT 水平，减轻四氯化碳引起的小鼠肝脏化学损伤。灵芝多糖还可显著抑制乙醇、高脂饮食引起的脂质过氧化，减轻肝脏损伤。

（七）其他

灵芝三萜可消除异丙肾上腺素诱导的小鼠心肌梗塞和纤维化，灵芝多糖可减轻缺血性心肌损伤。灵芝及其孢子粉还具有提高记忆力、降血脂及抗动脉粥样硬化等作用。

七、体内过程

灵芝酸大鼠静脉给药，主要药动学参数：分布半衰期为（5.46±1.25）min；消除半衰期为（227.18±11.4）min；清除率为（1.09±0.16）mL/（kg·min）；药时曲线下面积为（4681.96±710.7）μg·min/mL；绝对生物利用度为41.98%±2.4%。

八、安全性评价

灵芝子实体醇提取物灌胃小鼠的最大耐受量为15000 mg/kg·bw，无急性毒性及遗传毒性。

第六章　葛　根

葛根为豆科植物野葛［*Pueraria lobata*（Willd.）Ohwi］的干燥根，为药食两用药材。葛根具有解肌退热、透疹、升阳止泻、生津止渴之功效，可用于外感发热头痛、项背强痛、麻疹不透、消渴、泄泻等病症的治疗。诸多学者应用现代技术已从葛根中分离出黄酮、三萜、香豆素、有机酸等百余种成分。葛根具有解酒、降血糖、改善胰岛素抵抗、抗炎、保肝、抗肿瘤、保护心肌、抗氧化等作用。

一、基原植物

野葛为粗壮藤本植物，如图 6-1 所示，长可达 8 m，全体被黄色长硬毛，茎基部木质，有粗厚的块状根，如图 6-2 所示。羽状复叶具 3 小叶；托叶背着；小托叶线状披针形；小叶 3 裂，偶尔全缘，顶生小叶宽卵形或斜卵形。总状花序长 15～30 cm，中部以上有颇密集的花；苞片早落；花 2～3 朵聚生于花序轴的节上；花萼钟形，被黄褐色柔毛，裂片披针形，渐尖，比萼管略长；花冠长 10～12 mm，紫色，旗瓣倒卵形，基部有 2 耳及一黄色硬痂状附属体，具短瓣柄，翼瓣镰状，较龙骨瓣为狭，基部有线形、向下的耳，龙骨瓣镰状长圆形，基部有极小、急尖的耳；对旗瓣的 1 枚雄蕊仅上部离生。荚果长椭圆形，长 5～9 cm，宽 8～11 mm，被褐色长硬毛。花期 9～10 月，果期 11～12 月。

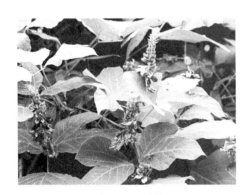

图 6-1　野葛

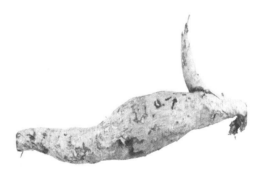

图 6-2　葛根

二、葛根栽培与种植

（一）葛根的栽培环境

葛根性温，好温暖湿润气候，极喜在气温为 12～16℃、相对湿度为 60% 左右的阴凉、潮湿的坡地生长。葛根耐严寒和干旱，但不耐涝。其在海拔 2500 m 以下的温暖湿润地区均可生长繁殖，在海拔 1600～2100 m 的地区分布相对较广。种植基地选址要求所选地区土地的整体地势平坦开阔，旱地面积在 90% 以上，土质多为灰沙土和灰泥土，耕作层深度为 20～25 cm，土质相对疏松、稳定且较为肥沃。

（二）葛根的栽培时间与方法

葛根腋芽的萌发时间比其他作物稍早，一般在每年 2 月上旬左右、日平均气温为 10℃ 时开始萌发。葛根适合在 20～30℃ 生长，4～9 月为生长旺盛期，11 月中旬停止生长，当晚霜到来后，地上部的绝大多数藤蔓会开始枯萎，越冬率较高。葛根的扦插苗的移栽培育一般在农历六至八月，当藤长达到 2 m 时，在打头压秧后进行育苗。

1. 操作移栽方式

挑选一棵粗壮的藤，在每叶节下先松土，后将叶节用土压上，一个月后叶节生根。将叶节两端都向下剪断，让其独立生长。断藤后可用粪水施浇一次或用 0.5％ 的稀肥尿素水喷洒追肥。每棵苗要留 1～2 个分枝不进行压秧处理，以供茎根长大。

2. 扦插苗

夏天温度高、雨水多，扦插时可挑选较粗壮的木质化藤进行。两叶节剪成一段，叶后留藤长度为 4～6 cm，叶前留藤长度为 8～10 cm，保留叶片，基部再放进生根粉液中浸泡 10 h 以上。接着将扦插苗种植在事先已经整培好的苗床上，不可以倒插，将叶节转移栽种于床沟中，株距为 4～5 cm，每亩栽种 6 万～7 万棵，用水浇透，之后浇水时要留意保持苗土层湿润，同时注意苗不要淹没在水中（防涝）。当年发芽并且成活出苗后，可以根据当时情况添加稀薄的氮。越冬藤苗，注意要盖草和覆膜。在第二年 5 月中下旬时，要将苗及时移栽至大田中。此外，还可以在葛根收获期，选择成熟粗壮的藤苗去除基部残叶后用扦插育苗的方法越冬储存。第二年 2 月下旬至 3 月上旬，藤苗生根后再取出，用扦插育苗法将苗插种于塑料大棚中，温度保持在 15℃ 以上，注意进行多次地面喷水，以维持室内空气湿润。5 月后，藤苗发芽、练苗后及时移栽至大田中。

（三）葛根的整形与修剪

待葛根植株生长到 50 cm 后，需要对其进行种植搭架及引蔓育苗移栽处理，否则会不利于葛根块茎后期的生长。搭架一般使用人字形搭架，使用一根 2 m 长的竹条或木板，斜插成排，用粗的铁丝或粗绳索加以固定，然后进行修枝。葛根在幼苗期应及时进行中耕和除草，以增强苗期土壤的通透性，同时促进根系活力。另外葛根生长旺盛期的侧蔓要及时修剪，留下植株主根，去除基部多余的侧枝，提高上部叶片的光合效率。当葛根的茎蔓长 2 m 时，注意及时去除顶芽，促使下部新茎分枝萌发更多的营养叶片，促进光合作用。由于植株分枝数目较多且互相遮挡，不仅会降低整个植株的光合作用，还会大大加快叶片养分的消耗，对整个作物块茎及根系生长造成极大的影响。因此要注意尽量削减作物植株叶片数并及时进行修剪。如于每年的 5～7 月，定时、分次、分批的摘除开出的花序，防止其大量开花而消耗养分，从而增加植株后期的产量。

（四）葛根的采收时间与方法

葛根的绝大多数叶片尤其是顶部叶片开始发黄掉落、茎枝开始变黄干枯、大部分荚果种子已经充实饱满，就可以在连续晴朗和干燥的天气下对其进行及时的采摘、收获，然后晒干备用。

（五）葛根的水肥管理

由于葛根具有高度耐肥性，因此需要对其进行多次施肥。每年 3～4 月、苗高 30 cm

时，可进行第一次施肥，每个坑穴上施入兑好水肥的 5% 浓度的稀薄尿素溶液或 3～5 kg 的优质人畜粪水，此后每个月撒施同样品种、数量、规格的肥料一次。第四与第五次施肥间隔 45 天进行，每穴加施定量的厩肥、草皮灰土、过磷酸钙、硫酸钾，若没有厩肥的话可直接用三元纯硫基复合肥替代。均匀的搅拌混合肥料，并且在每棵植株旁边挖掘小坑穴或环沟进行施肥，然后再培土、压实，给植株块根生长发育提供充足的养分。同时要及时进行追肥，确保植株幼苗发育的均匀整齐度，此时所施肥料也被称为齐苗肥。植株生长后期要连续多次追肥，切实提高葛根的质量与产量。

（六）葛根的病虫害及其防治

葛根的病虫害防治应坚持"预防为主，综合防治"的生产原则，使用一些常见的病虫害检疫技术手段，确保种苗的正常生长、发育与繁殖。比如，通过合理的轮作、土壤定期的消毒、抗旱灌溉和排涝、深沟和翻晒等方法，加快种苗的健康和稳定生长，提高品系的自然抗逆能力，降低各种农业病虫害的影响，从而提高产量。虽然葛根本身感染病虫害的概率较低，但仍可能会出现轻微的黄粉病、蛀心虫、松毛虫、蚜虫、根腐病等病虫害，不过通常不会影响产量与品质，所以不需要做任何专门的防治，但需要重视来自土壤的虫害。譬如，在挖掘地沟期间，应对蛴螬等昆虫实施一次人工捕杀；在农田施肥前及填土、整土期间，施加土壤杀虫剂等以消灭虫害。葛根进入生长旺盛期时，应当对土壤、肥料及叶片均匀喷洒一次 5% 的农用甲基辛硫磷，同时还要及时人工除草以防治鼠害。

三、化学成分

近年来，众多学者从葛根中分离出了多种化学成分，主要包括黄酮、有机酸、皂苷、生物碱等。

（一）黄酮

黄酮类化合物既是葛根的特征性成分，也是其主要有效成分。葛根中的黄酮类化合物多为异黄酮类，异黄酮是一种以苯色酮环为基础，由肉桂酰辅酶 A 侧链延长环化而形成的一种酚类化合物。迄今为止，学者们已经从葛根中分离出数十种黄酮类化合物，主要包括葛根素、大豆苷、染料木素、鹰嘴豆芽素 A、芒柄花黄素、异甘草素、块葛黄酮、新葛根甲素、补骨脂宁、毛蕊异黄酮等，化学结构式如图 6-3 所示。

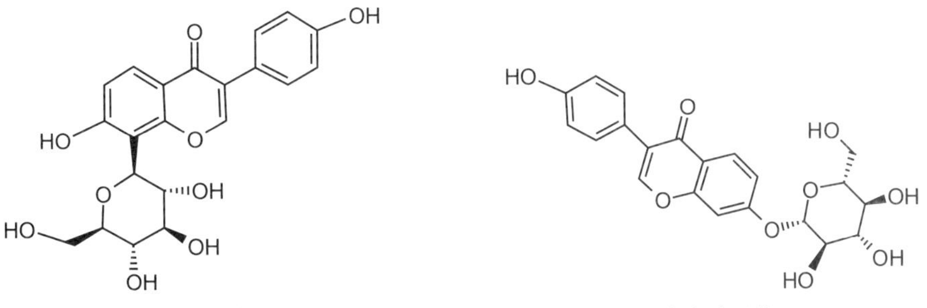

（a）葛根素　　　　　　　　　　　　　（b）大豆苷

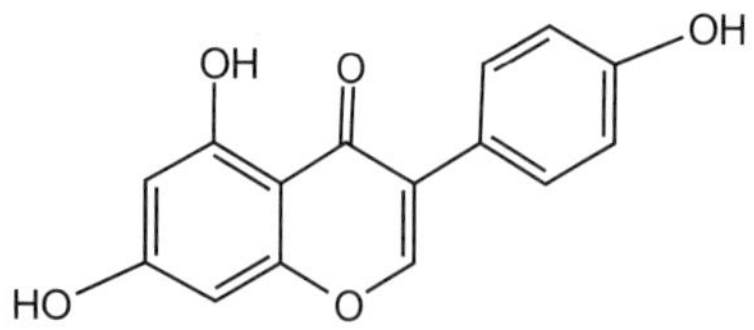

（c）染料木素

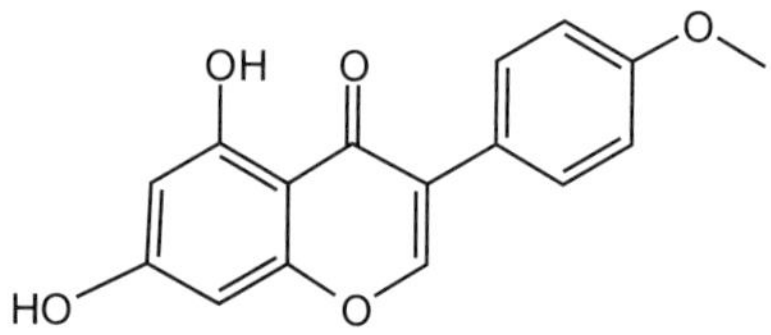

（d）鹰嘴豆芽素A

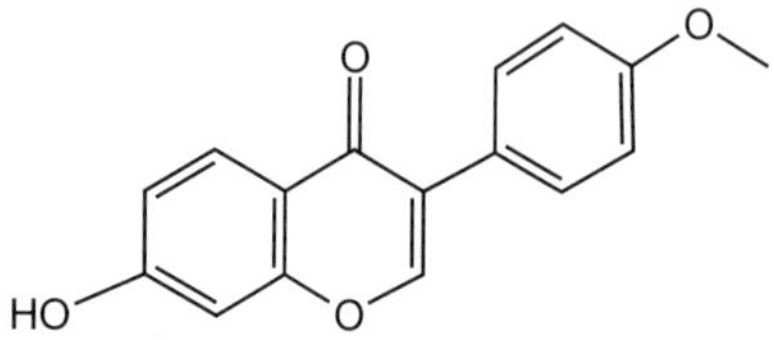

（e）芒柄花黄素

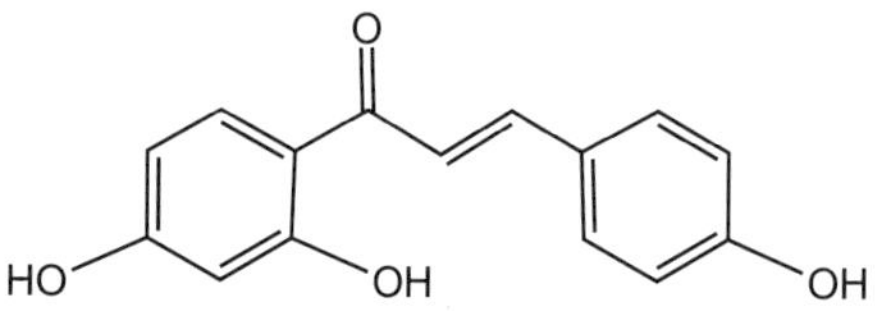

（f）异甘草素

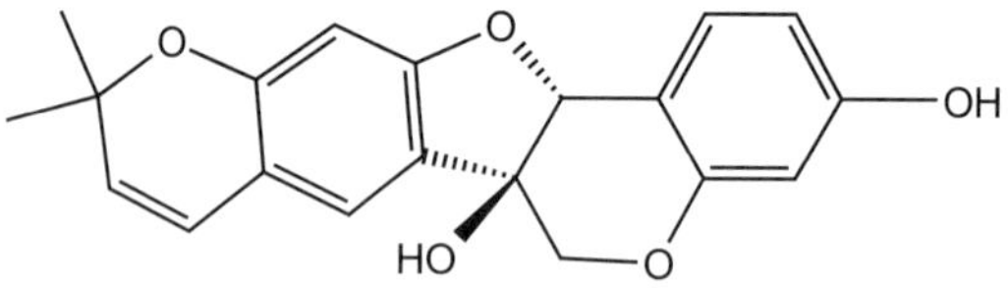

（g）块葛黄酮

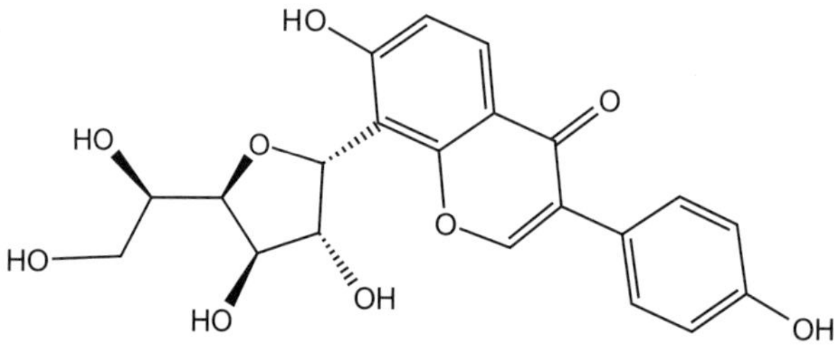

（h）新葛根甲素

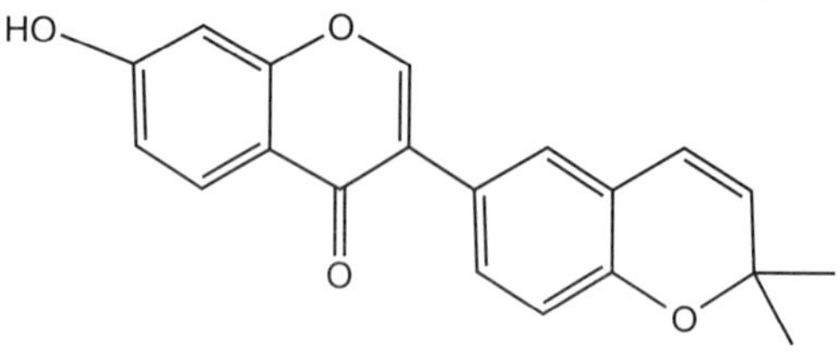

（i）补骨脂宁

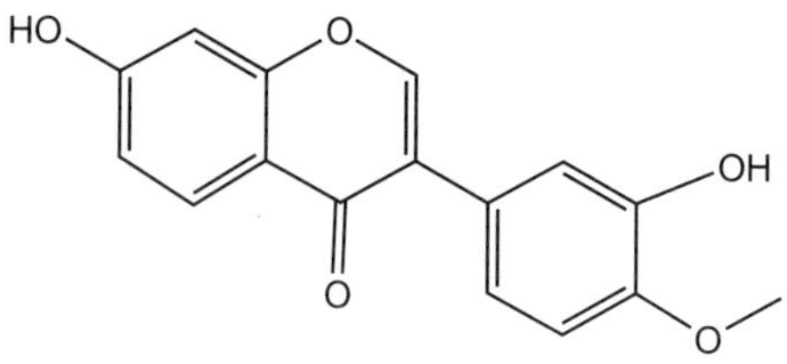

（j）毛蕊异黄酮

图 6-3 葛根中黄酮类化合物的化学结构式

（二）有机酸

葛根中含有多种有机酸类成分，主要包括没食子酸、4-O-β-D-吡喃葡萄糖氧基苯甲酸、反式-对香豆酰基乙醇酸等，化学结构式如图 6-4 所示。

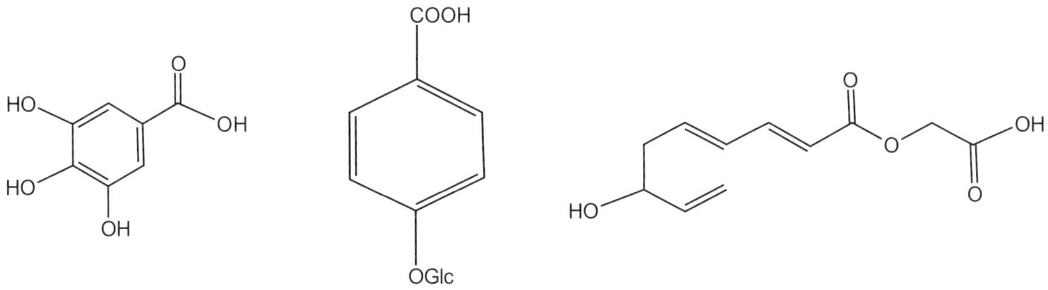

（a）没食子酸　　（b）4-O-β-D-吡喃葡萄糖氧基苯甲酸　　（c）反式-对香豆酰基乙醇酸

图 6-4　葛根中有机酸类成分的化学结构式

（三）皂苷

葛根中的皂苷类化合物多以新型齐墩果烷型呈现，主要包括葛根苷 A、大豆皂醇 A、粉葛皂苷 Ⅱ 等，化学结构式如图 6-5 所示。

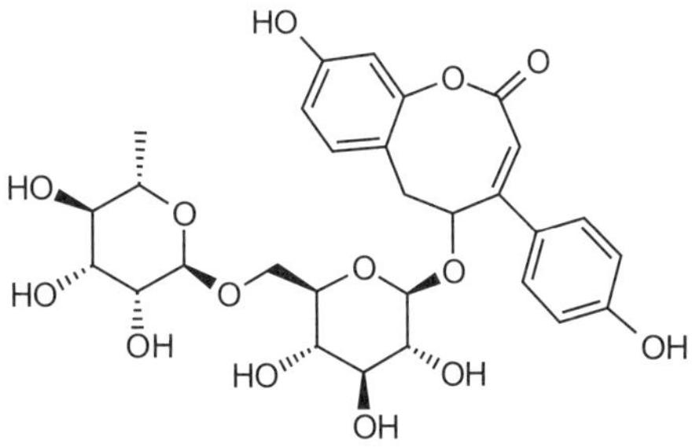

（a）葛根苷A

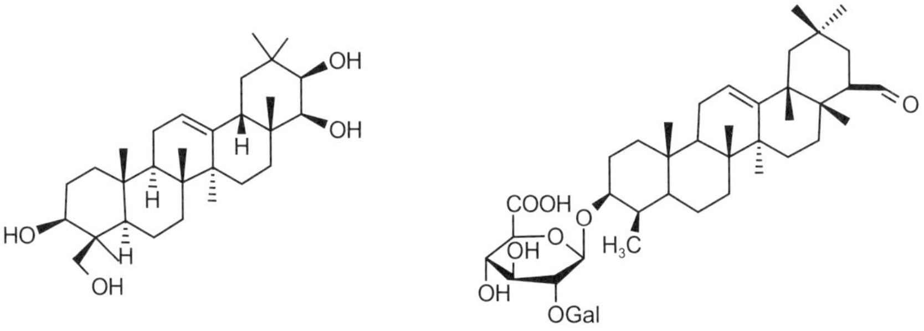

（b）大豆皂醇A　　　　　　　　　（c）粉葛皂苷Ⅱ

图 6-5　葛根中皂苷类化合物的化学结构式

（四）生物碱

大多数生物碱具有复杂的环状结构，氮素多包含在环内，并且存在明显的生物活性，同时其也是中草药中极为重要的有效成分之一。葛根中的生物碱主要包括氯化胆碱、乙酰胆碱、尿素囊等，化学结构式如图 6-6 所示。

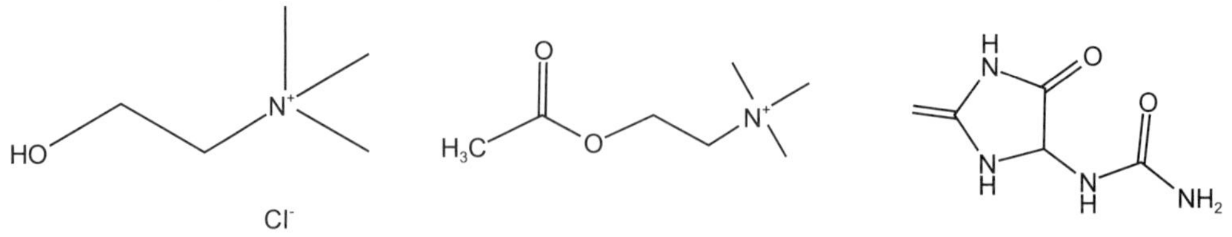

（a）氯化胆碱　　　　　　（b）乙酰胆碱　　　　　　（c）尿素囊

图 6-6　葛根中生物碱类化合物的化学结构式

四、药物制剂

《中华人民共和国药典（2020 年版）》收载的基于葛根制成的制剂主要有 4 种。

（一）葛根汤片

取葛根 667 g、麻黄 500 g、白芍 334 g、桂枝 334 g、甘草 334 g、大枣 1222 g、生姜 500 g。以上 7 味，取葛根、麻黄加水温浸 30 min，与其余白芍等 5 味，加水煎煮 2 次，每次加水 10 倍量，煎煮 30 min，滤过，合并滤液，于 70℃减压浓缩至相对密度为 1.25～1.3（70℃），于 70℃下减压干燥成干浸膏。取干浸膏粉碎成细粉，过筛，加入乳糖、微粉硅胶、硬脂酸镁适量，压制成 1000 片，包薄膜衣，即得。

（二）葛根汤颗粒

取葛根 667 g、麻黄 500 g、白芍 334 g、桂枝 334 g、甘草 334 g、大枣 1222 g、生姜 500 g。以上 7 味，取葛根、麻黄加水温浸 30 min，与其余白芍等 5 味，加水煎煮 2 次，每次 30 min，合并煎液，滤过，滤液于 70℃减压浓缩至相对密度 1.48～1.53（70℃），取浸膏，加糊精 514 g，搅拌均匀，制颗粒，干燥，粉碎成细粉，加甜菊素 6.7 g，混匀，加 90％乙醇适量，制成颗粒，干燥，制成 1000 g，即得。

（三）葛根芩连丸

取葛根 1000 g、黄芩 375 g、黄连 375 g、炙甘草 250 g。以上 4 味，取黄芩、黄连，分别用 50％乙醇作溶剂，浸渍 24 h 后进行渗漉，收集漉液，回收乙醇，并适当浓缩；葛根加水先煎 30 min，再加入黄芩、黄连药渣及炙甘草，继续煎煮 2 次，每次 1.5 h，合并煎液，滤过，滤液浓缩至适量，加入上述浓缩液，继续浓缩成稠膏，减压低温干燥，粉碎成最细粉，用乙醇为湿润剂，泛丸，制成 300 g，过筛，于 60℃以下干燥，即得。

（四）葛根芩连片

取葛根 1000 g、黄芩 375 g、黄连 375 g、炙甘草 250 g。以上 4 味，取葛根 225 g 粉碎成细粉，剩余的葛根与炙甘草加水煎煮 2 次，每次 2 h，合并煎液，滤过，滤液浓缩至适量；黄芩、黄连分别用 50％乙醇作溶剂，浸渍 24 h 后进行渗漉，收集渗漉液，回收乙醇，与上述浓缩液合并，浓缩成稠膏，加入葛根细粉和辅料适量，混匀，干燥，制成颗粒，干燥，压制成 1000 片，或包糖衣或薄膜衣，即得。

五、质量评价

（一）鉴别

1. 显微鉴别

葛根粉末呈淡棕色。淀粉粒单粒球形，直径 $3 \sim 37\ \mu m$，脐点点状、裂缝状或星状；复粒由 $2 \sim 10$ 分粒组成。纤维多成束，壁厚，木化，周围细胞大多含草酸钙方晶，形成晶纤维，含晶细胞壁木化增厚。石细胞少见，类圆形或多角形，直径 $38 \sim 70\ \mu m$。具缘纹孔导管较大，具缘纹孔六角形或椭圆形，排列极为紧密。

2. 薄层鉴别

取葛根粉末 $0.8\ g$，加甲醇 $10\ mL$，放置 $2\ h$，滤过，滤液蒸干，残渣加甲醇 $0.5\ mL$ 使溶解，作为供试品溶液。另取葛根对照药材 $0.8\ g$，同法制成对照药材溶液。再取葛根素对照品，加甲醇制成每 $1\ mL$ 含 $1\ mg$ 的溶液，作为对照品溶液。照薄层色谱法试验，吸取上述三种溶液各 $10\ \mu L$，分别点于同一硅胶 G 薄层板上，使成条状，以三氯甲烷-甲醇-水（$7:2.5:0.25$）为展开剂，展开，取出，晾干，置紫外光灯（365 nm）下检视。供试品色谱中，在与对照药材色谱和对照品色谱相应的位置上，显相同颜色的荧光条斑。

3. 指纹图谱鉴别

索亚然等建立了葛根 HPLC 指纹图谱分析方法。取葛根粉末（过 50 目筛）约 $0.1\ g$，精密称定，至烧瓶中，加入 30% 乙醇 $50\ mL$，称定质量，加热回流 $30\ min$，放至室温，称定质量后用 30% 乙醇补足减失的质量，摇匀，滤过，滤液过 $0.45\ \mu m$ 微孔滤膜，取续滤液，即得药材样品供试品溶液。采用 Waters Acquity HPLC SunFire C18 柱（$250\ mm \times 4.6\ mm$，$5\ \mu m$）；流动相为乙腈-0.2%乙酸水溶液（B），梯度洗脱；流速为 $0.8\ mL/min$；检测波长为 250 nm；柱温为 30℃；进样量为 $10\ \mu L$。依上述步骤所建立的指纹图谱可为葛根的质量控制和评价提供依据，如图 6-7 所示。

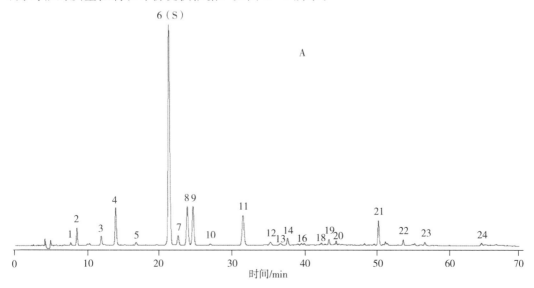

图 6-7　葛根的指纹图谱

（二）检查

1. 水分

《中华人民共和国药典（2020 年版)》规定水分不得过 14%。

2. 总灰度

《中华人民共和国药典（2020 年版)》规定总灰分不得过 7%。

3. 重金属及有害元素

《中华人民共和国药典（2020 年版)》规定铅不得过 5 mg/kg；镉不得过 1 mg/kg；砷不得过 2 mg/kg；汞不得过 0.2 mg/kg；铜不得过 20 mg/kg。

（三）浸出物

《中华人民共和国药典（2020 年版)》规定照醇溶性浸出物测定法项下的热浸法测定，用乙醇作溶剂，葛根的浸出物不得少于 24%。

（三）含量测定

《中华人民共和国药典（2020 年版)》规定采用高效液相色谱法测定。

1. 色谱条件与系统适用性试验

以十八烷基硅烷键合硅胶为填充剂；以甲醇-水（25：75）为流动相；检测波长为 250 nm。理论板数按葛根素峰计算应不低于 4000。

2. 对照品溶液的制备

取葛根素对照品适量，精密称定，加 30% 乙醇制成每 1 mL 含 80 μg 的溶液，即得。

3. 供试品溶液的制备

取葛根粉末（过三号筛）约 0.1 g，精密称定，置具塞锥形瓶中，精密加入 30% 乙醇 50 mL，称定质量，加热回流 30 min，放冷，再称定质量，用 30% 乙醇补足减失的质量，摇匀，滤过，取续滤液，即得。

4. 测定法

分别精密吸取对照品溶液与供试品溶液各 10 μL，注入液相色谱仪，测定，即得。

葛根粉末按干燥品计算，含葛根素（$C_{21}H_{20}O_9$）不得少于 2.4%。

六、药理作用

（一）解酒及保肝

葛根能通过减少酒精吸收、加速酒精代谢、抗氧化等作用发挥解酒及保肝作用。葛根解酒的主要成分为总黄酮类化合物（主要是葛根素、大豆苷元、大豆苷）、三萜皂苷类化合物、葛根苷、香豆素等。葛根水提物能降低小鼠体内累积乙醇浓度及最大乙醇浓度，推测其可能减少了酒精吸收。葛根素能减少乙醇在胃肠道的吸收，降低乙醇在血液及组织中的浓度，延长醉酒小鼠的醉酒潜伏期，减少小鼠睡眠时间，缩短醒酒时间。葛根提取物能降低小鼠自愿饮酒量，减轻戒酒后精神不振等强烈不适感。葛根多糖溶液可明显延长醉酒时间，缩短醒酒时间，并能清除自由基，调节血脂，减轻肝损伤。葛根大豆苷元及其衍生物能明显缓解乙醇对中枢系统的抑制作用，减少睡眠时间。葛根总黄酮能明显改善酒精性脂肪肝，促进醉酒小鼠转变为清醒状态。由酶解法降解葛根粉制备的葛根多肽也能减轻酒精所致的肝损伤。葛根素能加速酒精代谢，显著延长醉酒潜伏期，缩短醒酒时间，减轻过量饮酒所致的急性酒精中毒及急性肝损伤。

（二）对心血管系统的作用

1. 降血压

葛根素能降低正常麻醉狗的血压，也能降低自发性高血压大鼠的血压、心率、血管紧张素Ⅱ（angiotensinⅡ，AngⅡ）水平及主动脉血管紧张素Ⅱ受体 1（angiotensin Ⅱ receptor 1，Agtr1）蛋白表达，升高 NOS 水平，其降压作用可能与拮抗肾素血管紧张素系统（renin angiotensin system，RASS）、减少儿茶酚胺类物质释放有关。葛根素还能提高高血压大鼠血清 NO、ET-1 水平，降低血清 TNF-α 水平及 NF-κB 表达，减轻血管炎症损伤，降低丝裂原活化蛋白激酶（MAPK）活性，从而降低血压及减缓并发症的发生。

2. 保护心脏

葛根素能激活心肌肥厚模型大鼠腺苷酸活化蛋白激酶/哺乳动物雷帕霉素靶蛋白（AMPK/mTOR）通路，促进心肌细胞自噬，延缓心肌肥大，缓解心律失常。葛根素也能降低自发性高血压大鼠血浆中 AngⅡ 水平，抑制巨噬细胞趋化蛋白 1（MCP-1）和蛋白酶激活受体 2（PAR2）mRNA 的表达，发挥降血压作用。葛根素联合丹参酮ⅡA 可以抑制早期炎症因子 IL-6、IL-1β 的表达，减少巨噬细胞数量及 TGF-β 水平，缓解心肌梗死晚期的心肌纤维化及心室重构，显著改善心肌梗死时的心室收缩和舒张功能，延长射血时间。葛根素还可以明显减少缺血引起的心肌乳酸的产生，降低再灌流时心肌损伤。

3. 抗动脉硬化

葛根总黄酮可降低氧化修饰的低密度脂蛋白（ox-LDL）、重组人血小板衍生生长因子（platelet derived growth factor，PDGF）-BB 水平，抑制血管平滑肌细胞（vascular smooth muscle cell，VSMC）增殖，发挥抗动脉粥样硬化作用。葛根素可以减少炎症因子、M2 型巨噬细胞产生，抑制 Toll 样受体 4/NF-κB（TLR4/NF-κB）抗炎通路，进而发挥抗炎、抗动脉粥样硬化作用。

（三）对骨系统的作用

破骨细胞和成骨细胞在骨骼重塑中要保持动态平衡，二者比例失调会导致骨病理变化，引起诸如骨质疏松症和骨硬化症等骨系统疾病。葛根素可调节破骨细胞和成骨细胞之间的平衡。葛根素能通过抑制骨质疏松模型大鼠巨噬细胞活化及 NF-κB 信号通路表达、氧化应激损伤等，减少炎症因子释放，降低细胞抗酒石酸酸性磷酸酶、组织蛋白酶 K 活性，抑制 MMP-9 mRNA 过表达，阻止破骨细胞形成和骨吸收，发挥抗骨质疏松作用。葛根素也能够明显拮抗去卵巢诱导的骨质疏松模型小鼠的破骨细胞作用，从而抗骨质疏松。葛根素还能通过影响 MEK/ERK、PI3K/Akt 和 ER 途径等促进成骨细胞增殖、分化、存活。

（四）抗肿瘤作用

葛根可使膀胱癌 T24 细胞停滞于 G_2/M 期，诱导其凋亡。葛根素体外可抑制肺癌

A549 细胞、结肠癌 SW480 与 HT – 29 细胞、宫颈癌 HeLa 细胞，以及白血病 NB4、Kasumi – 1、U937、HL – 60 细胞增殖，促进细胞凋亡和自噬。葛根素能够抑制人卵巢癌细胞 HO – 8910 的侵袭和迁移，还可以改善胃癌细胞 SGC7901/VCR、肝癌细胞 HepG2、乳腺癌细胞 MCF – 7 的多重耐药性。葛根中的鸢尾苷元、染料木素对多种癌细胞具有细胞毒作用。葛根抗肿瘤作用可能与其影响多种信号通路有关，如 PI3K、丝氨酸/苏氨酸蛋白激酶（serine/threonine protein kinase，Akt）、丝裂原活化蛋白激酶（mitogen-activated protein kinase，MAPK）及转录激活蛋白（STAT）通路等，鸢尾苷元还可增强紫杉醇对卵巢癌细胞 MPSC1、A2780、SKOV3 的毒杀作用，降低化疗耐药性。

（五）降血糖

维持血糖稳定或增强体内胰岛素的敏感性是治疗糖尿病的主要对策。葛根及其提取物与口服降糖药、胰岛素联合应用可以有效控制实验性糖尿病动物的血糖水平。葛根可通过保护胰岛 β 细胞、改善胰岛素抵抗，延缓并发症的发生与发展，发挥抗糖尿病作用。

葛根素可显著降低链脲佐菌素（streptozotocin，STZ）所致的糖尿病模型小鼠血糖、血脂水平，升高血清胰岛素浓度，呈现出良好的抗糖尿病效应。葛根提取物（富含异黄酮）可呈剂量依赖性地控制实验性糖尿病大鼠血糖水平，刺激胰腺 β 细胞再生。葛根提取物还可通过抑制相关酶的活性抗糖尿病，如三萜类化合物羽扇豆醇、羽扇烯酮可有效抑制蛋白酪氨酸磷酸酯酶（protein tyrosine phosphatase，PTP）– 1B 活性，改善胰岛素抵抗；异黄酮类化合物如大豆苷元、毛蕊异黄酮等能抑制葡糖苷酶的活性。

葛根还可以延缓糖尿病引发的血管、肾脏、视网膜病变。葛根提取物、葛根素均可显著减弱高血糖诱导的炎性小体表达，减少细胞内活性氧量，抑制高迁移率族蛋白 B1 释放，改善血管内皮功能，减轻血管损伤。葛根醇提物可呈剂量依赖性地降低链脲佐菌素诱导的糖尿病大鼠的血糖、血尿素氮（urea nitrogen，BUN）、血肌酐（creatinine，SCr）、肌酸（creatine，CRE）、肌酐清除率和尿白蛋白排泄，减轻肾肥大及肾小球系膜扩张，降低肾脏氧化应激反应，保护肾脏，延缓糖尿病肾病的发展。

葛根提取物可通过降低血清亮氨酸、异亮氨酸、缬氨酸水平，减缓糖尿病大鼠的视网膜病变。葛根素能够降低血糖，降低晚期糖基化终产物修饰蛋白水平，减轻视网膜的炎症损伤及氧化应激，减少视网膜神经细胞凋亡，减缓高血糖所致的视网膜病理损害。

此外，葛根素对动物生殖系统有一定的类雌激素样作用及抗雌激素的双重作用。葛根还具有抗氧化、解热、镇痛、抗炎等作用。

七、体内过程

葛根素灌胃大鼠 300 mg/kg，达峰时间为（0.51±0.16）h，达峰浓度为（1.08±0.21）μg/mL，药时曲线下面积为（7.70±1.54）mg·h/L，半衰期为（4.02±0.5）h。

八、安全性评价

葛根水提物无急性毒性、遗传毒性。葛根素、大豆苷元安全性较高，染料木素具有生殖毒性及细胞毒性。

第七章 百 合

百合为百合科植物卷丹（*Lilium lancifolium* Thunb.）、百合（*Lilium brownii* F. E. Brown var. *viridulum* Baker）或细叶百合（*Lilium pumilum* DC.）的干燥肉质鳞叶。皖西大别山区所产百合主要来源于栽培的卷丹和野生的百合。百合有养阴润肺、清心安神之功效，可用于治疗阴虚燥咳、虚烦惊悸、失眠多梦等。现代研究发现，百合中含有甾体皂苷、酚酸、多糖、生物碱、黄酮等多种化合物，具有调节免疫、抗抑郁、降血糖、抗氧化、抗肿瘤等作用。

一、基原植物

（一）卷丹

卷丹鳞茎近宽球形，高约 3.5 cm，直径 4～8 cm，如图 7-1 所示；鳞片宽卵形，长 2.5～3 cm，宽 1.4～2.5 cm，白色。茎高 0.8～1.5 m，具白色绵毛。叶散生，矩圆状披针形或披针形，边缘有乳头状突起，有 5～7 条脉，上部叶腋有珠芽。花 3～6 朵或更多；苞片叶状，卵状披针形；花梗紫色；花下垂，花被片披针形，反卷，橙红色，有紫黑色斑点；内轮花被片稍宽，蜜腺两边有乳头状突起，尚有流苏状突起；雄蕊四面张开；花丝淡红色；花柱柱头稍膨大，3 裂。蒴果狭长卵形，长 3～4 cm。花期 7～8 月，果期 9～10 月。

（二）百合

百合鳞茎球形，直径 2～4.5 cm，如图 7-2 所示；鳞片披针形，长 1.8～4 cm，宽 0.8～1.4 cm，无节，白色。茎高 0.7～2 m。叶散生，披针形、窄披针形至条形，全缘，

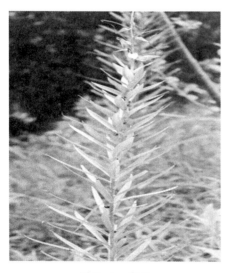
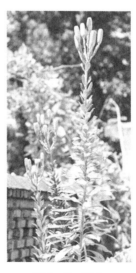

图 7-1 卷丹　　　　　　　　图 7-2 百合

两面无毛。花单生或几朵排成近伞形；苞片披针形；花喇叭形，有香气，乳白色，外面稍带紫色，无斑点，向外张开或先端外弯而不卷，长 13～18 cm；蜜腺两边具小乳头状突起；雄蕊向上弯；花柱长 8.5～11 cm，柱头 3 裂。蒴果矩圆形，长 4.5～6 cm，宽约 3.5 cm，有棱，具多数种子。花期 5～6 月，果期 9～10 月。

二、百合的栽培与种植

（一）百合的生长环境与过程

百合在大多数地区都可以较好的生长，其适宜的生长环境是气候凉爽、土层深厚且肥沃的坡地。百合具有一定的抵御寒冷和干旱的能力，但是对涝灾的抵御能力较弱，对土壤的要求并不严格。百合播种后在地下过冬，至第二年 3 月中下旬出苗。在这一时期，子鳞茎的底盘生出种子根，鳞茎中心鳞片的腋间和地上茎部分开始缓慢生长，叶片分化，但不长出地面。在幼苗期，从现苗到珠芽分化的时间段为 3 月中下旬至 5 月上中旬。此时地上茎叶生长较快，幼苗的茎部开始分化出新的子鳞茎芽。当幼苗长至 10 cm 以上时，地上茎的入土部分长出茎和根，此时子鳞茎和茎叶同时生长。5 月上中旬，珠芽开始分化，珠芽完全成熟一般在 5 月中下旬，茎长 30～40 cm，茎芽从叶腋内显现。显蕾开花期为 5 月上旬，7 月上旬始花、中旬盛花、下旬花期结束。此时地下鳞茎迅速生长膨大，出现花蕾时茎高 80 cm 左右，开花期时茎高 100 cm 以上。8 月上中旬，地上茎叶进入枯萎期，鳞茎成熟。

（二）百合的种植地消毒

播种百合应提前做好种植地的处理工作。进入 8 月后，每亩撒入石灰 100 kg，之后翻耕土壤 2～3 遍，每次翻耕土壤的深度应控制在 20～30 cm。而后每亩追施硫酸钾复合肥 30～40 kg，在施肥后做高畦，高度控制在 20～30 cm，宽度控制在 1 m 左右，保证土壤湿润但不积水。随后开挖定植沟，定植沟底部追施经过处理的牲畜粪便，一般每亩追施 1.2～1.5 t。为了避免种植过程中土传病害的发生，播种之前必须做好土壤消毒工作。土壤消毒常常使用化学消毒和蒸汽消毒两种方法，蒸汽消毒成本较高，通常推荐采用化学消毒。化学消毒需使用 40% 的福尔马林稀释成 50 倍的溶液，在土壤上均匀喷洒，每立方米使用约 2.5 kg，喷洒结束后用塑料薄膜覆盖 5～7 天，再揭开晾晒 5～15 天就可进行播种；或者选择每平方米使用 10 g 的 50% 的多菌灵可溶性粉剂，与土壤混合均匀之后进行播种。

（三）百合的栽培方法

1. 土壤

百合喜好疏松、透气性和排水性良好的土壤，如果是那种容易板结的土地或黏土，则很容易导致积水，引起烂根，因而推荐使用草炭土或者泥炭土，最好掺加珍珠岩，防止土壤板结。

2. 光照

百合没开花之前需充足的阳光，开花以后则要尽量减少阳光直射，否则易导致花苞被灼烧，甚至枯萎。在条件允许的情况下，百合开花前可以给予全日的光照，等有花苞之后就开始遮阴，尤其在夏天，一般需覆盖 3 层遮阴网。

3. 水分

百合比较喜欢潮湿、温暖的环境，因此可以多浇水，春季基本需要 1 天浇 1 次，夏季 1 天 2 次，秋季 3 天 1 次即可，由于冬季温度较低，所以保持 1 周 1 次即可。

4. 温度

最适宜百合生长的温度是 15~30℃，虽然适宜生长温度较高，但并不意味着百合可以受到过多的阳光直射，如果春秋季阳光强烈，还需要注意遮阴。百合抗寒，只要不是极寒天气，冬季时不需作特殊处理。

5. 施肥

百合对化肥有高需求，尤其是钾元素，因此一定要按时施加含有钾元素的肥料，注意在生长期要达到 10 天施加 1 次。

(四) 百合的栽培时间

百合最佳栽培时间为 7~9 月，但各地气候不同，应根据当地气温来调整栽培时间。在气温处于 16~24℃ 时，百合生长最快，此时最适宜栽培百合。

(五) 百合的田间管理

在百合的栽培过程中，种植人员要加强田间管理，根据百合的生长习性和生长的实际情况，对其进行有效的管理。在冬季时，种植人员不仅要为其施加适量的尿素，以达到培土保根的效果，还要确保排水通畅，防止田间积水现象的发生和百合因湿度过大而腐烂。在春季时，种植人员还要适当施加肥料，保证百合能够快速生长，在出苗之后，还应为其铺设对应的谷草，可避免土壤板结，达到保湿降温的效果，也有良好的保肥作用。与此同时，在百合栽培的过程中，还应覆盖地膜，对百合盖膜处理 30~40 天，可保证百合提前 7~15 天出苗，并增产 12% 左右。另外，还需在百合出苗后进行中耕。百合出苗后生长约 10 cm 时，可进行第一次中耕，在松土过程中，可适当加大中耕深度；当百合幼苗达到 25 cm 时，可进行第二次中耕，此时在松土时，应当进行浅耕，从而达到保墒的效果。同时，在田间管理的过程中，种植人员还应当对百合进行打顶和摘蕾。在百合出苗后生长 50 cm 左右时，就应当对其进行打顶，并挑选晴天进行，可有效保存养分，防止养分快速流失；大约在百合花蕾变色 5 天后将花蕾摘除，并施以 10~15 kg 的硫酸钾和 10 kg 左右的尿素等肥料，这样可以充分提高土壤肥力，避免百合出现生长衰退的现象。

(六) 百合的病虫害防治

百合在种植的过程中极易受到病虫的侵害，使百合的质量、产量下降。为了取得高产，种植人员应当格外重视百合病虫害的防治。在百合的种植过程中，常见的病害有立枯病、腐烂病、叶枯病等。当立枯病发作时，百合的根部会枯萎，叶片会变黄直至枯死。为了防治该病，需选择有良好条件的土壤种植百合并进行轮作，充分排出行沟内的水，以防大量积水。同时应当对土壤进行消毒，并彻底拔除病株以免对其他植株产生负面影响。可用石灰乳对土壤进行全面消毒，从而取得较好的防治效果。腐烂病发生时，百合叶片会发黄，甚至出现腐烂的现象。为了防治该病，需选择湿度较低的土壤种植百合，而且需要在温度较高时为其遮阳，避免高温对其产生损害。同时，还可对此病进行药物治疗，如将代森铵施加到土壤中，治疗效果较好。叶枯病也是一种常见的病害，若百合在生长发育过程中感染该病，其幼苗上会出现圆形的病斑，叶片颜色会发生变化，其上层部位也会覆盖相应的霉，严重时会导致叶片枯死。因此，为了防治该病，必须保证田间排水通畅，为了降低感染率，还可采用可湿性粉剂对已经感染该病的植株进行治疗，避免大面积枯死情况的发生，影响百合的产量。此外，百合易发生如蚜虫、潜叶蝇、瓢虫、粪苞虫等虫害，其中蚜虫是比较常见的害虫之一。在防治该类害虫时，应当按照具体规定施加适量的吡蚜酮、啶虫脒乳油等药剂，还可采用可湿性粉剂喷雾，能够取得较好的防治效果。针对地老虎这一类害虫，需全面检测农家肥，如果发现害虫，可以采用硫磷乳油、毒死蜱乳油等进行防治，以达到根除的作用；还可使用砒酸钙、毒饵等消灭害虫，提高百合的生长效率，从而实现高产的目的。

三、化学成分

百合的食用、药用部位均为鳞茎，其主要含有甾体皂苷、甾醇、黄酮、酚酸、多糖及生物碱等成分，其中甾体皂苷、酚酸是其主要的活性成分。

（一）甾体皂苷

甾体皂苷是百合中一种含量较丰富的化学成分，根据其苷元结构的不同，可将其分为螺甾烷醇型、异螺甾烷醇型、变形螺甾烷醇型和呋甾烷醇型皂苷 4 类，百合中的甾体皂苷主要以异螺甾烷醇型皂苷为主。目前，从百合中分离得到的甾体皂苷主要有去酰百合皂苷、26 - O-β - D-glu-nuatigenin、麦冬皂苷 D、薯蓣皂苷等，化学结构式如图 7 - 3 所示。

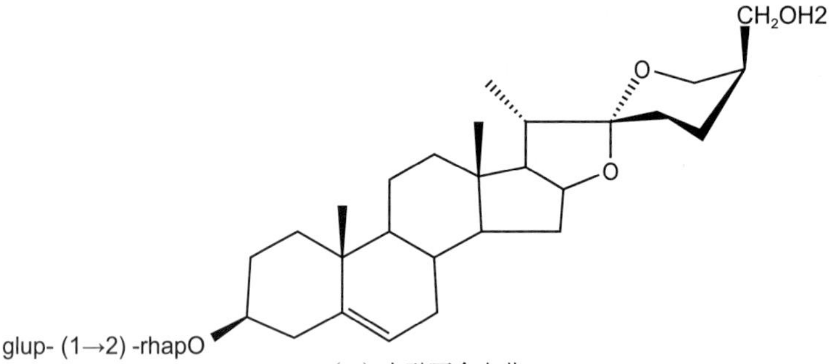

（a）去酰百合皂苷

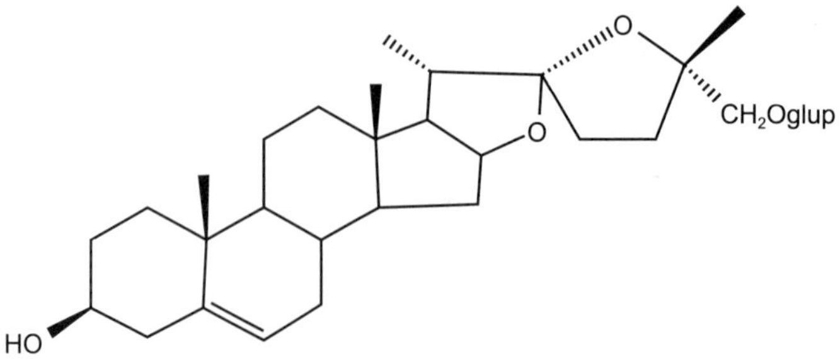

（b）26-O-β-D-glu-nuatigenin

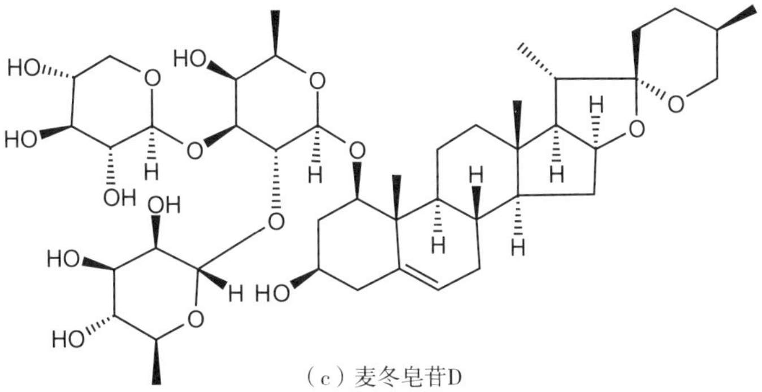

（c）麦冬皂苷D

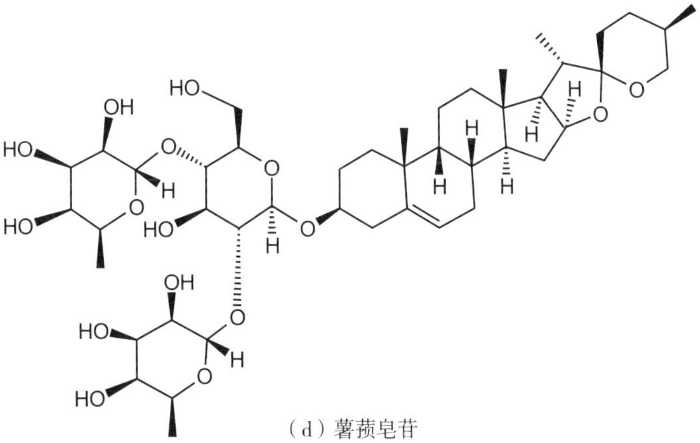

（d）薯蓣皂苷

图7-3　百合中甾体皂苷类化合物的化学结构式

（二）甾醇

目前已发现百合鳞茎中含有甾醇及其苷类化合物共有9个，其中胆甾烷醇苷5个、豆甾烷醇及其苷类4个，主要包括王百合苷A、王百合苷B、豆甾醇、β-谷甾醇、胡萝卜苷等，化学结构式如图7-4所示。

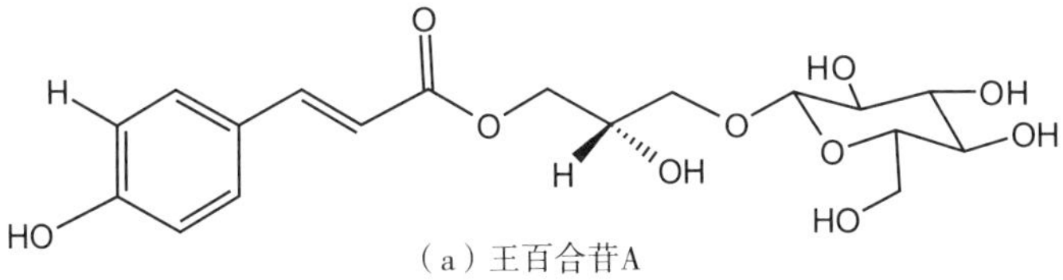

（a）王百合苷A

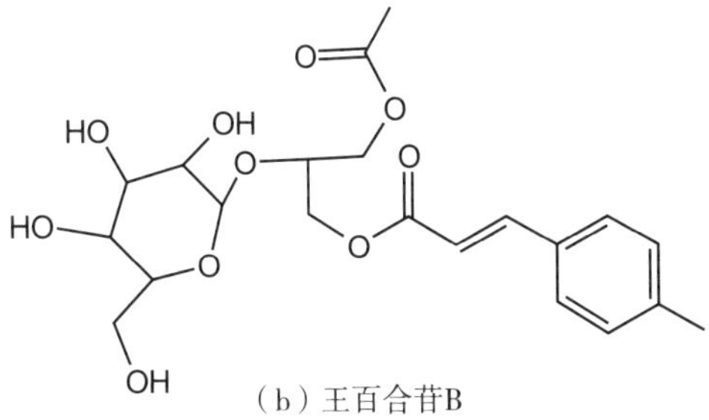

（b）王百合苷B

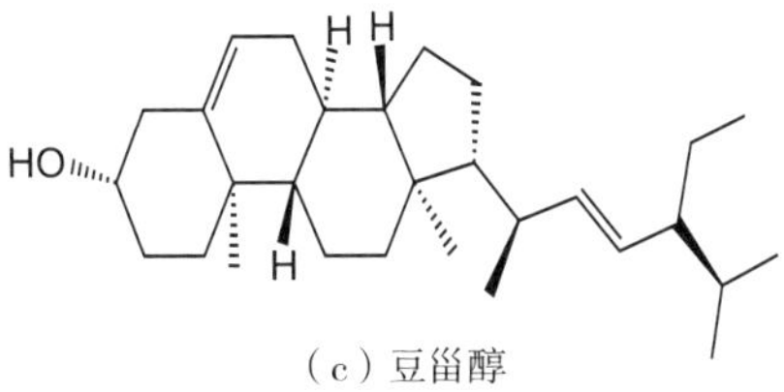

（c）豆甾醇

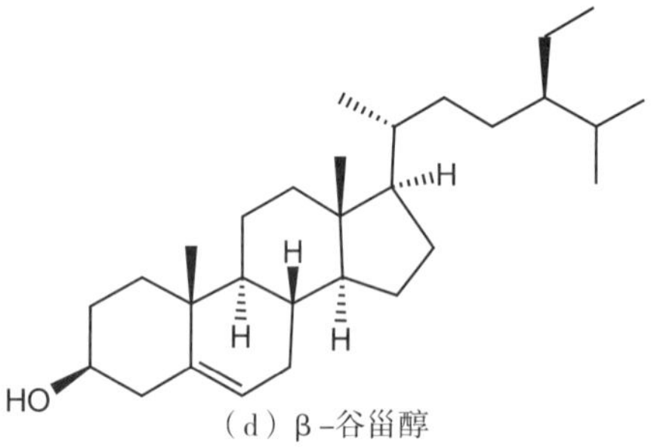

（d）β-谷甾醇 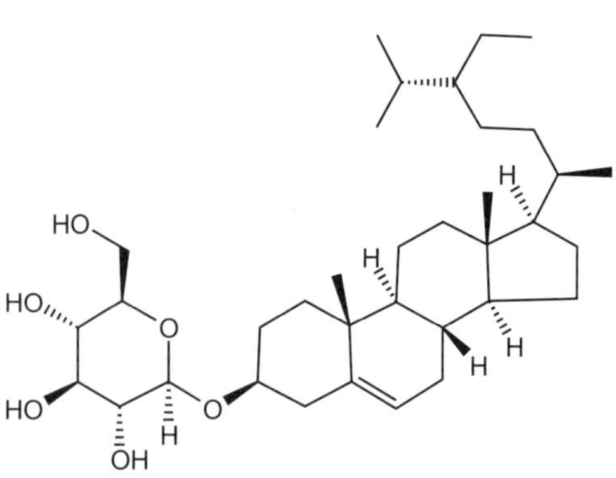   （e）胡萝卜苷

图 7-4 百合中甾醇类化合物的化学结构式

（三）黄酮

从百合鳞茎中提取的黄酮类化合物有槲皮素、二氢槲皮素、（＋）-儿茶素、（－）-表儿茶素、芦丁等，化学结构式如图 7-5 所示。

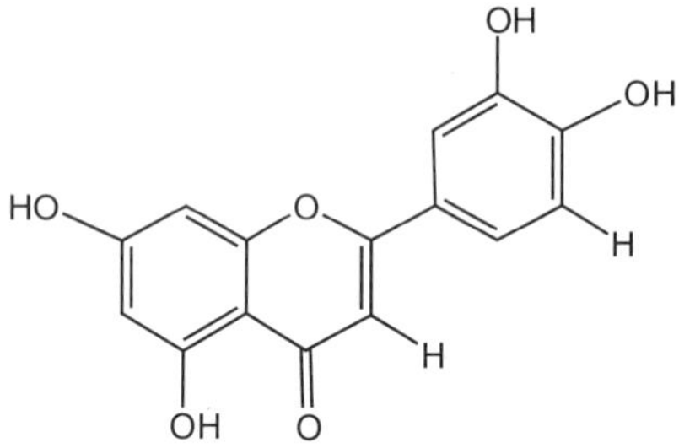

（a）槲皮素 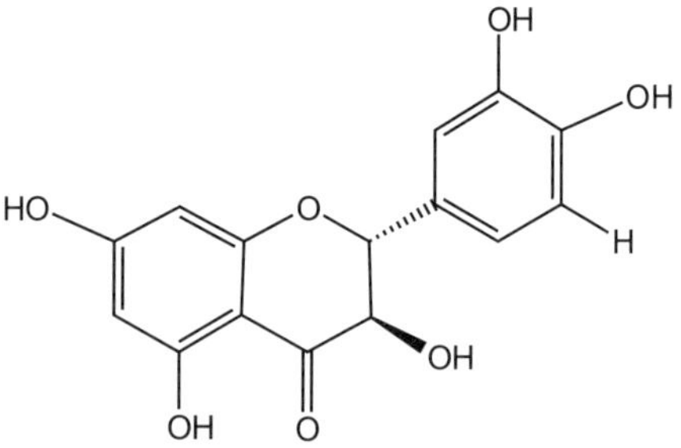   （b）二氢槲皮素

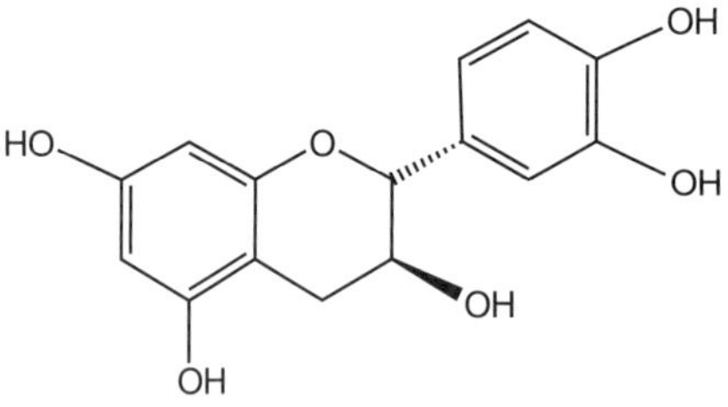

（c）（＋）-儿茶素 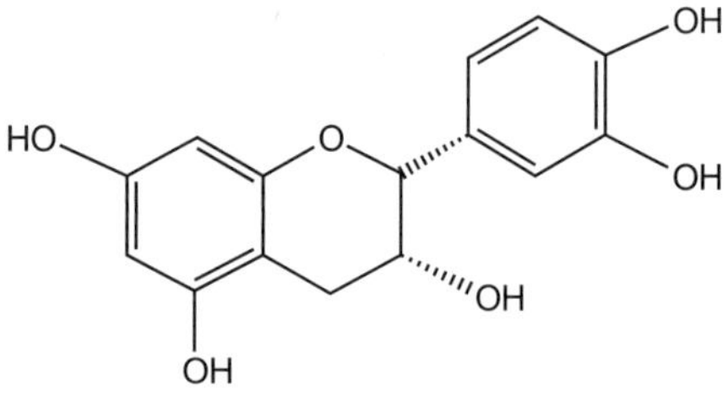   （d）（－）-表儿茶素

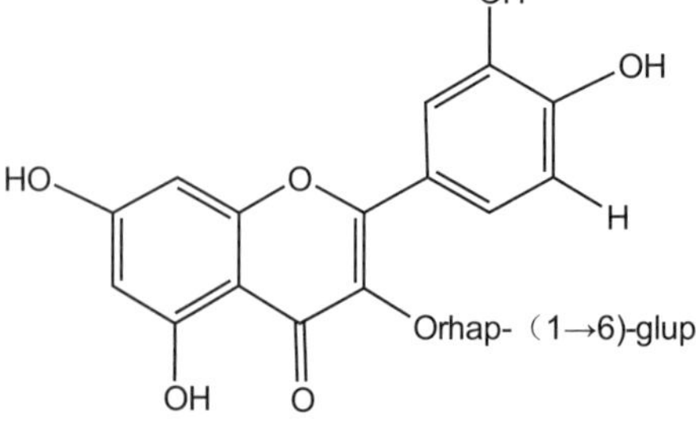

（e）芦丁

图 7-5 百合中黄酮类化合物的化学结构式

（四）酚酸

从百合鳞茎中分离得到的酚酸甘油酯类化合物有 1，3－O－二阿魏酰甘油酯、1－O－咖啡酰甘油酯等，化学结构式如图 7－6 所示。

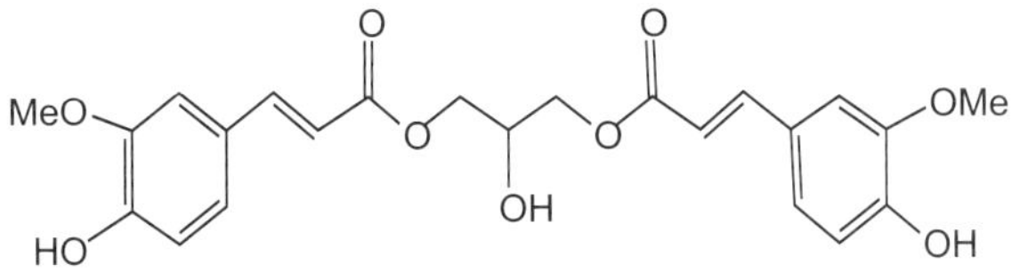

（a）1，3-O-二阿魏酰甘油酯

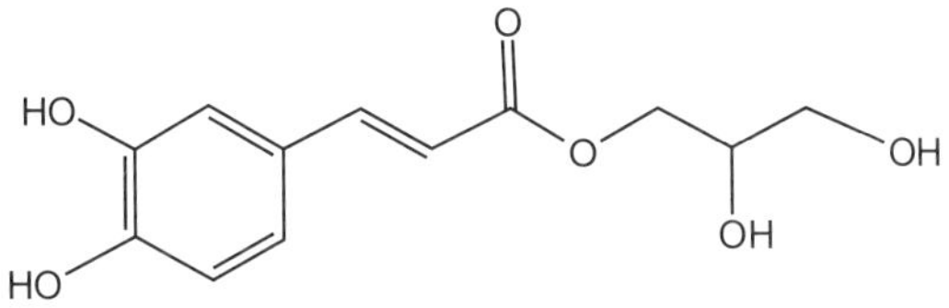

（b）1-O-咖啡酰甘油酯

图 7－6　百合中酚酸类化合物的化学结构式

四、药物制剂

《中华人民共和国药典（2020 年版）》收载的基于百合制成的制剂主要有 5 种。

（一）百合固金口服液

取百合 23 g、地黄 46 g、熟地黄 69 g、麦冬 34 g、玄参 18 g、川贝母 23 g、当归 23 g、白芍 23 g、桔梗 18 g、甘草 23 g。以上 10 味，加水煎煮 2 次，第一次 2 h，第二次 1.5 h，煎液滤过，滤液合并，浓缩至相对密度为 1.1～1.14（80℃），加乙醇使含醇量达 60%～65%，搅匀，静置 24 h，滤过，滤液回收乙醇，加入苯甲酸钠 3 g；炼蜜 150 g，加水使成 1000 mL，混匀，滤过，灌封，灭菌，即得。

（二）百合固金丸

取百合 100 g、地黄 200 g、熟地黄 300 g、麦冬 150 g、玄参 80 g、川贝母 100 g、当归 100 g、白芍 100 g、桔梗 80 g、甘草 100 g。以上 10 味，粉碎成细粉，过筛，混匀。每 100 g 粉末用炼蜜 20～30 g 加适量的水泛丸，干燥，制成水蜜丸；或加炼蜜 70～90 g 制成小蜜丸或大蜜丸，即得。

（三）百合固金丸（浓缩丸）

取百合 100 g、地黄 200 g、熟地黄 300 g、麦冬 150 g、玄参 80 g、川贝母 100 g、当归 100 g、白芍 100 g、桔梗 80 g、甘草 100 g。以上 10 味，当归、川贝母、桔梗及甘草 50 g 粉碎成细粉；地黄、熟地黄加水煎煮 3 次，第一次 2 h，第二次 2 h，第三次 1 h，合并煎液，滤过，滤液浓缩成相对密度为 1.3～1.35（20℃）的稠膏；剩余甘草及其余麦冬等 4 味加水煎煮 2 次，第一次 3 h，第二次 2 h，合并煎液，滤过，滤液浓缩成相对密度为

1.3～1.35（20℃）的稠膏，与上述稠膏及粉末混匀，制丸，干燥，打光，即得。

（四）百合固金片

取百合 45.8 g、地黄 91.6 g、熟地黄 137.4 g、麦冬 68.7 g、玄参 36.6 g、川贝母 45.8 g、当归 45.8 g、白芍 45.8 g、桔梗 36.6 g、甘草 45.8 g。以上 10 味，当归、川贝母、桔梗及甘草 22.9 g 粉碎成细粉；地黄、熟地黄加水煎煮 3 次，第一次 2 h，第二次 2 h，第三次 1 h，合并煎液，滤过，滤液浓缩至相对密度为 1.3～1.35（20℃）的稠膏；剩余甘草与其余麦冬等 4 味加水煎煮 2 次，第一次 3 h，第二次 2 h，合并煎液，滤过，滤液浓缩至相对密度为 1.3～1.35（20℃）的稠膏，与上述稠膏及细粉混匀；干燥，粉碎，制粒，加硬脂酸镁适量，混匀，压制成 1000 片，或制粒，干燥，加硬脂酸镁适量，混匀，压制成 600 片；包薄膜衣，即得。

（五）百合固金颗粒

取百合 25.4 g、地黄 50.8 g、熟地黄 76.3 g、麦冬 38.1 g、玄参 20.3 g、川贝母 25.4 g、当归 25.4 g、白芍 25.4 g、桔梗 20.3 g、甘草 25.4 g。以上 10 味，当归、川贝母、桔梗及甘草 12.7 g 粉碎成细粉；地黄、熟地黄加水煎煮 3 次，第一次 2 h，第二次 2 h，第三次 1 h，合并煎液，滤过，滤液浓缩成相对密度为 1.2～1.25（80℃）的清膏；剩余甘草及其余麦冬等 4 味加水煎煮 2 次，第一次 3 h，第二次 2 h，合并煎液，滤过，滤液浓缩至相对密度为 1.2～1.25（80℃）的清膏，与上述清膏、细粉、糊精 260 g 及蔗糖粉适量混匀，制成颗粒，干燥，制成 1000 g，即得。

五、质量评价

（一）鉴别

1. 显微鉴别

百合外表皮细胞呈扁长状，且其边缘呈波浪状，中央排列紧密的细胞呈不规则方形；气孔不定式或直轴式，副卫细胞 3～4 个。内表皮细胞呈方菱形或方六边形，呈蜂巢状，排列紧密，不具有气孔。

百合粉末所含淀粉粒多，单粒形状多样，分别呈卵圆形、贝壳型、长椭圆形、不规则四边形或类圆形，单粒较大端多凹凸或平坦，部分单粒较小端尖突，部分单边或两边角样突出，具明显脐点，呈十字状、点状、马蹄状或人字状。

2. 薄层鉴别

取百合粉末 1 g，加甲醇 10 mL，超声处理 20 min，滤过，滤液浓缩至 1 mL，作为供试品溶液。另取百合对照药材 1 g，同法制成对照药材溶液。照薄层色谱法试验，吸取上述两种溶液各 10 μL，分别点于同一硅胶 G 薄层板上，以石油醚（60～90℃）-乙酸乙酯-甲酸（15：5：1）的上层溶液为展开剂，展开，取出，晾干，喷以 10% 磷钼酸乙醇溶液，加热至斑点显色清晰。供试品色谱中，在与对照药材色谱相应的位置上，显相同颜色的斑点。

3. 指纹图谱鉴别

杨扬宇等建立了百合 HPLC 指纹图谱分析方法。取百合粉末（过四号筛）约 1 g，精密称定，置具塞锥形瓶中，精密加入 80％甲醇 10 mL，称定质量，超声处理 30 min，放冷，再称定质量，用 80％甲醇补足减失的质量，摇匀，用 0.22 μm 微孔滤膜滤过，即得供试品溶液。采用 Eclipse Plus C18（250 mm×4.6 mm，5 μm）柱；流速为 1 mL/min；检测波长为 250 nm；柱温为 30℃；进样量为 10 μL；以乙腈-0.3％磷酸水为流动相。依上述步骤所建立的指纹图谱可为百合药材的质量提供参考，如图 7-7 所示。

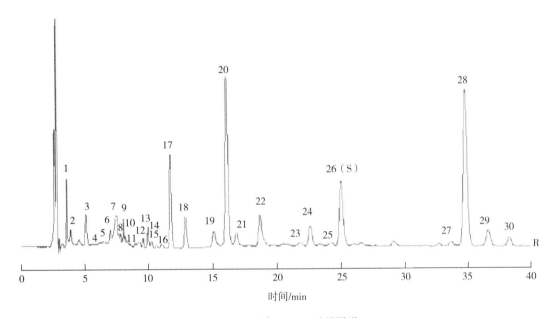

图 7-7　百合 HPLC 对照图谱

（二）检查

1. 水分

《中华人民共和国药典（2020 年版）》规定水分不得过 13％。

2. 总灰度

《中华人民共和国药典（2020 年版）》规定总灰分不得过 5％。

（三）浸出物

《中华人民共和国药典（2020 年版）》规定照水溶性浸出物测定法项下的冷浸法测定，百合的浸出物不得少于 18％。

（四）含量测定

《中华人民共和国药典（2020 年版）》规定采用苯酚硫酸法测定百合多糖的含量。

1. 对照品溶液的制备

精密称取经 105℃干燥至恒重的无水葡萄糖对照品 50 mg，置 50 mL 量瓶中，加水溶解并稀释至刻度，摇匀，即得（每 1 mL 中含无水葡萄糖 1 mg）。

2. 标准曲线的制备

精密量取对照品溶液 2 mL、2.5 mL、3 mL、3.5 mL、4 mL、4.5 mL，分别置 50 mL

量瓶中，加水至刻度，摇匀，精密量取上述各溶液 1 mL，分别置棕色具塞试管中，分别加 0.2% 蒽酮-硫酸溶液 4 mL，混匀，迅速置冰水浴中冷却后，置沸水浴中加热 10 min，取出，置冰水浴中放置 5 min，室温放置 10 min，以相应试剂为空白，照紫外-可见分光光度法，在 580 nm 的波长处测定吸光度，以吸光度为纵坐标，浓度为横坐标，绘制标准曲线。

3. 测定法

取百合粉末（过四号筛）约 1 g，精密称定，置圆底烧瓶中，精密加水 100 mL，称定质量，加热回流 2 h，放冷，再称定质量，用水补足减失的质量，摇匀，离心，精密量取上清液 1.5 mL，加乙醇 7.5 mL，摇匀，离心，取沉淀加水溶解，置 50 mL 量瓶中，并稀释至刻度，摇匀，精密量取 1 mL，照标准曲线的制备项下的方法，自"加 0.2% 蒽酮-硫酸溶液 4 mL"起，依法测定吸光度，从标准曲线上读出供试品溶液中含无水葡萄糖的质量（mg），计算，即得。

百合粉末按干燥品计算，含百合多糖以无水葡萄糖（$C_6H_{12}O_6$）计，不得少于 21%。

六、药理作用

（一）免疫调节

百合多糖是百合调节免疫的主要活性成分，具有调节机体非特异性和特异性免疫功能。百合多糖可提高小鼠脾及胸腺指数、血清溶血素水平，以及网状内皮系统的碳粒廓清速率，增强机体免疫功能；也可促进抗体产生，刺激细胞因子释放，提高巨噬细胞的吞噬百分率。水溶百合多糖 LBP-1 体外可刺激 Raw264.7 细胞增殖，促进细胞分泌 NO，提高环磷酰胺诱导的免疫低下小鼠巨噬细胞的吞噬活性。硒化结构修饰的百合多糖 sLP6 可促进淋巴细胞增殖，提高鸡外周血淋巴细胞 IFN-γ、IL-2、IL-6 水平。

（二）抗抑郁

"百合病"首见于东汉医学家张仲景的《金匮要略》，类似于抑郁症。百合地黄汤可通过滋补心肺、清热凉血治疗"百合病"。现代研究发现，百合皂苷能缩短小鼠悬尾不动时间与强迫游泳不动时间，显示出抗抑郁作用。百合皂苷能改善抑郁大鼠症状，减轻游泳小鼠行为绝望。百合皂苷还能调节相关神经递质的释放，改善小鼠抑郁症状。

（三）抗氧化

自由基是维持机体防御系统的一种中间代谢产物，如超氧阴离子（$O_2^-\cdot$）、羟基自由基（$\cdot OH$）、过氧化氢（H_2O_2），具有很强的化学活性。但自由基若产生过多或未及时清除，超过机体自身的抗氧化能力，则会损伤机体各种细胞器，加速机体的衰老进程，引发炎症、动脉硬化、癌症等疾病。研究发现百合多糖可提高机体的抗氧化酶活性，减少自由基生成及释放，捕获自由基，从而减轻自由基引起的细胞损伤，起到抗氧化作用。百合多糖能提高半乳糖诱导的衰老小鼠血 SOD、CAT、GSH-Px 活性，降低血浆、肝组织、脑组织 LPO 水平，起到抗氧化作用。从百合中分离、纯化得到的 5 种化合物 132、133、134、135、136 均可清除 DPPH、羟基自由基，化合物 132 可清除超氧阴离子。另外，百合皂苷、酚酸、黄酮类化合物也具有较好的抗氧化作用。

（四）降血糖

百合多糖可明显降低链脲佐菌素诱导的糖尿病小鼠血糖、MDA 水平，提高血清、肝、肾中 SOD、GSH－Px、CAT 活性，通过抗氧化缓解糖尿病小鼠症状。从百合多糖中分离、纯化得到的 LP－1、LP－2 体外可促进胰岛 β 细胞增殖及胰岛素的分泌，可降低四氧嘧啶致高血糖小鼠血糖水平。百合膳食纤维能显著降低四氧嘧啶致高血糖小鼠血糖水平，改善高血糖小鼠的糖耐受量。

（五）其他作用

百合还有抗肿瘤、降血脂、抗疲劳、祛痰止咳、抗炎等作用。

七、体内过程

目前，未见百合及其提取物体内过程的相关研究资料。

八、安全性评价

目前，未见百合及其提取物安全性评价的相关研究资料。

第八章　断血流

断血流为唇形科植物灯笼草 [*Clinopodium polycephalum* （Vaniot） C. Y. Wu et Hsuan] 或风轮菜 [*Clinopodium chinense* （Benth.） O. Kuntze] 的干燥地上部分，皖西大别山区的断血流野生资源非常丰富。断血流具有收敛止血的功效，常用于治疗崩漏、创伤出血、尿血、鼻衄、牙龈出血等临床上的各种出血症，尤其对妇科出血性疾病有较好的疗效。目前已从断血流中分离出皂苷、三萜、黄酮、挥发油、甾体等多种化学成分，其中皂苷及黄酮为其主要活性成分，具有止血、抗炎、抑菌等作用。

一、基原植物

（一）灯笼草

灯笼草茎可达 1 m，多直立，基部有时匍匐，多分枝，被平展糙伏毛及腺毛，如图 8-1 所示。叶卵形，长 2～5 cm，基部宽楔形或近圆，疏生圆齿状牙齿，两面被糙伏毛；叶柄长达 1 cm。轮伞花序具多花，球形，组成圆锥花序；苞片针状，长 3～5 mm。花萼长约 6 mm，径 1 mm，脉被长柔毛及腺微柔毛，喉部疏被糙硬毛，果萼基部一边肿胀，径达 2 mm，上唇 3 齿三角形，尾尖，下唇 2 齿芒尖；花冠紫红色，长约 8 mm，被微柔毛；冠筒伸出，上唇直伸，先端微缺，下唇 3 裂；雄蕊内藏，后对短，花药小，前对伸出，能育。小坚果褐色，卵球形，长约 1 mm，平滑。花期 7～8 月，果期 9 月。

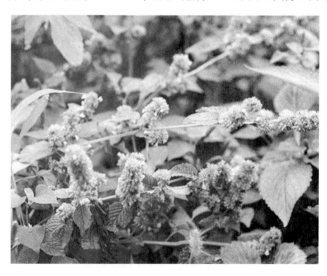

图 8-1　灯笼草

（二）风轮菜

风轮菜茎可达 1 m，基部匍匐，具细纵纹，密被短柔毛及腺微柔毛，如图 8-2 所示。叶卵形，长 2～4 cm，基部圆或宽楔形，具圆齿状锯齿，上面密被平伏糙硬毛，下面被柔毛；叶柄长 3～8 mm，密被柔毛。轮伞花序具多花，半球形；苞片多数，针状，长 3～6 mm。花萼窄管形，带紫红色，长约 6 mm，沿脉被柔毛及腺微柔毛，内面齿上被柔毛，果时基部一边稍肿胀，上唇 3 齿长三角形，稍反折，下唇 2 齿直伸，具芒尖；花冠紫红色，长约 9 mm，被微柔毛，喉部具二行毛，径约 2 mm，上唇先端微缺，下唇 3 裂。小坚果黄褐色，倒卵球形，长约 1.2 mm。花期 5～8 月，果期 8～10 月。

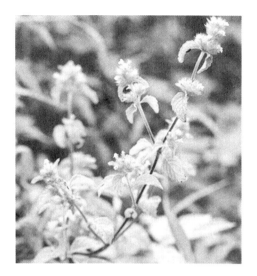

图 8-2　风轮菜

二、断血流的栽培与种植

（一）断血流的栽培条件

断血流宜栽培在光照强度较小的山地林下及遮阴状态下，长势明显优于露天条件；此外，不同类型的土壤对断血流的生长状况影响也较大，沙土并不适宜断血流的生长，壤土及酸性黏土更适宜断血流幼苗的生长。从多年的生长情况、产量及有效成分含量等来看，断血流的最佳栽培土壤是林下砂质黏土或黏壤土。据调查，断血流在林下或遮阴状态的生长速度较快，苗株健壮且生长茂盛，产量较高；而在露天环境下，其生长较缓慢。调查还发现，在不同的光照强度下，断血流的有效成分含量也不同，其中在露天条件下最高，林下次之，遮阴状态下最低，由此表明断血流的有效成分含量与光照强度有关，但具体的作用机制目前还未查明，需要做进一步的研究。

（二）断血流栽培技术

1. 品种选择

断血流依据成熟期可分为早、中、晚熟品种，种植地区可依据当地条件选择品种栽培。

2. 播前准备

苗床应选择避风、向阳且排水良好的地块，苗床的土壤应选择壤土或黏土，按照种植面积的 8%～10% 确定苗床大小，床土应亩施 1 t 农家肥、50 kg 过磷酸钙，整平畦面，畦宽 1.2 m，其中畦面宽 0.9 m。

3. 播种时间

断血流在皖西大别山区的播种期一般在 3 月中下旬，应选择晴朗无风的时间段进行播种。

4. 精心播种

断血流宜用撒播的方式进行播种，每平方米播种量为 2～3 kg，播种前将种子和过筛细土搅拌均匀，同时将苗床浇透水，等水完全下渗后，将种子均匀撒播在床面上，再盖上一层没过种子的过筛薄土，最后均匀盖上稻草。

5. 苗期管理

在播种后到出苗前的这段时间，苗床需要保持湿润，应及时浇水。一般 7～10 天后种子发芽出苗，待苗出齐后，及时将床面的稻草清理掉，清除过密幼苗 3 次，苗间距约 3 cm，以互相不拥挤为标准。同时应经常清理杂草，及时并适当浇水，待苗高 15 cm 左右时，即可进行移栽工作。

6. 种植地选择

种植地最好位于向阳、排水良好及土层深厚、疏松、肥沃的地块，或者坡度适中、通风良好的针叶林、阔叶林和针阔混交林的疏林地。

7. 整地

对选好的地块每亩撒施有机肥 1～2 t，深耕细耙，保持土壤水分；整地作畦，畦面宽 1.3～1.5 m 或根据地势而定，畦高 15～20 cm，在种植地四周开挖好排水沟，疏林地采用块状整地，耕深 25～30 cm。

8. 栽种

采用适宜的种植方式在整好的地块上栽种断血流的幼苗。

9. 除草

苗高 10 cm 左右时，可进行首次人工除草，之后视杂草的生长情况，及时人工除草。

（三）断血流虫害防治

研究表明，断血流在生长周期内非常容易受到蛴螬、地老虎的危害。防治蛴螬可以选用 1 kg 辛硫磷兑水 4 kg 闷 15 kg 大豆，栽苗前每株放毒豆 6～7 粒于苗根侧下方 10 cm 处；防治地老虎可采用 75% 百菌清可湿性粉剂 600 倍液直接进行喷雾杀虫。

（四）断血流采收与加工

当断血流果壳、果实由绿变黄时，要对其进行及时采收，采收作业一般选择在 7 月中旬后进行。根据随熟随收的采摘原则，一般每隔 1 日补摘果实 1 次，直到拉秧时结束，采收后将断血流集中置于太阳下晾晒。断血流的清理工作包括清理表面杂质、喷淋清水、稍润、切段、干燥。断血流一般为长短不规则的段，茎呈方柱形，四面凹下呈槽，表面灰绿色或绿褐色，切面靠中央处有骨髓孔或呈中空，气味微香，味涩、稍苦。

三、化学成分

（一）皂苷

断血流中的皂苷类化合物主要包括风轮菜皂苷 A、风轮菜皂苷 D、熊果酸等，化学结构式如图 8-3 所示。

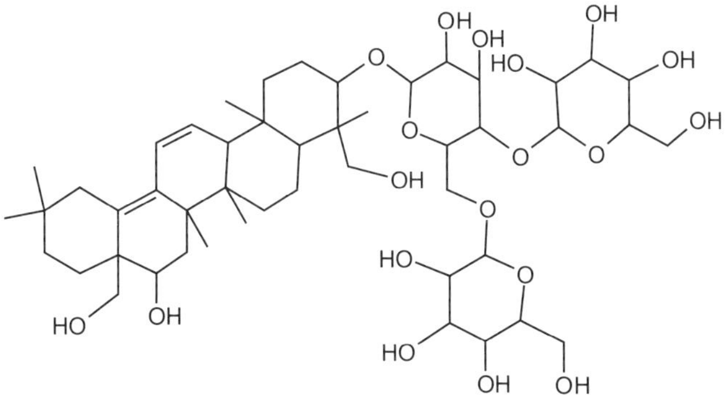

（a）风轮菜皂苷A

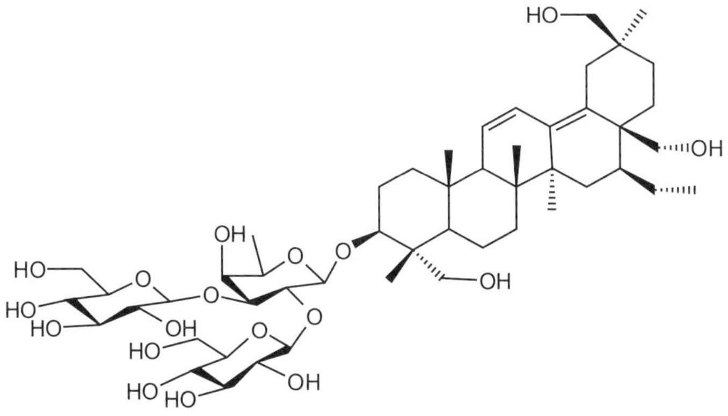

（b）风轮菜皂苷D

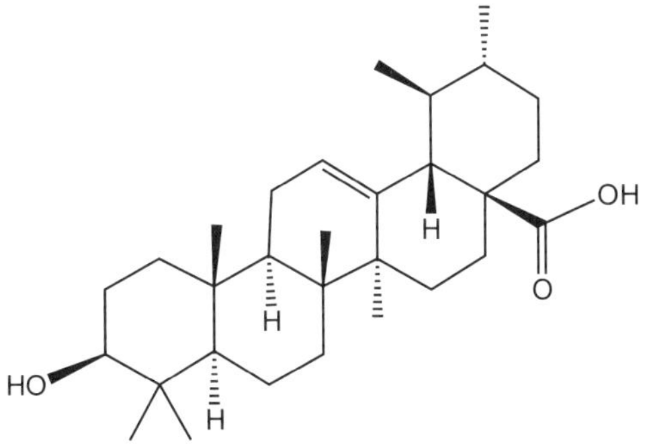

（c）熊果酸

图 8-3 断血流中皂苷类化合物的化学结构式

（二）黄酮

断血流中总黄酮的含量为其总化学成分的 $2.09\% \sim 2.32\%$。目前，从灯笼草和风轮菜中分离得到了 17 种黄酮类化合物，结构类型主要是黄酮和二氢黄酮，包括香蜂草苷、柚皮素、洋芹素、香豆酸、异樱花素、橙皮苷、柚皮素-7-芸香糖苷等，化学结构式如图 8-4 所示。

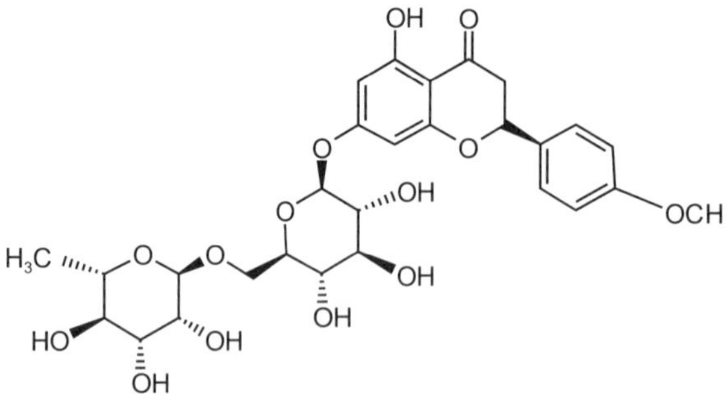

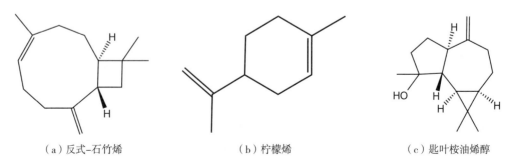

（a）香蜂草苷 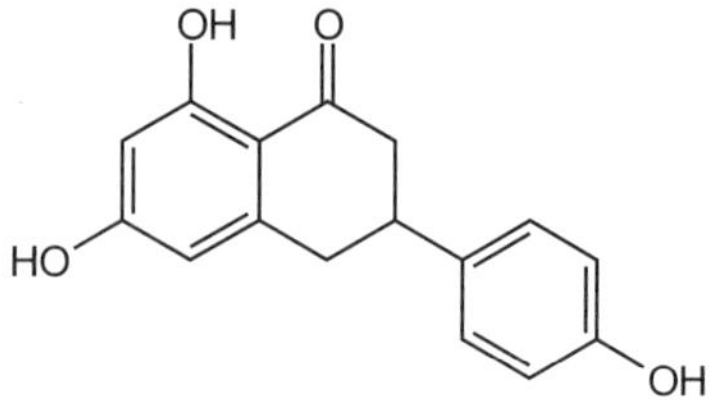　　　　　　　　　　　　　　　　　　　（b）柚皮素

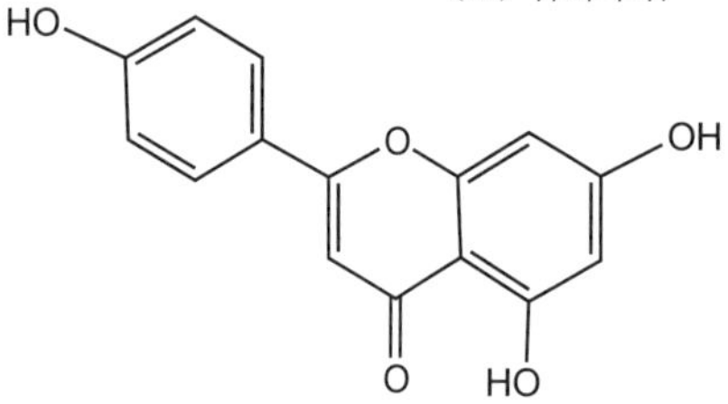

（c）洋芹素 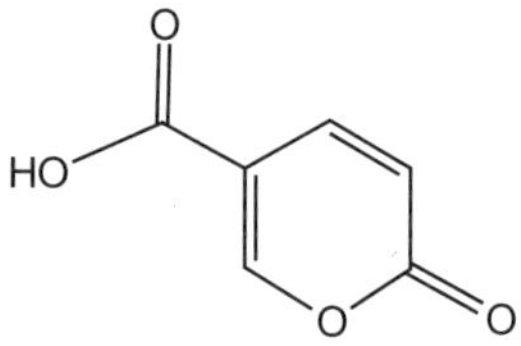　　　　　　　　　（d）香豆酸 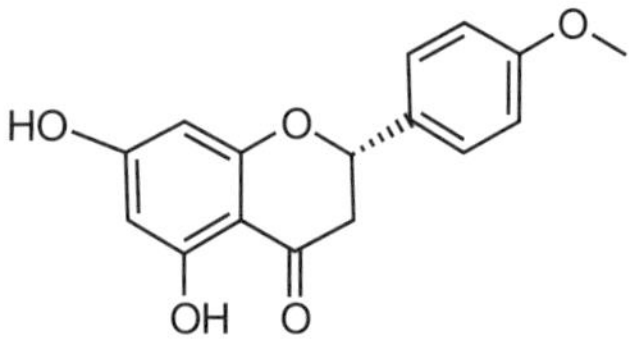　　　　　　　（e）异樱花素

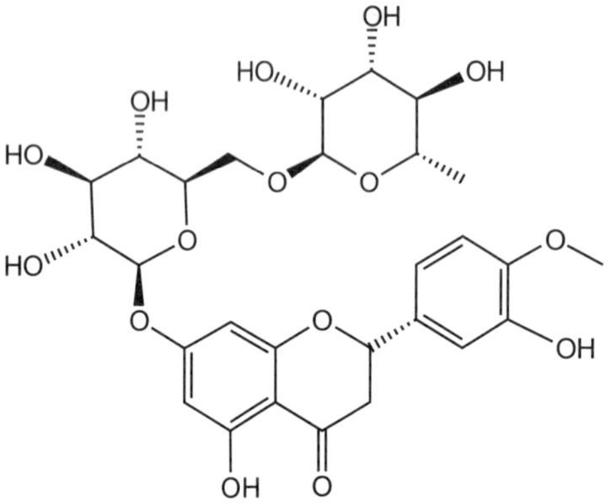

（f）橙皮苷 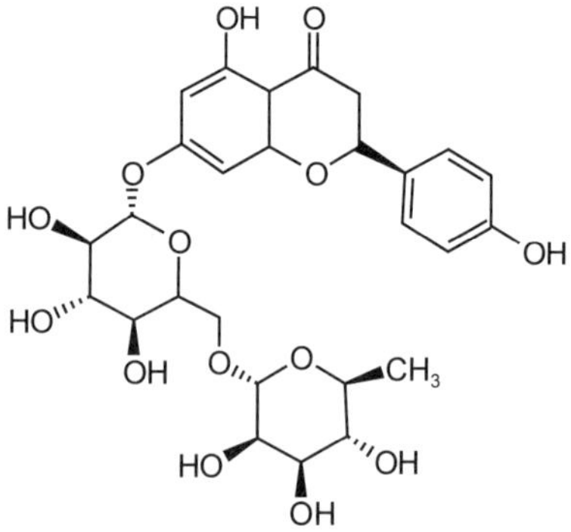　　　　　　　　　　　　　　（g）柚皮素-7-芸香糖苷

图 8-4　断血流中黄酮类化合物的化学结构式

（三）挥发油

断血流中挥发油含量约占其总化学成分的 0.13％，目前已鉴定出的挥发油类化合物有 44 种，主要包括反式-石竹烯、柠檬烯和匙叶桉油烯醇等，化学结构式如图 8-5 所示。

（a）反式-石竹烯　　　　　　　　（b）柠檬烯　　　　　　　（c）匙叶桉油烯醇

图 8-5　断血流挥发油类化合物的化学结构式

四、药物制剂

《中华人民共和国药典（2020年版）》收载的基于断血流制成的制剂主要有3种。

（一）断血流片

取断血流4500 g，切段，加水煎煮2次，每次1.5 h，合并煎液，滤过，滤液浓缩至相对密度为1.15（80℃），加1.7倍量的乙醇，充分搅拌，静置24 h，取上清液，减压浓缩成稠膏状，干燥成干膏，加辅料适量，制成颗粒，压制成1000片，包糖衣或薄膜衣，即得。

（二）断血流胶囊

取断血流4500 g，加水煎煮2次，每次1.5 h，煎液滤过，滤液合并，浓缩至相对密度为1.15（80℃）的清膏，加1.7倍量的乙醇，充分搅拌，静置24 h，取上清液，浓缩至适量，干燥成干膏，粉碎，加淀粉适量，装入胶囊，制成1000粒，即得。

（三）断血流颗粒

取断血流1200 g，加水煎煮2次，每次1.5 h，合并煎液，滤过，滤液浓缩至相对密度为1.15（85℃）的清膏，加入乙醇使含醇量为63%，搅匀，静置24 h，取上清液回收乙醇并浓缩至相对密度为1.25（80℃）的清膏。取清膏加蔗糖、糊精及甜菊素适量，混匀，制成颗粒，干燥，制成1000 g；或取清膏加蔗糖、糊精，混匀，制成颗粒，干燥，制成650 g，即得。

五、质量评价

（一）鉴别

1. 显微鉴别

断血流叶下表皮细胞垂周壁呈波状，气孔直轴式。非腺毛细长、众多，由1～9细胞组成，长至1440 μm，有的基部细胞膨大，直径至102 μm；中部细胞直径10～55 μm，有的细胞呈缢缩状，表面具疣状突起。腺鳞头部多为8细胞，直径至60 μm，柄单细胞，极短。小腺毛头部、柄均为单细胞，头部直径约20 μm。

2. 薄层鉴别

取断血流粉末1 g，加甲醇10 mL，加热回流30 min，滤过，滤液蒸干，残渣加水10 mL使溶解，加乙醚振摇提取2次，每次10 mL，弃去乙醚液，水液加水饱和正丁醇振摇提取2次，每次10 mL，合并正丁醇液，蒸干，残渣加甲醇1 mL使溶解，置中性氧化铝柱（100～120目，5 g，内径为1～1.5 cm，用水湿法装柱）上，用40%甲醇40 mL洗脱，收集洗脱液，蒸干，残渣加甲醇1 mL使溶解，作为供试品溶液。另取醉鱼草皂苷Ⅳb对照品，加甲醇制成每1 mL含2 mg的溶液，作为对照品溶液。照薄层色谱法试验，吸取上述两种溶液各4 μL，分别点于同一硅胶G薄层板上，以三氯甲烷-甲醇-冰醋酸-水（7∶2.5∶1∶0.5）为展开剂，展开，取出，晾干，喷以10%硫酸乙醇溶液，在110℃加热至斑点显色清晰，分别置日光和紫外光灯（365 nm）下检视。供试品色谱中，在与对照品色谱相应的位置上，显相同的棕红色斑点或棕红色荧光斑点。

3. 指纹图谱鉴别

田京歌等建立了断血流 HPLC 指纹图谱分析方法。取断血流粉末（过 3 号筛），精密称取 0.5 g，置于具塞锥形瓶中，精密加入体积分数为 75％的乙醇 20 mL，称定质量，置于水浴中加热回流 30 min，放冷，称定质量，用体积分数为 75％的乙醇补足质量，摇匀，滤过，即得供试品溶液。采用 Agilent 5 TC-C18（2）柱（250 mm×4.6 mm，5 μm）；流动相为甲醇-水；检测波长为 250 nm；流速为 1 mL/min；柱温为 30℃；进样量为 10 μL。依上述步骤所建立的指纹图谱可为评价断血流的质量提供依据，如图 8-6 所示。

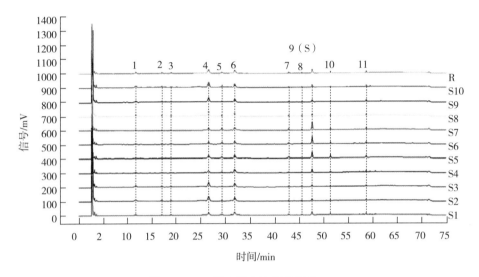

图 8-6　10 批次断血流指纹图谱

（二）检查

1. 水分

《中华人民共和国药典（2020 年版）》规定水分不得过 10％。

2. 总灰度

《中华人民共和国药典（2020 年版）》规定总灰分不得过 10％。

（三）浸出物

《中华人民共和国药典（2020 年版）》规定照醇溶性浸出物测定法项下的热浸法测定，用 75％乙醇作溶剂，断血流的浸出物不得少于 10％。

（四）含量测定

《中华人民共和国药典（2020 年版）》未收载断血流含量测定项，同时未指明质量评价指标成分。

林凡友等人采用高效液相色谱法测定断血流口服液中断血流皂苷 A 的含量。采用 C18 色谱柱，以甲醇-水（75∶25）为流动相，检测波长为 250 nm，流速为 1 mL/min。结果断血流皂苷 A 在 2.21～22.1 μg/mL 呈良好的线性关系（r＝0.9999），断血流皂苷 A 平均回收率为 99.66%，RSD 为 1.12%，断血流口服液样品中断血流皂苷 A 含量测定结果 0.806～0.816 mg/mL。所建立的方法简单方便、准确率高、专属性强，可以作为检测断血流皂苷 A 含量的有效方法。

王文通等人采用水蒸气蒸馏法（SD）和顶空固相微萃取法（HS-SPME）提取断血流挥发性成分，通过气质联用（GC-MS）分析其挥发性成分，色谱峰面积归一化法计算各成分的相对百分含量。结果发现采用 SD-GC-MS 共分离出 42 个色谱峰，鉴别出其中 31 个化合物，占挥发油总量的 85.77%；采用 HS-SPME-GC-MS 共分离出 41 个色谱峰，鉴别出其中 30 个化合物，占总挥发性成分的 90.87%。通过这两种技术共同鉴定出的挥发性成分共有 9 种，其中含量最高的成分为 1-石竹烯。该研究采用的 SD 与 HS-SPME 分别适用于不同类型的挥发性成分的提取，两者结合分析断血流挥发性成分能够得到更全面的信息。

六、药理作用

（一）止血作用

断血流的止血作用主要是通过直接止血、促进凝血、收缩血管实现的。断血流乙醇提取物灌胃给予小鼠，可明显缩短小鼠凝血时间，促进断尾小鼠止血。外敷断血流粉可对动脉切口（家兔颈、肝）、肌肉切割出血、后肢皮肤切割出血产生较强的止血作用，且止血时间明显短于云南白药。断血流醇提取物可明显缩短小鼠断尾出血时间，减少出血量。断血流总苷可明显缩短家兔血浆复钙凝血时间（plasma recalcification coagulation time，PRT）、凝血酶原时间（prothrombin time，PT）、白陶土部分凝血活酶时间（kaolin partial thromboplastin time，KPTT），激活凝血系统，促进凝血，从而发挥止血药效。米非司酮联合断血流可减少孕妇流产后阴道流血，减少出血量，优于单用米非司酮。

断血流水提取物、醇提取物、总皂苷均可促进离体家兔、豚鼠血管收缩，且对不同器官的血管作用强度不同，按强弱作用依次为子宫动脉＞肾动脉＞胸主动脉＞肺动脉，起效慢，作用时间长。经灌流试验发现，断血流水提取液、粗皂苷水溶液均是有收缩蟾蜍下肢血管、兔耳血管的作用。

（二）抗炎

断血流水提取物可明显抑制大鼠蛋白性关节肿及甲醛性关节肿，抑制二甲苯诱导的小鼠耳肿胀，以及磷酸组胺引起的小鼠毛细血管通透性增高。断血流总苷可显著减轻角叉菜胶引起的大鼠足肿胀，减轻大鼠炎性肉芽肿，表明其具有较好的抗炎作用。断血流总苷可明显抑制小鼠胸腺、脾脏指数，降低鸡红细胞的吞噬百分率和吞噬指数；降低豚鼠血清补体总量。断血流皂苷可通过降低补体活性，减少炎症介质释放，发挥抗炎作用。

（三）抑菌作用

断血流水提取物可杀灭金黄色葡萄球菌、绿脓杆菌、痢疾杆菌，断血流醇提取物可抑制肺炎双球菌、大肠杆菌生长繁殖。断血流水提取物、醇提取物、丙酮回流提取物、超声辅助提取物对大肠埃希菌标、金黄色葡萄球菌、痢疾杆菌、枯草芽孢杆菌、沙门氏菌均有抑菌效果，其中用超声辅助提取的丙酮提取液抑菌活性最强。

（四）对子宫的作用

断血流水提取物、粗皂苷可明显收缩动情期离体大鼠子宫，粗皂苷作用优于水提取物。断血流总苷可明显增强离体大鼠子宫收缩力，提高家兔在体子宫收缩幅度及子宫活动力。断血流使子宫收缩时对子宫血管造成压迫，促进子宫血管闭合，这可能是断血流促进子宫止血的机制之一。

七、体内过程

断血流经胃肠道吸收迅速，可分布于心、肝、脾、肺、肾、子宫等组织部位，难以透过血脑屏障，可在胃肠蓄积，造成血药浓度低，生物利用度较低。

八、安全性评价

断血流总苷灌胃小鼠的最大耐受量为 8 g/kg，相当于临床成人试用量的 476.19 倍，无急性毒性。断血流总苷灌胃给予大鼠进行慢性毒性试验，未发现明显异常。

第九章　石菖蒲

石菖蒲为天南星科植物石菖蒲（*Acorus tatarinoxjuii* Schott）的干燥根茎。皖西大别山区的石菖蒲野生资源非常丰富，但近年来遭到大量采挖，造成资源量锐减。石菖蒲具有化湿开胃、开窍豁痰、醒神益智的功效，可用于治疗脘痞不饥、噤口下痢、神昏癫痫、健忘耳聋。现代研究发现，石菖蒲中含有挥发油、生物碱、黄酮、有机酸等成分，具有镇静、益智、保护脑组织、抗肿瘤、调节血脂、抗菌等药理作用。

一、基原植物

石菖蒲为多年生草本植物，如图 9 - 1 所示。根茎芳香，径 2～5 mm，淡褐色，节间长 3～5 mm，上部分枝密。植株丛生状。叶薄，暗绿色，线形，长 20～30 (50) cm，基部对折，中部以下平展，先端渐窄，无中肋，平行脉多数，稍隆起；叶无柄，基部两侧膜质叶鞘宽达 5 mm，上延达叶中部，渐窄，脱落。花序梗腋生，长 14～15 cm，三棱形；叶状佛焰苞长 13～25 cm；肉穗花序圆柱状，长 (2.5) 4～6.5 (8.5) cm，径 4～7 mm，上部渐尖，直立或稍弯。花白色。果序长 7～8 cm，径达 1 cm，幼果绿色，成熟时黄绿或黄白色。花果期 2～6 月。

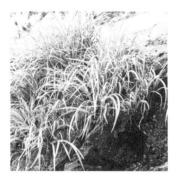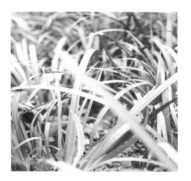

图 9 - 1　石菖蒲

二、石菖蒲的栽培与种植

（一）石菖蒲的栽培环境

石菖蒲适宜在海拔 300 m 以下的低丘山地的山溪边或溪边沙石处生长，喜半阴及空气湿度大的环境，栽培地区水深不超过 20 cm 的石菖蒲生长状况较好。石菖蒲为浅水植物，在林间小溪边的沙滩地生长较好，喜排水较好、土质疏松、通透性较好的湿润、肥沃土壤。石菖蒲喜爱半荫蔽或荫蔽环境，主要生长于阳坡、半阳坡，阴坡则没有分布，其上层植被一般为河柳、枫杨等。长期的田间土壤综合状况调查结果显示，石菖蒲多生长在土壤酸碱性为弱酸性（pH 值为 6 左右）的沙壤土上，适宜生长的土类性质为坚实肥沃、透水性良好的黄棕壤，土壤含水率一般为 20%～22%。石菖蒲生长区域周围自然植被生长状况一般较好，周围自然植被主要为马尾松、枫香、栎类混生的次生林。

（二）石菖蒲的栽培技术

1. 种植地选择

由于石菖蒲植株的生长发育对环境要求较高，如对光照、水分、土壤有机质等要求较高，普通的农田并不适合种植石菖蒲。天然生态林区树种资源丰富，自然环境相对优越，降雨量充沛，可保证石菖蒲对土壤保水力的要求，因而石菖蒲适合在自然林区内选择广阔平坦、肥沃的小丘陵坡地或小山坳平地来种植。林区山坳土壤多为自山顶流失而形成的营养层土壤，土壤极为肥沃、深厚且质地疏松、均匀，山坳中林木植被生长比较茂密，为石菖蒲生长发育提供了较为天然而良好的遮阴及蓄水条件，达到了国家标准中石菖蒲种植地的水源环境、环境湿度和周围自然植被要求。

2. 整地施肥

种植地每亩施腐熟有机肥 1.5 t、有机-无机复混菌肥 50～100 kg，均匀施肥。在土壤含水量较低时，进行人工深耕及翻晒地整平，必要时可拉水平线。按照 1.5 m 宽开厢，覆盖一层地膜，沟面深挖 50 cm 以上，沟顶宽度保持 50 cm 以上，保持沟底光滑平整。

3. 种苗的繁殖及准备

石菖蒲通常采用分蘖法育苗或繁殖。选取近二年生健壮未成熟且完整的植株，按照"一芽、三节、多根系"的育苗操作原则，在晴天阳光下，使用锋利的小刀将完整植株切割成多个拥有一个萌生芽、三节茎段和根系丰富的完整植株个体，应保证每个切口边缘光滑平整。每 50 株分蘖苗为一捆，将其放置在 5% 的高锰酸钾溶液中浸泡 10～15 min 进行消毒处理，消毒后阴干备用。

4. 移栽

秋冬季最适合石菖蒲移栽。移栽扦插时须注意栽植角度，须保持萌生芽在土层之上，采取侧斜 30 度的方式插入茎段和根系，及时浇灌含有 100 mL/L 吲哚乙酸钠溶液的定根水。

（三）石菖蒲田间管理

从移栽后到次年 3 月，田间需保持干燥、不积水。3～4 月，石菖蒲进入萌芽期，需要加强光照，应对两侧的遮阴树木进行适当的修冠处理，充足的光照可以促使幼苗早生快发。从 5 月中下旬开始，石菖蒲进入生长旺盛期，要适当遮阴，保持田间水分，适当追肥。遮阴方式采取树木自然遮阴，条件无法满足的地区可采用 50% 遮光率的遮阳网。田间水沟中的水量保持离厢面 10～15 cm。使用 50 kg 水溶性大量元素肥料和 2 kg 微量元素肥料进行追肥，分 5 次撒施。上述措施适合移栽第一年的管理，移栽第二年也可以使用此追肥方式，3 年后即可自然采收。

（四）石菖蒲采收时间与方法

石菖蒲是一种三年生的植物，需等到移栽后第三年时才可收获。石菖蒲宜在秋、冬季采收。挖取石菖蒲地下根茎，除去所有须根，洗净泥沙，选择在空旷、阴凉、通风的平坦场地，将其切碎直接平铺于地面，暴晒至干。

（五）石菖蒲病虫害及其防治

1. 软腐病

石菖蒲叶片出现水渍状的斑点，感染部位逐渐发软坏死、腐烂并散发异味，这说明石菖蒲患上了软腐病，应及时喷洒 1000～1300 倍硫酸链霉素或农用链霉素液，抑或 500～600 倍百菌通可湿性粉剂液，每 5～7 天喷洒 1 次，连续喷洒 2～3 次。

2. 石菖蒲锈病

初夏为石菖蒲锈病的高发季节。发病时叶、叶柄、芽及幼枝会出现铁锈式的斑点。2 个月以上的叶片通常不会被病菌感染，病菌主要侵害幼叶、嫩枝。所以，应在早春及时清除病芽，注意在清理时要防止病芽上的孢子飞散，否则就达不到预防的效果。

3. 白绢病

白绢病主要危害石菖蒲的根茎，会造成部分根茎腐烂，影响植株生长。白绢病的病菌来源主要是土壤，所以，每年冬季应进行翻土，并对土壤进行消毒，要将病株的残体及腐烂的根茎及时清除。发病初期可以用 1% 硫酸铜液浇灌病株根部。

三、化学成分

（一）挥发油

挥发油是石菖蒲的主要有效成分，也是石菖蒲质量评价的重要指标。目前测得石菖蒲的挥发油成分主要有 β-细辛醚、甲基异丁香酚、β-石竹烯、α-松油烯、α-蒎烯、柠檬烯等，化学结构式如图 9-2 所示。

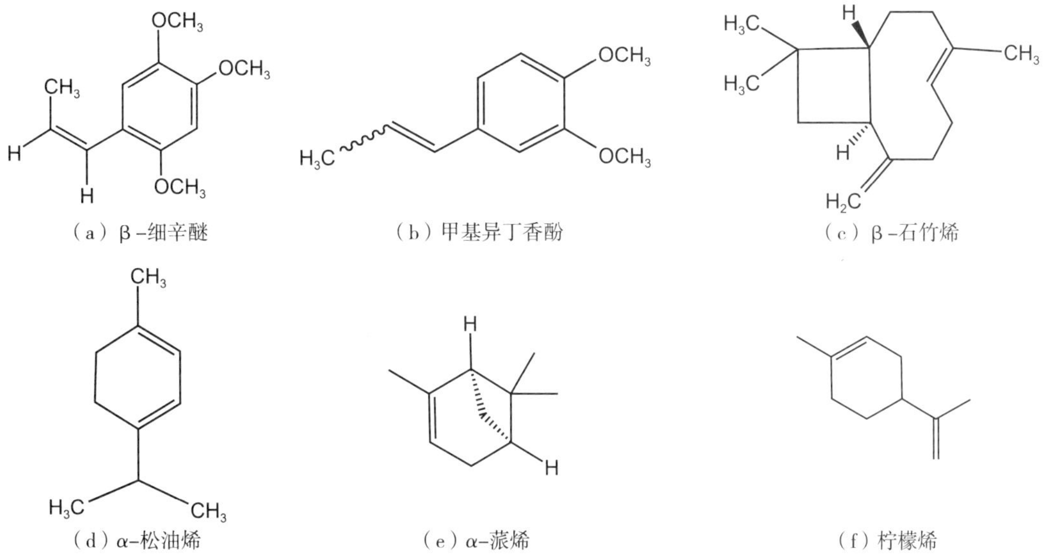

（a）β-细辛醚　　　　　　　（b）甲基异丁香酚　　　　　　　（c）β-石竹烯

（d）α-松油烯　　　　　　　（e）α-蒎烯　　　　　　　（f）柠檬烯

图 9-2　石菖蒲中挥发油化合物的化学结构式

（二）有机酸

石菖蒲中含有多种有机酸，主要包括原儿茶酸、咖啡酸、香草酸、反丁烯二酸、隐绿原酸等，化学结构式如图 9-3 所示。

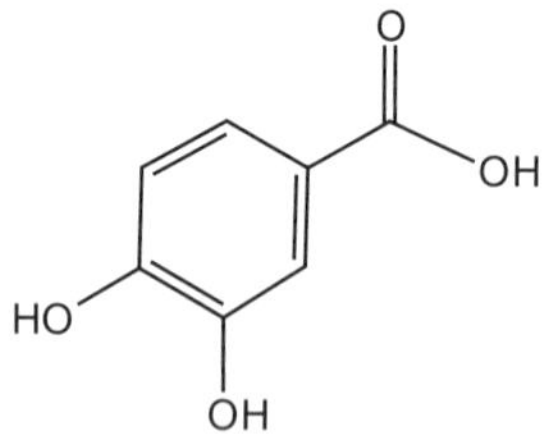

（a）原儿茶酸 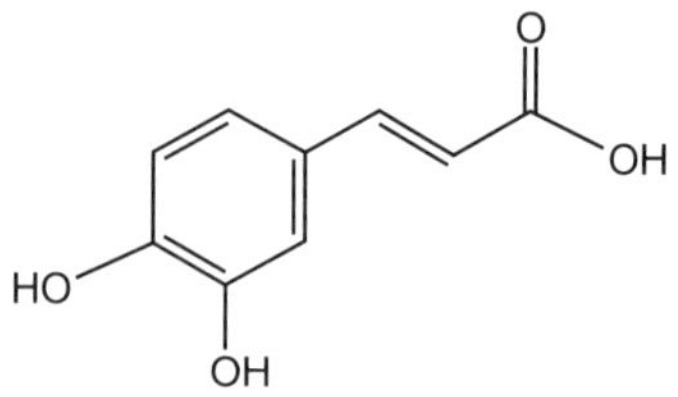　　　　　　　（b）咖啡酸 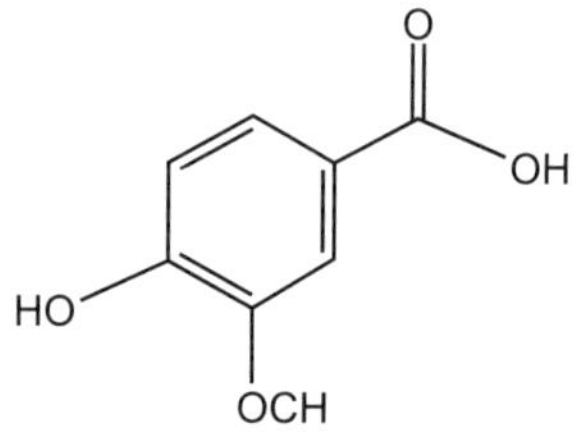　　　　　　　（c）香草酸

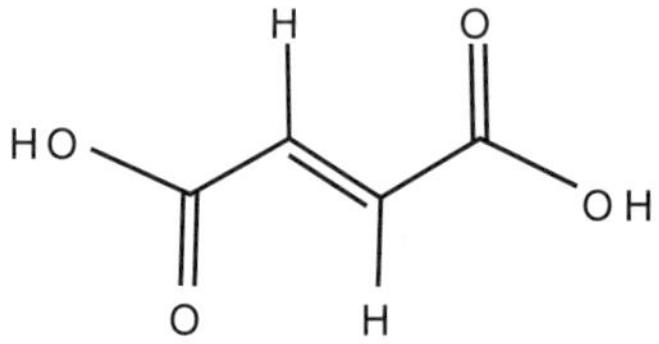

（d）反丁烯二酸 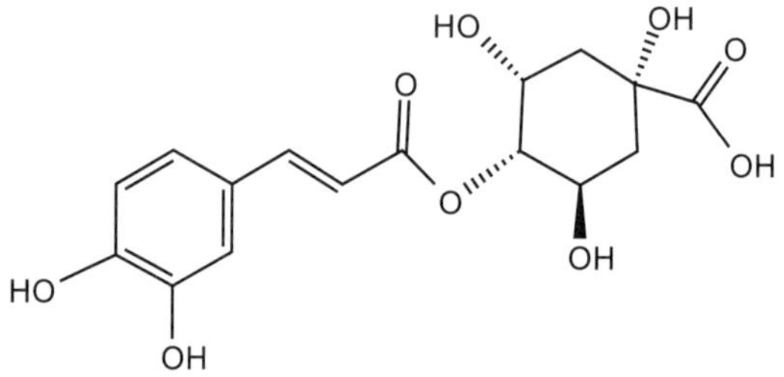　　　　　　　　　（e）隐绿原酸

图 9 - 3　石菖蒲中有机酸的化学结构式

（三）萜类

从石菖蒲中分离得到的萜类化合物主要有环阿屯醇、胡萝卜苷、羽扇豆醇、谷甾醇、豆甾醇等，化学结构式如图 9 - 4 所示。

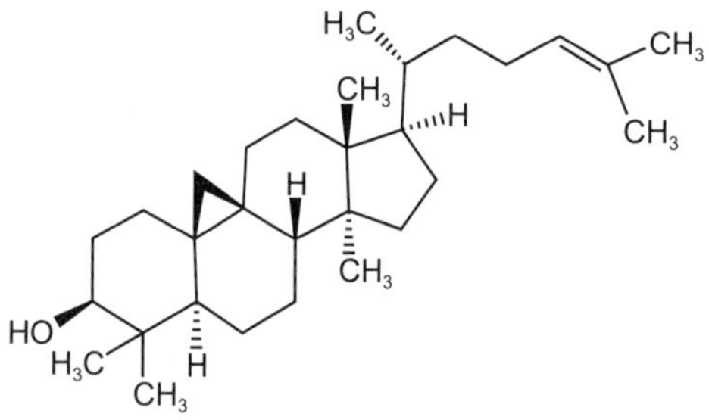

（a）环阿屯醇 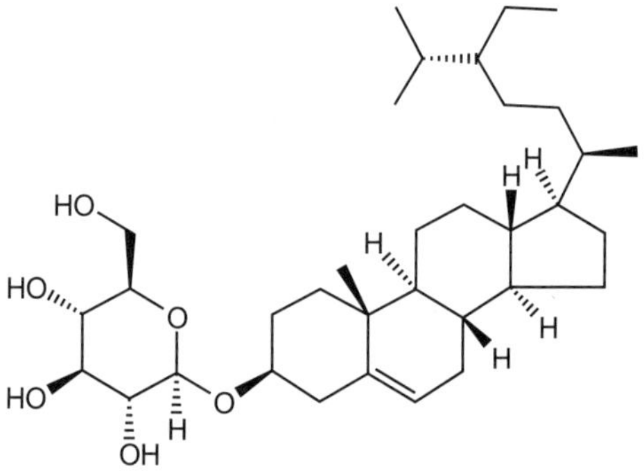　　　　　　　　　　　（b）胡萝卜苷

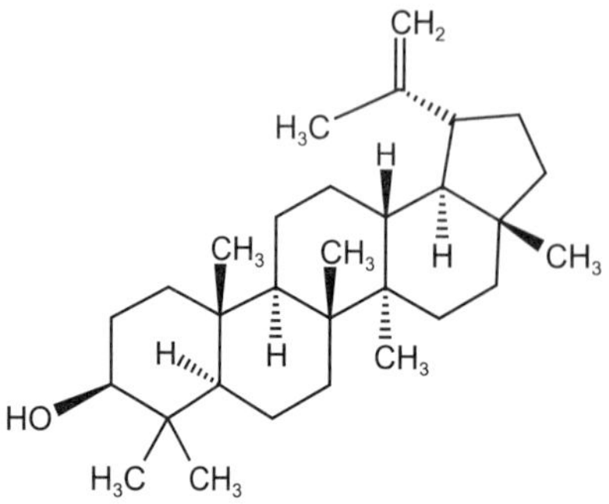

（c）羽扇豆醇 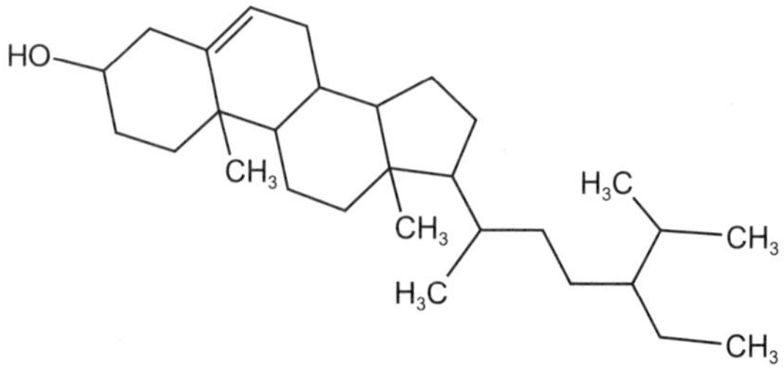　　　　　　　　　　　（d）谷甾醇

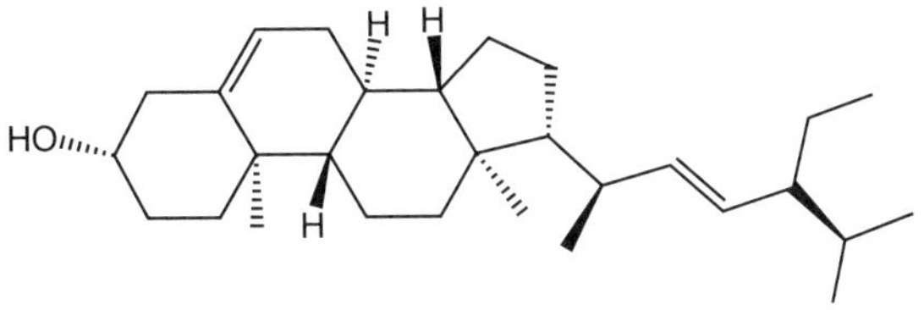

（e）豆甾醇

图 9-4　石菖蒲萜类化合物结构式

（四）黄酮

从石菖蒲中分离得到的黄酮类化合物有漆树苷、紫云英苷、山柰酚-3-O-芸香糖苷等，化学结构式如图 9-5 所示。

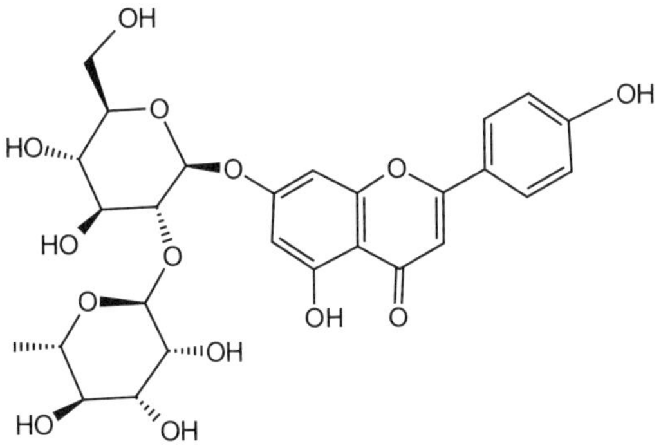

（a）漆树苷

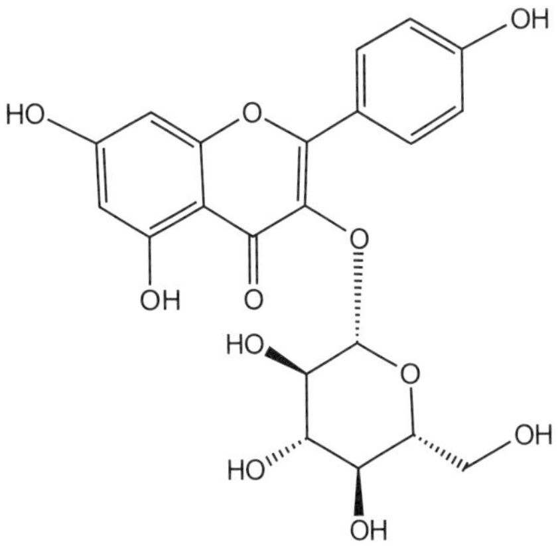

（b）紫云英苷

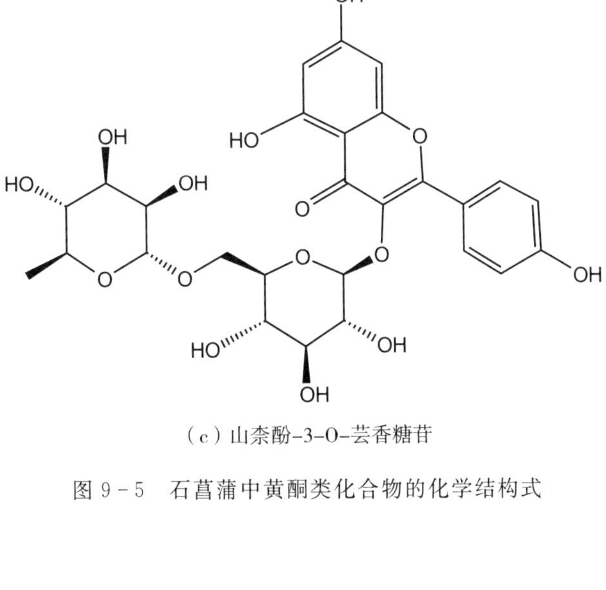

（c）山柰酚-3-O-芸香糖苷

图 9-5　石菖蒲中黄酮类化合物的化学结构式

四、药物制剂

《中华人民共和国药典（2020 年版）》收载的基于石菖蒲制成的制剂主要有 3 种。

（一）辛芩片

取细辛 333 g、黄芩 333 g、荆芥 333 g、防风 333 g、白芷 333 g、苍耳子 333 g、黄芪 333 g、白术 333 g、桂枝 333 g、石菖蒲 333 g。以上 10 味，加水煎煮 2 次，第一次 1.5 h，第二次 1 h，滤过，合并滤液，浓缩至相对密度为 1.12～1.15（75℃）的清膏，喷雾干燥成细粉，加入淀粉、羧甲基纤维素钠适量，制成颗粒，80℃ 以下干燥，压制成 1000 片，包薄膜衣，即得。

（二）安神补心丸

取丹参 300 g、五味子（蒸）150 g、石菖蒲 100 g、安神膏 560 g。以上 4 味，丹参、五味子（蒸）、石菖蒲粉碎成细粉，与安神膏混合制丸，干燥，打光或包糖衣，即得。

（三）宁神补心片

取丹参 112.5 g、地黄 75 g、酒女贞子 150 g、熟地黄 112.5 g、墨旱莲 112.5 g、煅珍珠母 750 g、石菖蒲 37.5 g、首乌藤 187.5 g、合欢皮 112.5 g、五味子 56.25 g。以上 10 味，丹参粉碎成细粉，其余酒女贞子等 9 味加水煎煮 2 次，第一次 2 h，第二次 1 h，合并煎液，滤过，滤液浓缩至相对密度为 1.24～1.26（90℃）的清膏，加入丹参细粉，混匀，干燥，粉碎成细粉，制成颗粒，压制成 1000 片，包糖衣或薄膜衣，即得。

五、质量评价

（一）鉴别

1. 显微鉴别

石菖蒲表皮细胞外壁增厚，棕色，有的含红棕色物。皮层宽广，散有纤维束和叶迹维管束；叶迹维管束外韧型，维管束鞘纤维成环，木化；内皮层明显。中柱维管束周木型及外韧型，维管束鞘纤维较少。纤维束和维管束鞘纤维周围细胞中含草酸钙方晶，形成晶纤维。薄壁组织中散有类圆形油细胞；并含淀粉粒。

石菖蒲粉末灰棕色，淀粉粒单粒球形、椭圆形或长卵形，直径 2～9 μm；复粒由 2～20（或更多）分粒组成。纤维束周围细胞中含草酸钙方晶，形成晶纤维。草酸钙方晶呈多面形、类多角形、双锥形，直径 4～16 μm。分泌细胞呈类圆形或长圆形，胞腔内充满黄绿色、橙红色或红色分泌物。

2. 薄层鉴别

取石菖蒲粉末 0.2 g，加石油醚（60～90℃）20 mL，加热回流 1 h，滤过，滤液蒸干，残渣加石油醚（60～90℃）1 mL 使溶解，作为供试品溶液。另取石菖蒲对照药材 0.2 g，同法制成对照药材溶液。照薄层色谱法试验，吸取上述两种溶液各 2 μL，分别点于同一硅胶 G 薄层板上，以石油醚（60～90℃）-乙酸乙酯（4∶1）为展开剂，展开，取出，晾干，放置约 1 h，置紫外光灯（365 nm）下检视。供试品色谱中，在与对照药材色谱相应的位置上，显相同颜色的荧光斑点；再以碘蒸气熏至斑点显色清晰，供试品色谱中，在与对照药材色谱相应的位置上，显相同颜色的斑点。

3. 指纹图谱鉴别

魏刚等建立了石菖蒲挥发油 GC-MS 特征指纹图谱分析方法。取石菖蒲挥发油样品 1 mL 分别加入乙醚 5 mL、10 mL、15 mL、20 mL 进样 1 μL 进行分析，发现加入 15～20 mL 乙醚分离效果理想。色谱条件为进样口温度 250℃，接口温度 230℃，载气流速 1.3 mL/min，柱压 80 kPa，电离电压 1.4 kV，升温速率 3℃/min。依上述步骤所建立的指纹图谱可用于石菖蒲的质量评价，如图 9-6 所示。

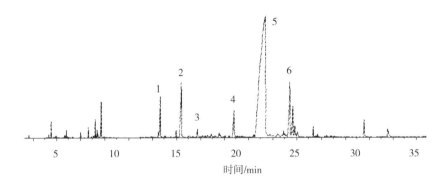

图 9-6　石菖蒲挥发油 GC-MS 特征指纹图谱

（二）检查

1. 水分

《中华人民共和国药典（2020 年版）》规定水分不得过 13%。

2. 总灰度

《中华人民共和国药典（2020 年版）》规定总灰分不得过 10%。

（三）浸出物

《中华人民共和国药典（2020 年版）》规定照醇溶性浸出物测定法项下的冷浸法测定，用稀乙醇溶剂，石菖蒲的浸出物不得少于 12%。

（四）含量测定

《中华人民共和国药典（2020 年版）》规定采用挥发油测定法测定挥发油的含量，并规定石菖蒲含挥发油不得少于 1%（mL/g）。

石菖蒲中含有挥发油、生物碱、黄酮、有机酸等多种成分，对中枢神经系统、心血管系统、呼吸系统、消化系统等疾病具有治疗作用。因此，仅以挥发油为指标进行质量评价不能全面反映石菖蒲质量。因此，非常有必要进行多个指标的定量测定，可采用紫外分光光度法、HPLC 等对石菖蒲主要有效成分进行含量测定研究，建立更加完善的质量标准。

六、药理作用

(一) 对中枢神经系统的作用

1. 对中枢神经系统的抑制作用

使用石菖蒲不同提取部位进行阈下剂量戊巴比妥钠协同实验、士的宁兴奋实验、苦味毒兴奋实验发现，醇提取液具有使脊髓、中脑和大脑兴奋的作用；水提取液主要使中脑和大脑兴奋；挥发油既能使脊髓兴奋，又能抑制中脑和大脑，起到镇静和抗惊厥的作用。石菖蒲总挥发油对小鼠自发活动、戊巴比妥钠的协同实验、抗回苏灵所致惊厥实验、抗缺氧及游泳实验均表现出中枢抑制作用，而去油煎剂作用微弱，这说明挥发油是石菖蒲镇静、催眠、抗惊厥的主要有效成分。

2. 益智作用

石菖蒲水提醇沉液能明显提高正常小鼠的记忆力。石菖蒲挥发油中的 α-细辛醚可提高小鼠全脑内单胺类递质 5-羟色胺的含量，这可能是石菖蒲益智作用的机理之一。石菖蒲总挥发油及去油煎剂、α-细辛醚和 β-细辛醚分别灌胃给予戊巴比妥钠、亚硝酸钠、乙醇诱导的记忆损伤模型小鼠，发现石菖蒲总挥发油及去油煎剂、α-细辛醚和 β-细辛醚均能改善小鼠各类型的记忆障碍，其中总挥发油、β-细辛醚、α-细辛醚作用逐渐明显。

3. 对脑组织的保护作用

石菖蒲挥发油及去油水煎液均能明显减少脑缺血-再灌注诱导的神经细胞凋亡，保护脑组织，并且挥发油效果优于去油水煎液。石菖蒲中的 β-细辛醚能明显改善缺血-再灌注大鼠脑水肿，提高大鼠血脑通透性和耐缺氧能力，减少模型大鼠脑皮质及海马神经细胞凋亡，保护大鼠脑组织。石菖蒲挥发油能明显延长小鼠的耐缺氧时间，提高机体耐缺氧能力，减缓缺氧状态下神经细胞的损伤。

(二) 抗菌

石菖蒲对致病性细菌、真菌均有显著抑制作用。石菖蒲提取物及有效成分对金黄色葡萄球菌、铜绿假单胞菌、伤寒沙门菌、大肠杆菌等均有一定的抑制作用。石菖蒲挥发油对表皮葡萄球菌、A 群链球菌、福氏志贺菌抑菌作用最强，三者的最低抑菌浓度均为 0.0021 g/mL；对白色念珠菌的最低抑菌浓度为 0.0657 g/mL，对金黄色葡萄球菌的最低抑菌浓度为 0.1313 g/mL，对 B 群链球菌和伤寒沙门菌的最低抑菌浓度均为 0.2625 g/mL。

(三) 抗炎

石菖蒲微波水提液能明显降低二甲苯诱导的小鼠耳肿胀度和角叉菜胶诱导的小鼠足趾肿胀度。石菖蒲挥发油中的 β-细辛醚通过抑制小胶质细胞中 NF-κB 的激活降低炎症因子水平，起到抗炎作用；α-细辛醚可抑制脂多糖诱导的学习损失模型小鼠炎症因子 TNF-α、IL-1β 释放，抑制大脑海马区小胶质细胞活化，提高模型小鼠的学习记忆能力。

(四) 调节血脂

石菖蒲挥发油可以调节高脂血症大鼠的血脂，预防血栓形成；石菖蒲挥发油中的 β-细辛醚能延长凝血酶原时间、活化部分凝血活酶时间，改善血液粘滞性，从而起到抑制血栓形成、抗粘、抗凝、溶解血浆纤维蛋白的作用。

（五）其他作用

石菖蒲挥发油体外可诱导 p53 野生型细胞凋亡，发挥抗神经胶质瘤作用；α-细辛醚可选择性地抑制及杀伤人胃癌 SGC-7901、人肺癌 Detroit-6、人宫颈癌 Hela 等人癌细胞。石菖蒲挥发油中的 β-细辛醚具有较好地提高正常小鼠血脑通透性作用，这可能是石菖蒲能治疗脑病的机制之一。

另外，石菖蒲还具有抗抑郁、平喘、利尿等作用。

七、体内过程

石菖蒲口服吸收迅速，达峰时间为 15 min，血浆蛋白结合率高，可分布于脑、肺、心、肝、肾等脏器，部分由胆汁排泄后在肠道重新吸收，形成肝肠循环，主要随尿液排泄。

八、安全性评价

石菖蒲挥发油灌胃给予小鼠的半数致死量（LD_{50}）为 4.71 mg/kg；α-细辛醚给小鼠腹腔注射的 LD_{50} 为 332.5 mg/kg。

第十章 黄 精

黄精为百合科植物滇黄精（*Polygonatum kingianum* Coll. et Hemsl.）、黄精（*Polygonatum sibiricum* Red.）或多花黄精（*Polygonatum cyrtonema* Hua）的干燥根茎。皖西大别山区所产黄精的主要来源为黄精和多花黄精。前者被称为"鸡头黄精"，多为野生，资源较少；后者被称为"姜形黄精"，栽培广泛，资源丰富。黄精主要含有黄精多糖、黄酮、生物碱、皂苷、氨基酸等化学成分，具有调节免疫、保护心脏及肝脏、降血糖、降血脂等作用。

一、基原植物

（一）黄精

黄精根状茎圆柱状，节膨大，节间一头粗、一头细，粗头有短分枝，径 1～2 cm，如图 10-1 所示。茎高 50～90 cm，有时攀缘状。叶 4～6 枚轮生，线状披针形，先端拳卷或弯曲。花序常具 2～4 花，成伞状。花梗俯垂；苞片生于花梗基部，膜质，钻形或线状披针形；花被乳白或淡黄色，长 0.9～1.2 cm，花被筒中部稍缢缩，裂片长约 4 mm。浆果径 0.7～1 cm，成熟时黑色，具 4～7 种子。花期 5～6 月，果期 8～9 月。

（二）多花黄精

多花黄精根状茎肥厚，常连珠状或结节成块，稀近圆柱形，径 1～2 cm，如图 10-2 所示。茎高 0.5～1 m。叶互生，椭圆形、卵状披针形或长圆状披针形，稍镰状弯曲。花序具（1）2～7（14）花，伞形。苞片微小，生于花梗中部以下，或无；花被黄绿色，长 1.8～2.5 cm，裂片长约 3 mm。浆果成熟时黑色，径约 1 cm，具 3～9 种子。花期 5～6 月，果期 8～10 月。

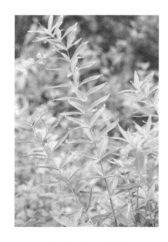

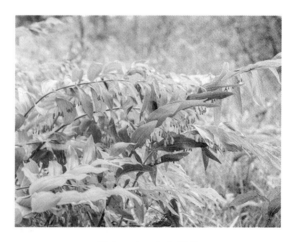

图 10-1　黄精　　　　　　　　　　　图 10-2　多花黄精

二、黄精的栽培与种植

（一）黄精的生长环境

黄精耐寒、怕旱，喜好阴温气候，能在湿润荫蔽的环境中快速生长。黄精适宜生长在土层相对深厚、疏松、肥沃的土壤中，并且要求土壤保水性较好，不适合生长在贫瘠、干旱及黏重的土壤中。因此，黄精往往自然生长在林下湿润的山坡、灌丛中、阴坡和半阴坡等地方，尤其在含有腐殖质较多的森林土壤中生长茂盛。黄精适宜阳光散射，不宜强光照射，通常在阴坡生长较好。

（二）黄精的繁殖和移栽

黄精的繁殖通常选择根茎繁殖，但长时间的根茎繁殖容易造成品种退化。而种子繁殖成本较低，也可用于培育幼苗。

1. 根茎繁殖

在每年 3 月下旬或秋季末时，可选择直径 2 cm 以上、长势较好且芽头完整的植株根茎进行繁殖。将先端幼嫩部分截成 5～7 cm 的几段，确保每段上有 2～3 个节，切口使用草木灰消毒。在畦面按行距 25～30 cm 开横沟，沟深 7～9 cm，在沟内每隔 12～15 cm，平放 1 段种根，注意芽眼要朝上，覆盖约 7 cm 的细肥土，然后盖细土到畦面。稍微压实，种植后 3～5 天浇 1 次水，提高存活率。于秋季末栽种的，为了保证其安全越冬，应在土壤封冻前覆盖一层稻草或者牲畜粪。

2. 种子繁殖

选择生长健康、强壮的母株，增强水肥管理，促进果实生长，使其籽粒饱满。在浆果变黑成熟时采摘，果实放在塑料袋中发酵 10 天后，搓去果皮和果肉，将种子淘洗干净、摊平、阴干。沙藏能够打破种子休眠，提升种子发芽率和出苗整齐度，因此，在冬天之前要对种子进行湿沙低温处理。在次年 3 月下旬到 4 月初，气温回暖时取出种子筛除湿沙后进行播种，每亩播种量为 3～4 kg。按行距 15 cm 均匀地将种子播撒在畦面的浅沟内，覆盖约 2 cm 的细土，压实并浇 1 次透水，畦面覆盖稻草或者树叶保湿，有条件的可以覆盖塑料膜，白天揭开而夜晚覆盖。当幼苗长到 8 cm 左右时，应拔除弱小的幼苗，按株距 6～7 cm 定苗，从而保证幼苗有足够的生长空间，培育 1 年后即可移植到大田。

（三）黄精的移栽

移栽黄精，春栽或秋栽均可。由于春季气温回升较快，在 3 月下旬移栽最佳。在整好的地块上，按照行距 25 cm、株距 15～20 cm 挖穴，穴深 10 cm 左右，在穴底施入 1 把土杂肥，每一穴栽 2 株种苗，覆土压平，浇定根水，再进行封穴，栽后 3～5 天浇 1 次水，成活率可达 90％以上。

（四）黄精的田间管理

在黄精生长早期，要进行多次中耕除草，为避免损伤根系，应该尽量浅耕。如果恰逢干旱少雨的季节，必须立即按土壤干湿程度，对向阳地块或者干旱严重的地块浇水。因黄精生长期较久，中耕、除草、施肥要少量多次进行。一般来说，前 3 次中耕要适当施用肥料，每亩用量为饼肥 5 kg、过磷酸钙 5 kg、土杂肥 1.5 t，将 3 种肥料混合、搅拌均匀后开沟施入肥料，然后盖土。黄精生长后期，每季度适当中耕除草。另外，黄精喜好阴凉避光的环境，可以在地块中间作玉米等高秆作物来遮阴。

（五）黄精的病虫害防治

黄精的主要病害是叶斑病，经常发生在夏、秋季。发病时，病叶上通常会产生椭圆或者不规则形状的斑点，病叶的外缘呈棕褐色，中间会有淡白色的斑点，叶片会逐渐枯焦、死亡，尤其在多雨时节发病更为严重。患病后，应当立即去除患病组织，并进行集中烧毁。在发病初期就应喷药防治，来阻止病害扩展蔓延，经常使用的药剂有 20％硅唑·咪鲜胺 1000 倍液、38％恶霜嘧铜菌酯 800～1000 倍液、4％氟硅唑 1000 倍液、50％甲基托布津 1000 倍液、80％代森锰锌 400～600 倍液、50％克菌丹 500 倍液等；也可以采用 1∶1∶100 的波尔多液或者 65％代森锌可湿性粉剂 500 倍液喷雾防治，每 10 天喷施 1 次，连喷 3～5 次。同时也要注意交替运用各种药剂，避免病菌产生抗药性。灰霉病可用 25％异菌脲、15％嘧霉胺、氟吡菌胺·嘧霉胺等药剂防治。软腐病经常于 2 月发生，病状为叶片和茎秆等容易受损伤的部位呈水浸状的坏死，栽种时用 4％精甲霜灵、28％恶霉灵或者 25 g/L 咯菌腈、10 g/L 精甲霜灵浸种或者拌种，也可稀释成 2000 倍液喷洒苗床；发病时应当裁剪除患病处，使用 20％噻菌铜悬浮剂 350 倍液喷施或者可杀得 3000、春雷·霜霉威等药剂防治。茎腐病可用 4％精甲霜灵、28％恶霉灵浸种或者拌种，发病时剪除患病处，使用可杀得 3000 等药剂防治。黄精的虫害主要有豆芫菁、蛴螬、地老虎等。蛴螬主要为害根茎，导致黄精断苗或者根部空洞，可以使用灯光诱杀成虫或者 90％晶体敌百虫 700～800 倍液进行喷杀。黄精与其他作物进行合理轮作，也可以减弱病、虫的危害。轮作期限的长短通常依据病原生物在土壤中的存活期限来决定。除此之外，合理选择轮作物也非常重要，一般同科属植物或同为某些严重病、虫寄主的植物不可选为下茬作物。

（六）黄精的除草

黄精生长早期要经常中耕除草，每年 4 月、6 月、9 月、11 月各进行 1 次，要求浅耕并且适当培土。而后期主要以拔掉杂草为主，严禁使用锄头、机械等除草，因为使用工具易伤芽、伤苗、伤根，从而影响植株生长。

（七）黄精的采收与加工

黄精通常分春季和秋季两次采收，各地可以结合当地的实际情况，根据种植黄精的生长状况安排采收时间，但大多数以秋末冬初采收为佳，那时黄精的地上部分已经不再生长，根茎部肥壮而饱满，品质最佳。黄精采收的主要方法是挖出根茎，将根部泥沙清洗干净，然后除去枯枝、枯叶和须根。黄精加工方式是将清洗干净的根茎放进准备好的铁锅中微火蒸煮 12 h，等黄精表面出现油润时，停止蒸煮，将其取出自然晒干或者用烤箱烘干。

三、化学成分

黄精含有多种化学成分，主要有黄精多糖、皂苷、黄酮、生物碱、木脂素、挥发油、氨基酸等，其中黄精多糖、皂苷是黄精的主要有效成分，发挥着诸多药理作用。

（一）多糖

多糖作为黄精最主要的有效成分，是评价黄精质量的重要指标。通过对黄精多糖的分离、纯化，发现其主要由半乳糖、阿拉伯糖、鼠李糖、木糖、葡萄糖组成，化学结构式如图 10-3 所示。

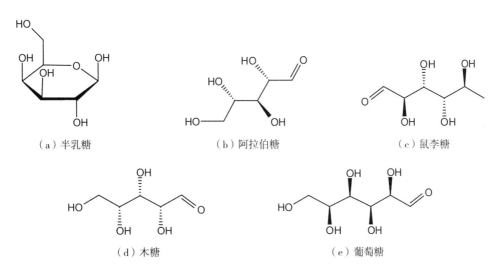

（a）半乳糖　　　　（b）阿拉伯糖　　　　（c）鼠李糖

（d）木糖　　　　　　（e）葡萄糖

图 10-3　黄精中多糖类化合物的化学结构式

（二）黄酮

黄精中含有大量的黄酮类化合物，主要分为 3 种结构，分别为查耳酮、二氢黄酮、高异黄酮。目前从黄精黄酮类中分离出来的化合物有山奈酚、芹菜素、甘草素、异甘草素、新异甘草苷等，化学结构式如图 10-4 所示。

（a）山奈酚　　　　　　　　　　　　　　（b）芹菜素

（c）甘草素　　　　　　　　　　　　　　（d）异甘草素

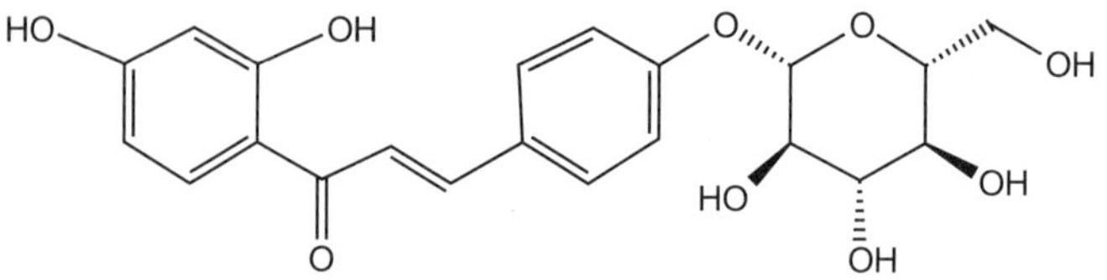

（e）新异甘草苷

图 10 - 4　黄精中黄酮类化合物的化学结构式

（三）生物碱

生物碱在黄精中含量较低，主要有 1H -吲哚- 3 -甲醛、黄精碱 A 等，化学结构式如图 10 - 5 所示。

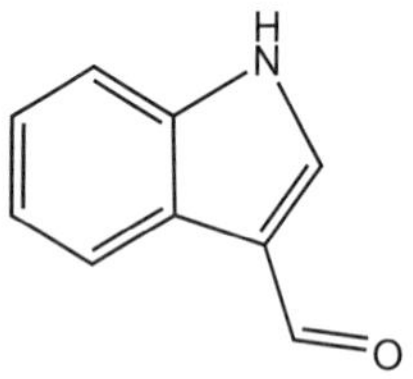

（a）1H-吲哚-3-甲醛

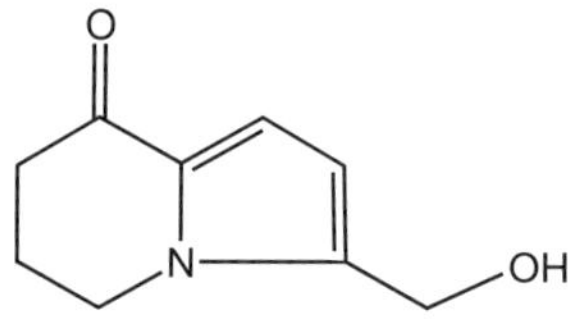

（b）黄精碱A

图 10 - 5　黄精中生物碱化合物的化学结构式

（四）皂苷

皂苷类成分是黄精主要的药效成分，主要包括三萜皂苷和甾体皂苷。其中螺甾烷醇型、异螺甾烷醇型是黄精甾体皂苷类化合物的主要成分，化合物有（25R）- 3 - β - hydroxyspirost - 5 - en - 12 - one（3a，3b）、（25S）- 3 - β - hydroxyspirost - 5 - en - 12 - one（3a，3b）等。而黄精三萜皂苷类化合物有伪人参皂苷 F11、人参皂苷 Rc 和人参皂苷 Rb1 等，化学结构式如图 10 - 6 所示。

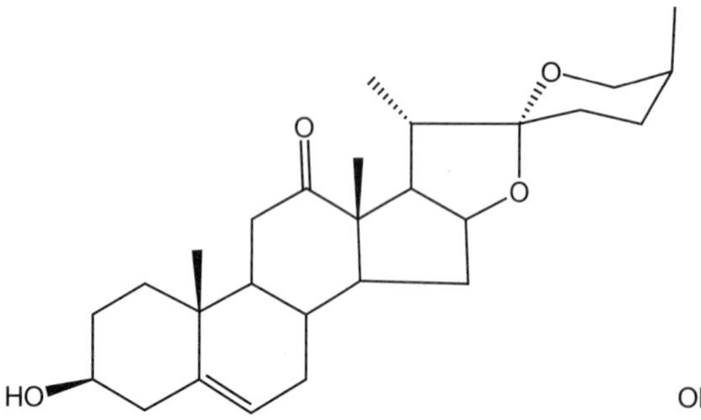

（a）（25R）-3-β-hydroxyspirost-
5-en-12-one（3a，3b）

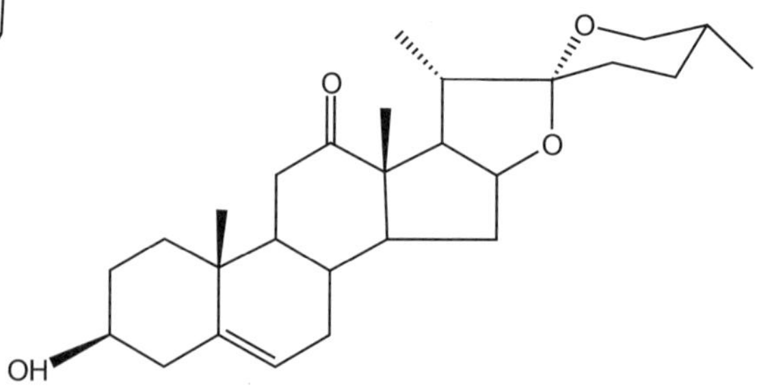

（b）（25S）-3-β-hydroxyspirost-
5-en-12-one（3a，3b）

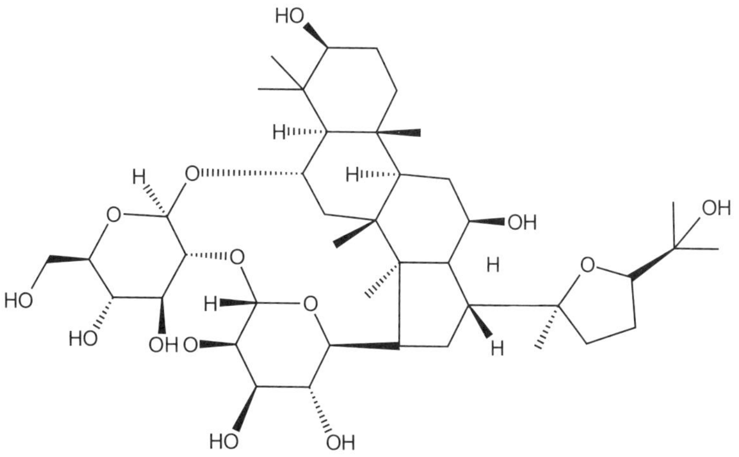

（c）伪人参皂苷F11

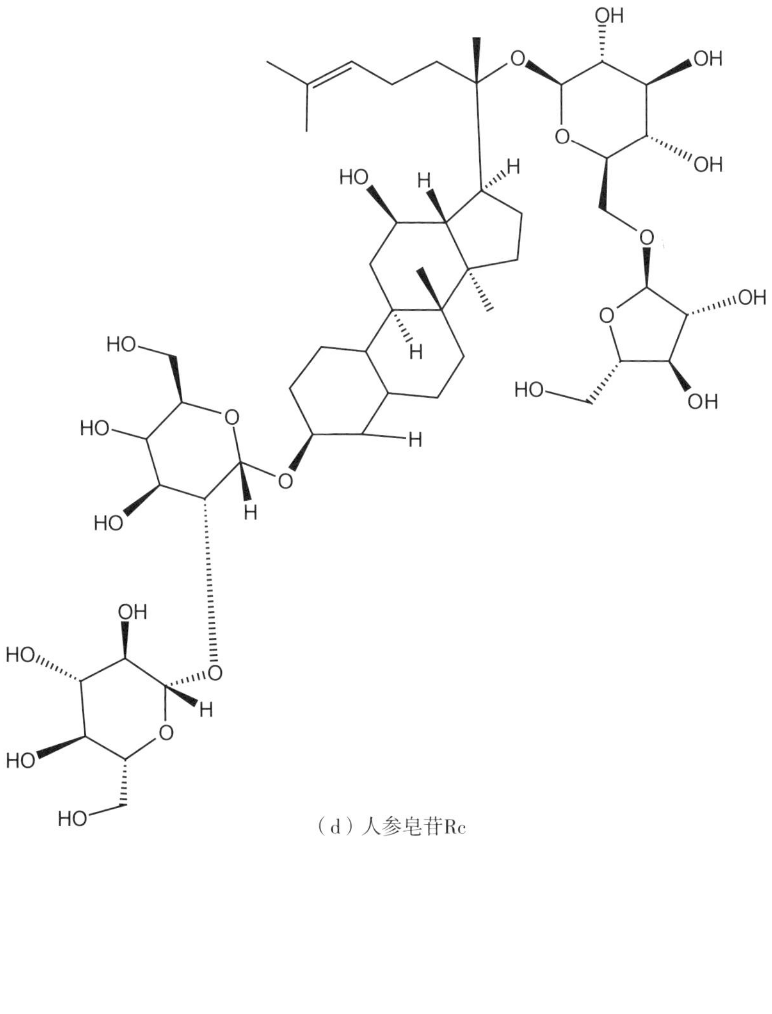

（d）人参皂苷Rc

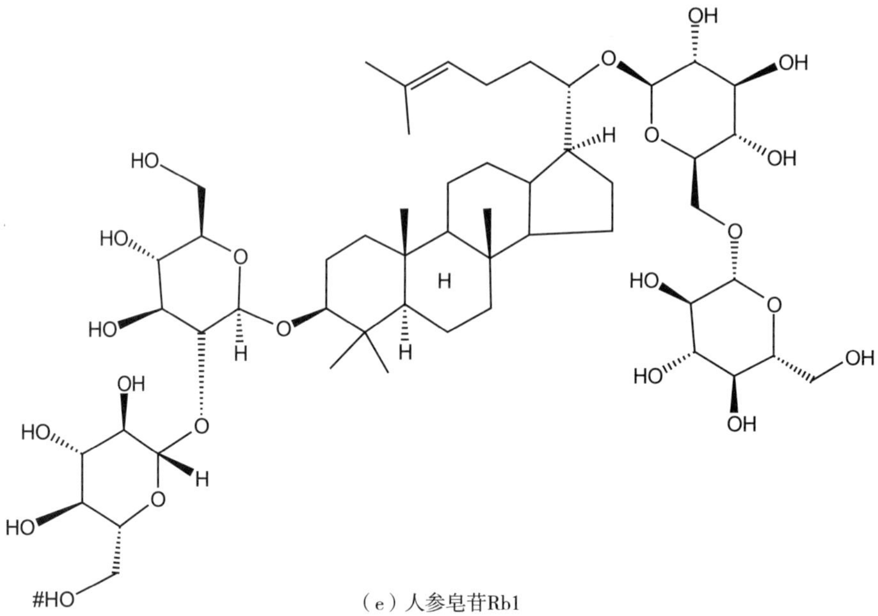

（e）人参皂苷Rb1

图 10 - 6 黄精中皂苷类化合物的化学结构式

四、药物制剂

《中华人民共和国药典（2020 年版）》收载的基于黄精制成的制剂主要有 4 种。

（一）稳心片

取党参 675 g、黄精 900 g、三七 135 g、琥珀 90 g、甘松 450 g。以上 5 味，琥珀粉碎成细粉，备用；甘松水蒸气蒸馏提取挥发油，用倍他环糊精包合，滤液及药渣分别另器收集；三七粉碎成粗粉，用乙醇回流提取 2 次，滤液合并，减压浓缩至相对密度为 1.32～1.35（60℃）的清膏；另取党参、黄精与三七、甘松药渣一起加水煎煮 2 次，合并煎液，与甘松蒸馏后的滤液合并浓缩至相对密度为 1.15～1.2（60℃）的清膏，放置至室温，搅拌下加乙醇使含醇量达 65%，冷藏 48 h，滤取上清液，减压浓缩至相对密度为 1.32～1.35（60℃）的清膏，与三七清膏合并，混匀，加入羟丙甲基纤维素 25 g、微晶纤维素适量及琥珀细粉，混匀，用乙醇制粒，40℃干燥，整粒，加入甘松挥发油倍他环糊精包合物及硬脂酸镁，混匀，压制成 1000 片，包薄膜衣，即得。

（二）活力苏口服液

取制何首乌 1000 g、淫羊藿 300 g、黄精（制）440 g、枸杞子 300 g、黄芪 440 g、丹参 220 g。以上 6 味，制何首乌、丹参、枸杞子加水煎煮 3 次，第一次 2 h，第二、三次每次 1.5 h，滤过，合并滤液，浓缩至相对密度为 1.2～1.25（60℃）的清膏，放冷，加乙醇使含醇量达 70%，静置，滤过，滤液再加乙醇使含醇量达 80%，静置，滤过，以 10%氢氧化钠溶液调节 pH 值至 8，静置，滤过，滤液用 10%盐酸液调节 pH 值至 7，回收乙醇，药液备用；淫羊藿、黄精（制）加水煎煮 2 次，第一次 2 h，第二次 1 h，滤过，滤液合并，静置，取上清液浓缩至相对密度为 1.18～1.2（50℃）的清膏，放冷，加乙醇至含醇量达 65％，静置，滤过，滤液加乙醇使含醇量达 80％，静置，滤过，滤液用 10％氢氧化钠溶液调节 pH 值至 8，静置，滤过，滤液用 10％盐酸溶液调节 pH 值至 7，回收乙醇，药液备用；黄芪加水煎煮 3 次，第一次 2 h，第二、三次每次 1.5 h，滤过，合并滤液浓缩至约 95 mL，药液备用。合并以上备用药液，搅匀，冷藏放置，滤过，加水至 1000 mL，滤过，滤液用 10％氢氧化钠溶液调节 pH 值至 7～7.5，即得。

（三）降脂灵颗粒

取制何首乌 369.8 g、枸杞子 369.8 g、黄精 493.1 g、山楂 246.6 g、决明子 73.3 g。以上 5 味，黄精、枸杞子加水煎煮 2 次，第一次 2 h，第二次 1 h，滤过，滤液合并，浓缩至稠膏状，其余制何首乌等 3 味用 50％乙醇加热回流提取 2 次，每次 1 h，滤过，滤液合并，回收乙醇并浓缩至稠膏状。将上述两种稠膏合并，加淀粉适量，混匀，制粒，干燥，制成 1000 g，即得。

（四）芪蛭降糖胶囊

取黄芪 1000 g、地黄 830 g、黄精 830 g、水蛭 670 g。以上 4 味，将部分水蛭与其他 3 味药材，加水煎煮 2 次，滤过，滤液合并，浓缩至适量，加入 90％乙醇，搅拌均匀，使含醇量达 50％，静置，取上清液回收乙醇并浓缩成稠膏备用。其余水蛭粉碎成粗粉，与上述稠膏混合均匀，干燥，粉碎成细粉，制粒，装胶囊，制成 1000 粒，即得。

五、质量评价

（一）鉴别

1. 显微鉴别

大黄精表皮细胞外壁较厚。薄壁组织间散有多数大的黏液细胞，内含草酸钙针晶束。维管束散列，大多为周木型。

鸡头黄精、姜形黄精维管束多为外韧型。

2. 薄层鉴别

取黄精粉末 1 g，加 70％乙醇 20 mL，加热回流 1 h，抽滤，滤液蒸干，残渣加水 10 mL 使溶解，加正丁醇振摇提取 2 次，每次 20 mL，合并正丁醇液，蒸干，残渣加甲醇 1 mL 使溶解，作为供试品溶液。另取黄精对照药材 1 g，同法制成对照药材溶液。照薄层色谱法试验，吸取上述两种溶液各 10 μL，分别点于同一硅胶 G 薄层板上，以石油醚（60～90℃）-乙酸乙酯-甲酸（5：2：0.1）为展开剂，展开，取出，晾干，喷以 5％香草醛硫酸溶液，在 105℃加热至斑点显色清晰。供试品色谱中，在与对照药材色谱相应的位置上，显相同颜色的斑点。

3. 指纹图谱鉴别

李松涛等建立了黄精 HPLC 指纹图谱分析方法。取 1 g 黄精粉末加 80％乙醇 20 mL 摇匀，于 86℃水浴装置中回流提取 3 h，热过滤取滤液，经 0.45 μm 滤膜滤过即得供试品溶液。采用 Eclipse XDB C18 色谱柱（150 mm×4.6 mm，5 μm）；以乙腈-水为流动相；流速为 1 mL/min；检测波长为 203 nm；柱温为 30℃；进样量为 40 μL。依上述步骤所建立的指纹图谱可为区分多个区域的黄精提供参考，如图 10-7 所示。

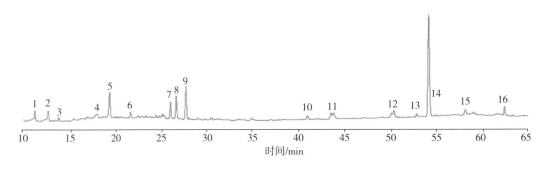

图 10-7　黄精参照峰图谱

（二）检查

1. 水分

《中华人民共和国药典（2020 年版）》规定水分不得过 18%。

2. 总灰度

《中华人民共和国药典（2020 年版）》规定取黄精，80℃干燥 6 h，粉碎后测定，总灰分不得过 4%。

3. 重金属及有害元素

《中华人民共和国药典（2020 年版）》规定照铅、镉、砷、汞、铜测法测定，铅不得过 5 mg/kg；镉不得过 1 mg/kg；砷不得过 2 mg/kg；汞不得过 0.2 mg/kg；铜不得过 20 mg/kg。

（三）浸出物

《中华人民共和国药典（2020 年版）》规定照醇溶性浸出物测定法项下的热浸法测定，用稀乙醇作溶剂，黄精的浸出物不得少于 45%。

（四）含量测定

《中华人民共和国药典（2020 年版）》规定采用苯酚硫酸法测定黄精多糖的含量。

1. 对照品溶液的制备

取经 105℃干燥至恒重的无水葡萄糖对照品 33 mg，精密称定，置 100 mL 量瓶中，加水溶解并稀释至刻度，摇匀，即得（每 1 mL 中含无水葡萄糖 0.33 mg）。

2. 标准曲线的制备

精密量取对照品溶液 0.1 mL、0.2 mL、0.3 mL、0.4 mL、0.5 mL、0.6 mL，分别置 10 mL 具塞刻度试管中，各加水至 2 mL，摇匀，在冰水浴中缓缓滴加 0.2% 蒽酮-硫酸溶液至刻度，混匀，放冷后置水浴中保温 10 min，取出，立即置冰水浴中冷却 10 min，取出，以相应试剂为空白。照紫外-可见分光光度法，在 582 nm 波长处测定吸光度。以吸光度为纵坐标，浓度为横坐标，绘制标准曲线。

3. 测定法

取 60℃干燥至恒重的黄精细粉约 0.25 g，精密称定，置圆底烧瓶中，加 80％乙醇 150 mL，置水浴中加热回流 1 h，趁热滤过，残渣用 80％热乙醇洗涤 3 次，每次 10 mL，将残渣及滤纸置烧瓶中，加水 150 mL，置沸水浴中加热回流 1 h，趁热滤过，残渣及烧瓶用热水洗涤 4 次，每次 10 mL，合并滤液与洗液，放冷，转移至 250 mL 量瓶中，加水至刻度，摇匀，精密量取 1 mL，置 10 mL 具塞干燥试管中，照标准曲线的制备项下的方法，自"加水至 2 mL"起，依法测定吸光度，从标准曲线上读出供试品溶液中含无水葡萄糖的质量（mg），计算，即得。

黄精细粉按干燥品计算，含黄精多糖以无水葡萄糖（$C_6H_{12}O_6$）计，不得少于 7％。

六、药理作用

（一）调节免疫力

黄精可通过促进免疫细胞增殖、增加免疫器官质量而提高机体免疫力。黄精多糖可以增强 T 细胞、B 细胞增殖能力及腹腔巨噬细胞的吞噬能力，从而增强机体免疫功能。黄精多糖分别与小鼠脾细胞、巨噬细胞共同孵育，可增强体外培养小鼠脾淋巴细胞及巨噬细胞的免疫活性。黄精多糖可促进正常小鼠脾细胞增殖，提高免疫力低下小鼠的脾脏、胸腺指数，以及环磷酰胺及强迫运动所致免疫功能低下小鼠的免疫功能。黄精多糖还能通过促进 T 细胞增殖，抑制免疫细胞凋亡，促进血清 IL-2、IL-6、IFN-γ 表达，提高环磷酰胺诱导的免疫功能低下鸡的生长性能，保护免疫器官的结构及功能。

（二）抗氧化

黄精提取物及单体均具有清除自由基、抗氧化作用。黄精多糖可清除 O_2^-·自由基、DPPH 自由基、·OH 自由基，并呈剂量效应关系，抑制 Fe^{2+} 诱导的脂质过氧化反应。黄精多糖能通过激活 SIRT1/AMPK/PGC-1α 信号通路，减轻氧化应激所致细胞损伤。黄精多糖还能显著提高增加 SOD 活力及谷胱甘肽（GSH）含量，有效降低 MDA 水平，减少乳酸脱氢酶（lactate dehydrogenase，LDH）的释放，提高海马神经元 HT22 细胞的活性，减轻 H_2O_2 诱导的海马神经元 HT22 细胞氧化损伤。服用抗氧化剂能够延缓细胞衰老的速度，而黄精中的皂苷成分可以缩短端粒酶长度及提高端粒酶的活性，而不影响细胞有丝分裂，这样就可以达到延缓细胞衰老的效果。黄精中的多酚、黄酮成分也具有较好的抗氧化能力。

（三）抗肿瘤

黄精多糖是黄精抗肿瘤的主要有效成分。黄精多糖可明显提高接种 H22 实体瘤或 S180 腹水瘤小鼠的脾脏和胸腺指数，延长 S180 腹水型荷瘤小鼠的存活时间。黄精多糖可通过抑制 TLR4/NF-κB 信号通路的表达，抑制炎性因子分泌，增强 NK 细胞活性，从而发挥抗胃癌作用。黄精多糖也可通过抑制肝癌 H22 移植瘤细胞增殖，诱导肿瘤细胞凋亡。黄精多糖还可联合顺铂抑制 H22 肝癌移植瘤的生长。

（四）脏器保护

1. 保护心脏

黄精可通过抑制炎症因子释放、抗氧化、抑制心肌细胞凋亡、逆转心室肥厚等作用保护心脏。黄精多糖体外可通过减少炎症因子释放、抑制细胞凋亡等提高缺氧/复氧损伤模型 H9c2 心肌细胞的存活率来保护心肌细胞。黄精多糖能显著抑制阿霉素诱导的急性心力衰竭模型大鼠炎症因子 TNF-α、IL-6 的释放，减轻心肌细胞氧化应激损伤，提高心输出量，改善模型大鼠心功能。黄精多糖还可降低异丙肾上腺素所致心肌肥厚小鼠的心脏指数，降低血清中 MDA、TNF-α、IL-6 的水平，升高血清中 SOD、GSH-Px 含量，增强心脏功能，减轻心肌细胞肥大，改善心肌重塑。

2. 保护肝脏

黄精可保护酒精、力竭训练、四氯化碳所致的肝损伤。黄精水提取物可以明显抑制乙醇诱导的酒精性肝损伤小鼠转氨酶活性，调节血脂水平，降低氧化应激水平，减轻肝损伤。黄精多糖也可清除力竭训练所致的肝损伤小鼠过量自由基，减轻小鼠肝脏氧化应激损伤。黄精多糖还可明显降低四氯化碳诱导的肝损伤模型大鼠血清 ALT、AST、MDA、TNF-α、IL-6 水平，升高 SOD、GSH 含量，减轻肝脏病理损伤，从而保护肝脏。

3. 保护肾脏

黄精多糖可减轻庆大霉素、顺铂、过度运动、糖尿病等所致的肾损伤，可能与其抑制炎症因子释放、减轻氧化应激损伤、调节多个信号通路等有关。

（五）降血糖

黄精多糖可降低血糖，改善糖尿病及其并发症。黄精多糖可降低链脲佐菌素所致糖尿病小鼠空腹血糖、糖化血红蛋白、MDA 水平，提高血浆胰岛素、C 肽、SOD 水平，缓解糖尿病及其引起的并发症。黄精多糖单一成分 PKP、PSP 可抑制 α-葡萄糖苷酶活性，从而降低血糖，PSP 还可以降低 STZ 诱导的糖尿病小鼠糖化血红蛋白水平，升高胰岛素水平。

（六）调节血脂

黄精可以调节血脂水平，减轻肥胖、高脂血症等对身体产生的危害。黄精多糖可降低 75% 新鲜蛋黄乳所致高脂血症小鼠血清 TC、TG、LDL-C 水平，升高 HDL-C 水平，抑制肝脏过氧化物酶体增殖物激活受体-γ（peroxisome proliferator activated receptor-γ，PPAR-γ）、胆固醇调节元件结合蛋白-1c（cholesterol regulatory element binding protein 1c，CREBP-1c）、IL-6、TNF-α 表达，促进 PPAR-α 表达，从而预防高脂血症。黄精多糖还可通过提高肠道菌群丰富度及多样性，促进肠道屏障恢复，减少脂多糖进入血液循环的量，减轻炎症反应，预防脂质代谢紊乱。

（七）其他作用

黄精多糖可通过减少炎症因子释放，调控 TLR4/MyD88/NF-κB 信号通路及 AMPK 信号通路等发挥抗炎作用。黄精还具有抗菌、改善学习记忆、抗疲劳、防辐射等功效。

七、体内过程

目前,未见黄精及其提取物体内过程的相关研究资料。

八、安全性评价

黄精多糖超过 1.5 mg/mL 对缺氧后复氧培养的神经细胞具有毒性作用,且缺氧的神经细胞比正常培养的神经细胞对黄精多糖毒性作用的耐受力更低。黄精多糖克疱霜连续 60 天涂抹家犬完整皮肤和破损皮肤,也会产生局部刺激及全身毒性反应。

第十一章 重 楼

重楼为百合科植物云南重楼〔*Paris polyphylla* Smith. var. *yunnanensis*（Franch.）Hand.-Mazz.〕或七叶一枝花〔*Paris polyphylla* Smith. Var. *chinensis*（Franch.）Hara〕的干燥根茎。皖西大别山区所产重楼的主要来源为七叶一枝花，其野生资源不断减少，栽培量呈上升趋势。重楼具有清热解毒、消肿止痛、凉肝定惊之功效，常用于治疗疔疮痈肿、咽喉肿痛、惊风抽搐、蛇虫咬伤、跌扑伤痛。现代研究发现，重楼含有甾体皂苷、蜕皮激素、萜类等化学成分，具有抗肿瘤、免疫调节、抗氧化、抗炎、抗菌抗病毒等作用。

一、基原植物

重楼叶5~8枚轮生，通常7枚，倒卵状披针形、矩圆状披针形或倒披针形，基部通常楔形，如图11-1所示。内轮花被片狭条形，通常中部以上变宽，宽约1~1.5 mm，长1.5~3.5 cm，长为外轮的1/3至近等长或稍超过；雄蕊8~10枚，花药长1.2~1.5（2）cm，长为花丝的3~4倍，药隔突出部分长1~1.5（2）mm。花期5~7月，果期8~10月。

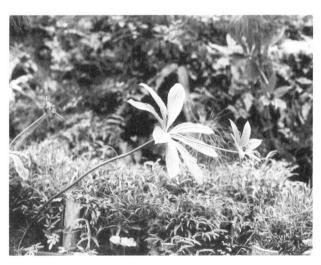

图11-1 重楼

二、重楼的栽培与种植

（一）重楼的生长环境

重楼喜温暖湿润，耐遮阴，怕寒冷天气和阳光直射。在海拔2300~2700 m、年平均温度为10~15℃、年平均无霜期为240天以上、年降雨量为850~1200 mm、空气相对湿度为75％以上的地区都可以开展重楼的种植。重楼喜肥沃的腐殖质土或者酸性沙壤土，不宜种植在排水不良、土壤质地黏重或者土质为黏质酸性石灰岩的地块。为了利用土地，可以选择在遮阴性较好的疏林下的旱地上种植重楼，这样有利于浇灌，也可以选择在果园及与玉米等作物进行套作。

（二）重楼的栽培方法

重楼幼苗出苗 3 年后可进行移栽，株距为 15 cm，行距为 20 cm，移栽后需覆盖松毛，再搭建遮阳网遮阴。最适宜移栽重楼的时间是冬季，应在地上茎倒苗后，根茎休眠时进行。移栽过程中要注意保护顶芽和须根不受损伤。

1. 种子繁殖

重楼种子苗床需要选择地势较高、排水良好、富含有机质的地块，旱地需要搭建 3～4 层遮阳网。翻耕深度为 15 cm 左右，翻耕时需要将土块碾碎，并去除石块和杂草。选择饱满、成熟、无霉病且完整的重楼种子，将其与干净的细沙以 2：1 的比例混合，搓擦去除外种皮，洗净后用稀释 500 倍的多菌灵液浸种 1 h，最后埋入湿沙中，20℃储藏 4 个月，待重楼种子生根后播种，在这段时间要注意保湿。经过处理的重楼种子可以点播和条播，也可以撒播。播完后，在种子上覆盖 2 cm 左右的薄土层，再覆盖上碎草以保水，有利于幼苗出土和子叶脱壳。在此期间，必须保持苗床潮湿、阴凉，避免土壤板结、干燥和过度日照，一般播种后 3～4 个月出苗。

2. 切割繁殖

在冬季将无病虫害、形态正常的重楼地下茎按 2 cm 左右进行切割，切口用草木灰进行处理，带顶芽的切块直接栽种到大田，不带顶芽的切块按株距 10 cm、行距 10 cm 栽种，种植后再覆盖松毛或腐殖土进行保湿，并搭建遮阳网遮阴。

（三）重楼的栽培管理

1. 中耕除草

由于重楼根系一般较浅，且通常在秋、冬季萌发新根，在中耕和松土时都必须注意不要损伤根系。应当在 9～10 月地下茎生长的初期，用小锄头进行中耕，中耕不宜太深，以免损伤地下茎，中耕除草时需要注意结合施肥与培土等。次年重楼根茎逐渐发芽和长出地表，发现杂草必须立即清除。

2. 排水灌溉

地块四周应该开好水沟以排水，排水沟的深度应在 35 cm 以上，要达到雨水停止即干燥的要求。重楼出苗后要及时补水，地上茎在出苗前不宜浇水，否则会引起烂根。

3. 施肥摘顶

重楼一年需要施肥 2 次，分别在春、冬两季进行。冬季施肥一般在 11 月底至 12 月初进行，先轻耕表层土壤 1 次，然后每亩施复合肥 15～20 kg。待重楼出苗后进行春季施肥，每亩施腐熟农家肥 1～1.5 t，当幼苗高度约为 3 cm 时，每亩施 20 kg 复合肥。在生长繁殖季节基本结束时，摘除不留种的重楼植株的子房，但需要保留一部分萼片，以确保有机质能够及时地向根茎部位转移。

（四）重楼的病害防治

重楼常见的病害是作物根茎部病害（茎腐病、立枯病）和叶部病害（褐斑病、白霉病、细菌性穿孔病和黑斑病），各种病害的发生、发展和危害程度与气候因素（气温、湿度等）、土壤因素（土壤带菌量、土壤质地及含水量等）及种根（种根带菌量）等因素密切相关，由于这些主要疾病往往相互关联和影响，严重时可能导致重楼减产40%以上。重楼发生病害多在6~8月高温高湿季节，一般6月中下旬开始发病，7~8月较为严重。

1. 褐斑病

此病的症状始于叶尖、叶基，在叶片上逐渐出现多个接近矩圆形的凹陷的黑点状褐色病斑，有时这种病斑会继续蔓延至最下部或者花轴，导致叶片萎枯和茎秆干枯。防治的方法主要是要注意土壤湿度，降低空气湿度，以减少发病；在发病初期用50%的异菌脲800~1000倍稀释液或用15%咪鲜胺1000~1500稀释倍液，每7天喷雾1次，连续4次。

2. 茎腐病

此病在苗床期很常见，初始病症为茎基部产生黄褐色的病斑，待病斑逐渐扩大，叶尖将会失水下垂，严重会导致茎基湿腐倒苗。防治措施主要是与禾本科作物进行轮作，或移栽前在苗床喷50%的多菌灵1000倍稀释液。

3. 叶枯病

此病主要表现在幼苗期为害上部植株叶片，还会为害植株主茎、花梗、蒴果及地下茎等，造成植株的地下茎糜烂。患病后，植株叶尖会出现水渍状病斑，逐渐向下蔓延至地下茎。及时浇水、做好土壤排水和松土、喷洒波尔多液或者代森锰锌，可用于此病的防治。

4. 猝倒病

此病为来自茎基部的感染病，发病初期茎基部出现水渍状病斑，并迅速向地上部分扩散，发病部分不会变色或者变黄褐色，并缢缩变软，病势发展变得十分迅速，有时子叶或叶片仍为绿色时植株会突然倒伏。通常只有个别单株幼苗会发病，当条件适宜时，以发病植株为中心，迅速向四周扩展蔓延，形成块状病区。高湿度是发病的主要原因。在发病初期应及时将病苗清除，然后施药，可以用65%的代森锌500倍稀释液喷雾或者用75%的百菌清1000倍稀释液喷施。

5. 炭疽病

此病表现为叶片上产生斑点状、近圆形或者不规则形状的褐色病斑，病斑中部浅褐色或灰白色，边缘呈深褐色至红色，病斑上面在高湿时会产生黑点状子实体。当病情严重时，叶片上会出现多个病斑连接成片，导致植株枯黄和死亡。病菌会在病株留在土壤中的病残体里过冬，在次年雨季来临时会侵染健康的植株，并通过分生孢子盘渗透到寄主表皮，盘上的分生孢子借助风、雨在田间反复循环侵染其他植株，种植密度大、排水不良、阴湿多雨，以及多年连作地块发病较重。防治措施主要是在发病初期用15%的咪鲜胺或32.5%的苯甲·嘧菌酯1000~1500倍稀释液喷施，每7天喷雾1次，连续3次。

（五）重楼的采收时间和方法

重楼的生长周期较长，通常使用种子繁育的重楼要在春季移栽定植后的第六年进行大田采收；使用带顶芽根茎培育的重楼，则往往需要在移栽种植后的第三年进行田间采收。秋季倒苗前后及11月至次年3月前，均可以对重楼进行田间采收。采收前，最好先将表面的杂草、石块及路旁的枯枝残叶清理干净。最好选择在晴天采收，先彻底割除所有的茎叶，然后再用小锄头从植株侧面由浅至深慢慢地采挖，尽量保持根茎形态完好。采收的重楼不宜放置在太阳下暴晒，也不宜露天堆放在温度较高的地方，应尽快运送到室内并摊开，以免根茎发热，导致霉变。如果需要留种，可把带顶芽部分切下留作种苗，其余部分再切成直径为 2~3 mm 的薄片，放置于凉爽、通风处自然阴干，也可以选择在 30℃ 左右的微火下烘干，然后将薄片粉碎装袋。

三、化学成分

重楼的化学成分主要包括甾体皂苷、蜕皮激素、萜类等，其最主要的化学成分为甾体皂苷。

（一）甾体皂苷

重楼的主要有效成分是甾体皂苷，占总化合物的 86%，根据苷元的差异，可将甾体皂苷分为两类。一类是含薯蓣皂苷元的糖苷，主要有重楼皂苷Ⅰ、重楼皂苷Ⅱ、薯蓣皂苷、重楼皂苷 A 等，化学结构式如图 11-2 所示。

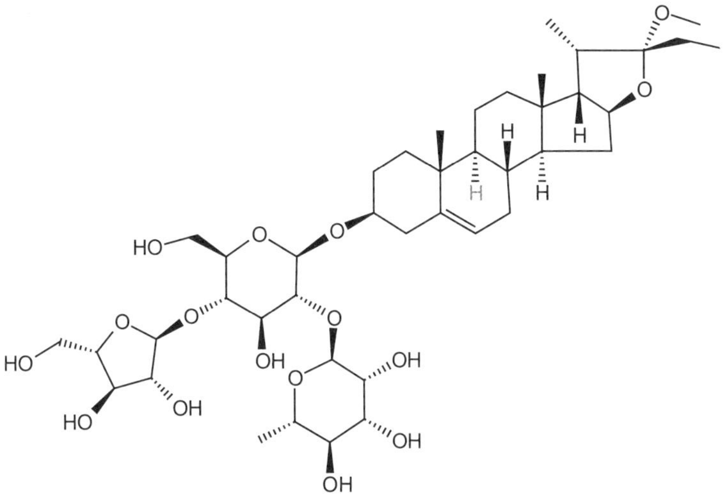

（a）重楼皂苷I

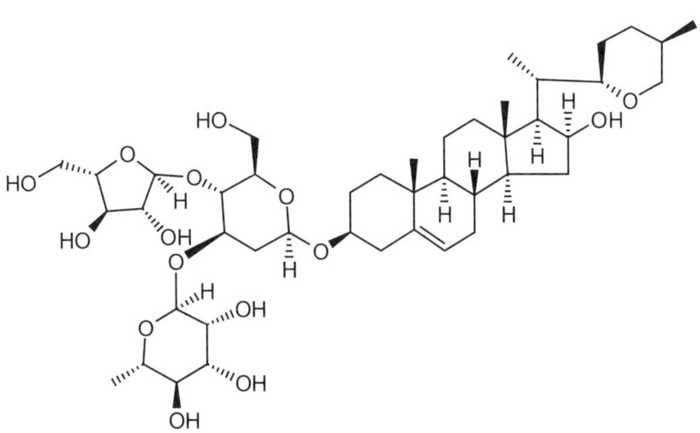

（b）重楼皂苷II

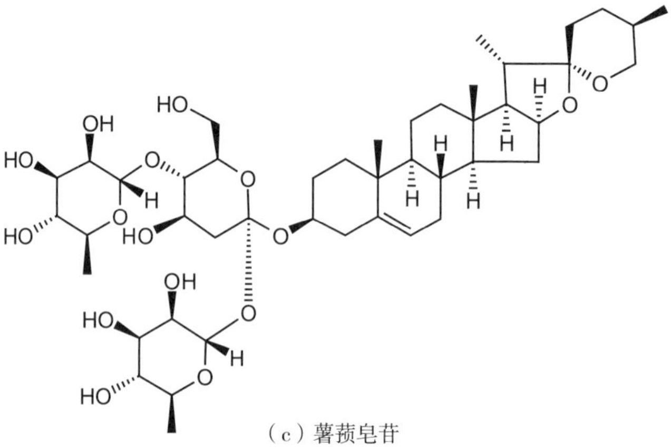

（c）薯蓣皂苷

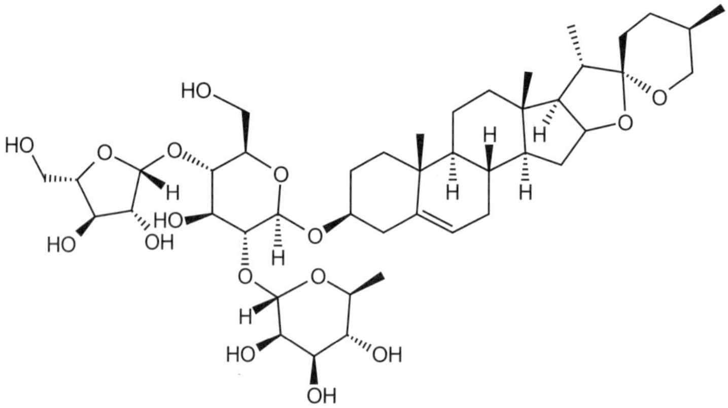

（d）重楼皂苷A

图 11-2　重楼中含薯蓣皂苷元的糖苷类成分的化学结构式

另一类是含偏诺皂苷元的糖苷，主要有皂草苷、Pariphyllin-A 等，化学结构式如图 11-3 所示。

（二）植物甾醇

植物甾醇营养价值高、生理活性强，具有降低胆固醇、减少患心血管疾病风险的药理

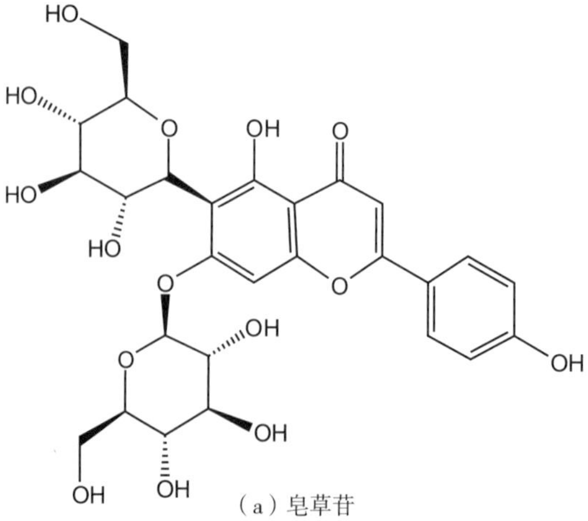

（a）皂草苷

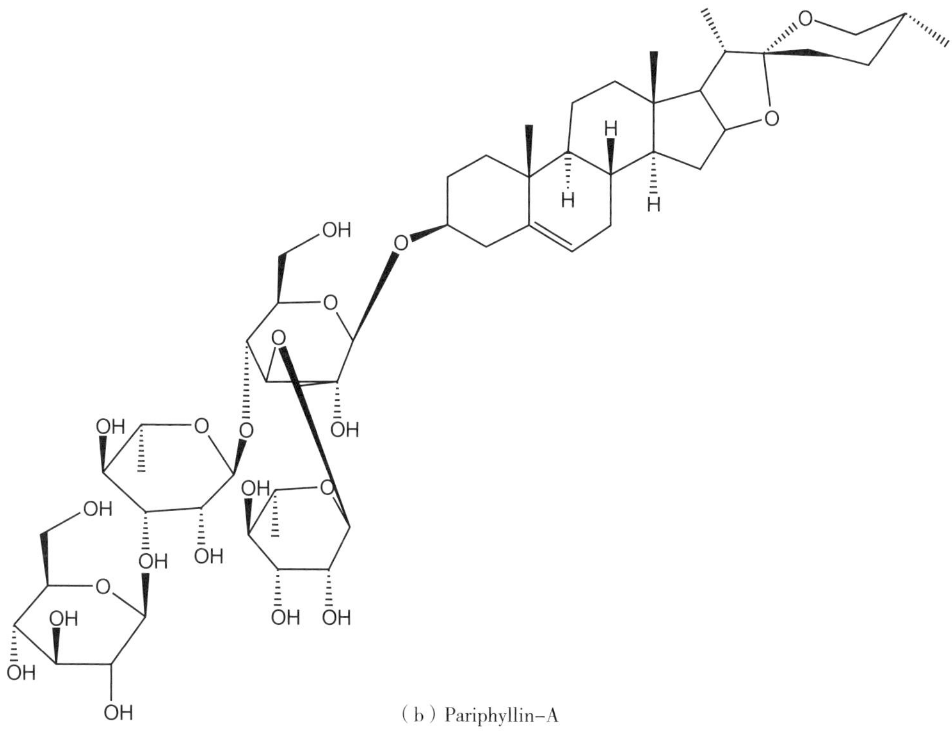

（b）Pariphyllin-A

图 11-3　重楼中含偏诺皂苷元的糖苷类成分的化学结构式

疗效。目前从重楼中分离得到的植物甾醇类化合物主要有豆甾醇、β-谷甾醇、胡萝卜苷等，化学结构式如图 11-4 所示。

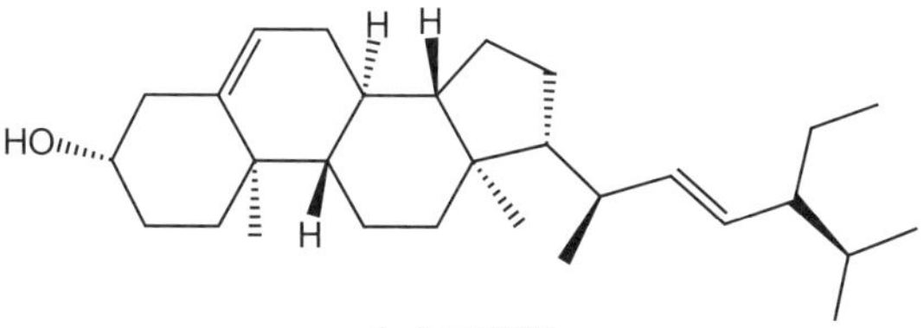

（a）豆甾醇

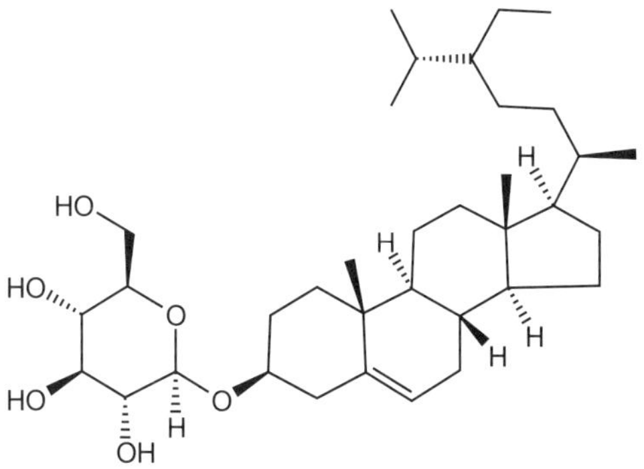

（b）β-谷甾醇

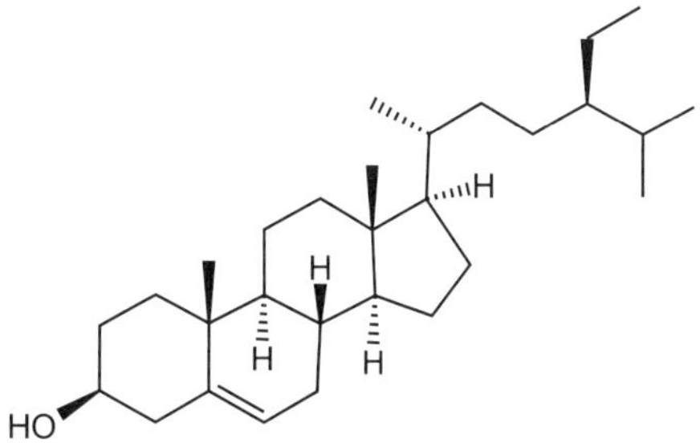

（c）胡萝卜苷

图 11-4　重楼中植物甾醇类化合物的化学结构式

（三）植物蜕皮激素

从重楼中分离测定的植物蜕皮激素类化合物主要有 β-蜕皮激素、paristerone 等，化学结构式如图 11-5 所示。

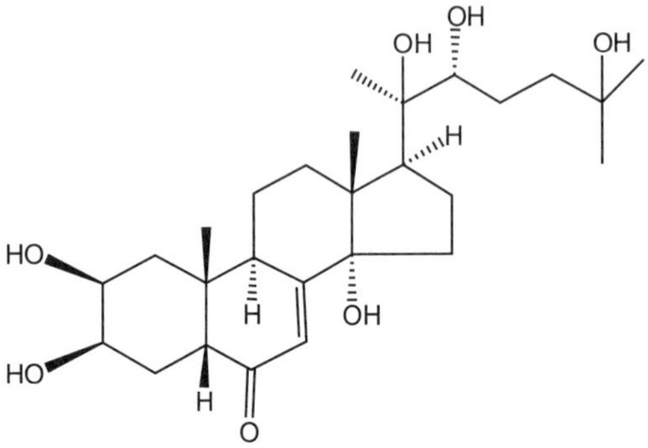

（a）β-蜕皮激素 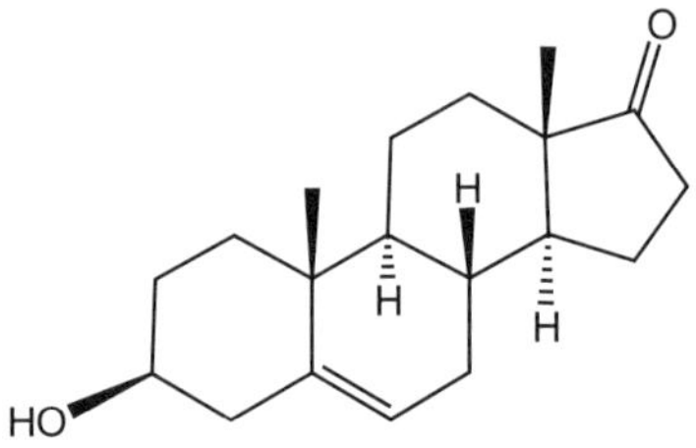　　　　　　　　　　　　（b）paristerone

图 11-5　重楼中植物蜕皮激素类化合物的化学结构式

（四）黄酮

黄酮是重楼的脂溶性成分，多数具有生物活性。重楼中黄酮类化合物的主要结构类型是黄酮醇类，苷元有山柰酚、槲皮素和异鼠李亭等，且在 C1-OH 位与糖基相连成苷，化学结构式如图 11-6 所示。

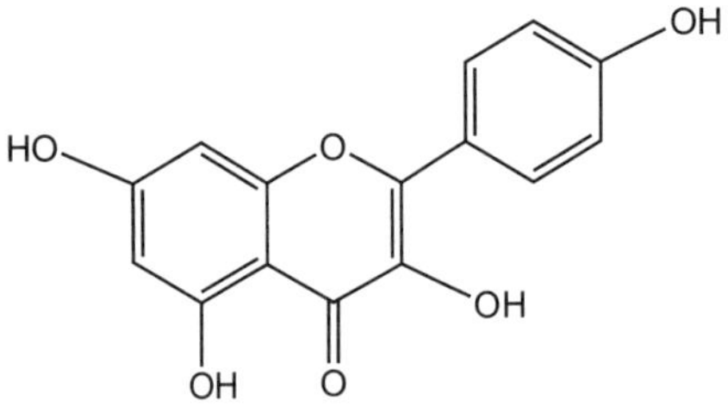

（a）山柰酚 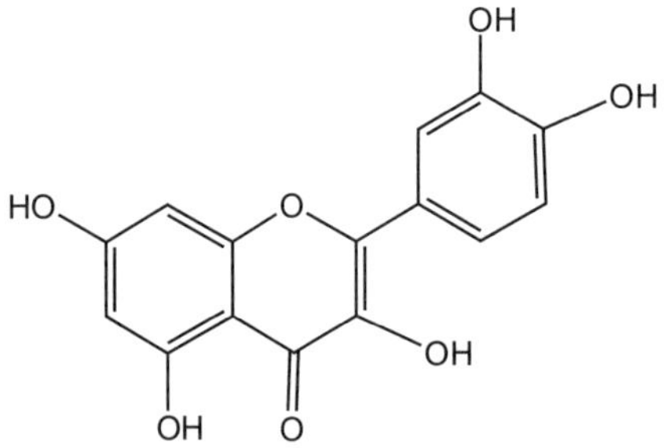　　　　　　　　　　　　　　（b）槲皮素

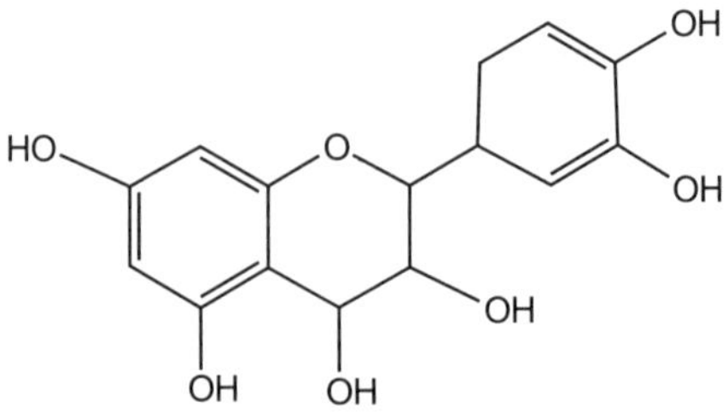

（c）异鼠李亭

图 11-6　重楼中黄酮类化合物的化学结构式

四、药物制剂

《中华人民共和国药典（2020 年版）》收载的基于重楼制成的制剂主要有 4 种。

（一）三七血伤宁胶囊

取三七 56 g、重楼 168 g、制草乌 76 g、大叶紫珠 200 g、山药 26 g、黑紫藜芦 12 g、冰片 2 g。以上 7 味，冰片研细；部分大叶紫珠粉碎成细粉，剩余大叶紫珠加水煎煮 3 次，滤过，滤液合并，浓缩至适量，加入大叶紫珠细粉，拌匀，干燥，粉碎成细粉；取 8 g 黑紫藜芦及其余三七等 4 味粉碎成细粉，与上述大叶紫珠细粉及适量的滑石粉混匀，制颗粒，加入冰片细粉，混匀，装入胶囊，制成 1000 粒，即得。

（二）七味姜黄搽剂（姜黄消痤搽剂）

取姜黄 50 g、重楼 50 g、杠板归 50 g、土荆芥 25 g、一枝黄花 25 g、绞股蓝 25 g、珊瑚姜 50 g。以上 7 味，姜黄、珊瑚姜粉碎成粗粉，水蒸气蒸馏提取挥发油，备用。绞股蓝、一枝黄花、重楼粉碎成细粉，合并上述提油后药渣，用 80% 乙醇浸渍后缓缓渗漉，收集渗漉液，备用。杠板归、土荆芥加水煎煮 3 次，第一次 2 h，第二次 1.5 h，第三次 1 h，合并煎液，滤过，滤液浓缩至相对密度为 1.18～1.22（60℃）的清膏，加乙醇使含醇量达 50%，静置 24 h，滤过，滤液与上述渗漉液合并。上述姜黄等挥发油加聚山梨酯 80 20 mL，乳化后加入上述药液中，混匀，滤过，调整至 1000 mL，即得。

（三）宫血宁胶囊

取重楼 2000 g 粉碎成粗粉，加入四倍量 70% 乙醇，回流提取 3 次，第一次 5 h，第二次 4 h，第三次 3 h，合并提取液，滤过，滤液减压回收乙醇并浓缩成稠膏，将膏溶解，用陶瓷膜（0.2 μm）过滤分离，并进行适当透析洗涤，膜截留液喷雾干燥，将干膏粉过五号筛，加入适量的辅料，混匀，装入胶囊，制成 1000 粒，即得。

（四）鼻咽清毒颗粒

取野菊花 390 g、苍耳子 390 g、重楼 390 g、茅莓根 390 g、两面针 195 g、夏枯草 195 g、龙胆 117 g、党参 117 g。以上 8 味，加水煎煮 2 次，第一次 2 h，第二次 1 h，合并煎液，滤过，滤液浓缩至适量，加入乙醇使含醇量为 60%，放置，滤过，滤液回收乙醇，静置，滤过，滤液浓缩至稠膏状，加入蔗糖粉适量，混匀，制成颗粒，干燥，制成 1000 g，即得。

五、质量评价

（一）鉴别

1. 显微鉴别

重楼粉末白色。淀粉粒甚多，类圆形、长椭圆形或肾形，直径 3～18 μm。草酸钙针晶成束或散在，长 80～250 μm。梯纹导管及网纹导管直径 10～25 μm。

2. 薄层鉴别

取重楼粉末 0.5 g，加乙醇 10 mL，加热回流 30 min，滤过，滤液作为供试品溶液。

另取重楼对照药材 0.5 g，同法制成对照药材溶液。照薄层色谱法试验，吸取供试品溶液和对照药材溶液各 5 μL 及［含量测定］项下对照品溶液 10 μL，分别点于同一硅胶 G 薄层板上，以三氯甲烷-甲醇-水（15∶5∶1）的下层溶液为展开剂，展开，展距 18 cm，取出，晾干，喷以 10％硫酸乙醇溶液，在 105℃加热至斑点显色清晰，分别置日光和紫外光灯（365 nm）下检视。供试品色谱中，在与对照药材色谱和对照品色谱相应的位置上，显相同颜色的斑点或荧光斑点。

3. 指纹图谱鉴别

钱正明等建立了重楼 HPLC 指纹图谱分析方法。取精密称取重楼粉末（过三号筛）0.5 g，2 份，置于离心管中，分别加入水和 90％乙醇溶液 5 mL，称重，混匀，超声（430 W,50 Hz）提取 30 min，放置室温，称重，补重，离心。取 0.5 mL 醇提液的上清液，挥干，加 0.5 mL 水超声复溶，再加入 0.5 mL 水提液的上清液，混匀，过滤后即得供试品溶液。采用 Welch Ultimate AQ-C18 色谱柱（150 mm×4.6 mm，5 μm）；以水-乙腈为流动相；流速为 1 mL/min；变波长检测（0～40 min，260 nm；40～80 min，203 nm）；柱温为 30℃；进样量为 15 μL。依上述步骤所建立的指纹图谱可为评价重楼的质量提供依据，如图 11-7 所示。

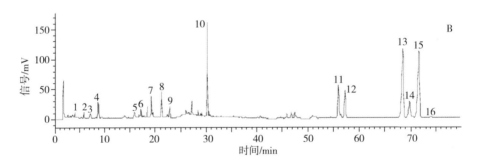

图 11-7　重楼的 HPLC 指纹图谱

（二）检查

1. 水分

《中华人民共和国药典（2020 年版)》规定水分不得过 12％。

2. 总灰分

《中华人民共和国药典（2020 年版)》规定总灰分不得过 6％，酸不溶性灰分不得过 3％。

（三）含量测定

《中华人民共和国药典（2020 年版)》规定采用高效液相色谱法测定。

1. 色谱条件与系统适用性试验

以十八烷基硅烷键合硅胶为填充剂；以乙腈-水为流动相；检测波长为 203 nm。理论板数按重楼皂苷Ⅰ峰计算应不低于 4000。

2. 对照品溶液的制备

取重楼皂苷Ⅰ对照品、重楼皂苷Ⅱ对照品和重楼皂苷Ⅶ对照品适量，精密称定，加甲醇制成每 1 mL 各含 0.4 mg 的混合溶液，即得。

3. 供试品溶液的制备

取重楼粉末（过三号筛）约 0.5 g，精密称定，置具塞锥形瓶中，精密加入乙醇 25 mL，称定质量，加热回流 30 min，放冷，再称定质量，用乙醇补足减失的质量，摇匀，滤过，取续滤液，即得。

4. 测定法

分别精密吸取对照品溶液与供试品溶液各 10 μL，注入液相色谱仪，测定，即得。

重楼按干燥品计算，含重楼皂苷Ⅰ（$C_{44}H_{70}O_{16}$）、重楼皂苷Ⅱ（$C_{51}H_{82}O_{20}$）和重楼皂苷Ⅶ（$C_{51}H_{82}O_{21}$）的总量不得少于 0.6%。

六、药理作用

（一）抗肿瘤

重楼醇提取物能够将大量胃癌 SGC - 7901 细胞阻滞于 S 期，且呈剂量依赖性。重楼皂苷Ⅰ能够将 3 种膀胱癌细胞株（EJ、BIU - 87、T24 细胞）不同程度阻滞于 G_2/M 期；重楼皂苷Ⅱ则能将 3 种膀胱癌细胞株（EJ、BIU - 87、T24 细胞）不同程度阻滞于 S 期。重楼皂苷Ⅶ可增加肝 HepG2 细胞 Bax/Bcl - 2 蛋白表达量比，提高细胞色素 C（cytochrome C，Cyt C）、半胱氨酸天冬氨酸蛋白酶（caspases）- 3、caspases - 8、caspases - 9 表达，促进细胞外调节蛋白激酶（ERK）、c-Jun 氨基末端激酶（JNK）、p38 丝裂原活化蛋白激酶（p38）磷酸化，显著提高肿瘤抑制蛋白 p53、PTEN 的表达。重楼皂苷可抑制人脐静脉血管内皮细胞 HUVEC、人肠癌 LoVo 细胞的生长，阻止内皮细胞管腔形成，并能促进 LoVo 细胞凋亡。另外，重楼皂苷还对肺癌、乳腺癌、胰腺癌、直肠癌、前列腺癌和宫颈癌等多种肿瘤细胞有抑制作用，其抗肿瘤的作用机制主要包括诱导肿瘤细胞凋亡、抑制肿瘤细胞增殖、抑制肿瘤血管生长、逆转肿瘤细胞多药耐药性等。

（二）抗菌抗病毒

重楼及其提取物具有较强的抗菌作用。重楼正丁醇提取物可抑制白念珠菌生物膜的形成；重楼总皂苷对痤疮丙酸杆菌 NCTC737、痤疮丙酸杆菌 ATCC6919、表皮葡萄球菌、金黄色葡萄球菌均有较强的抑制作用，重楼皂苷Ⅰ、重楼皂苷Ⅱ、重楼皂苷Ⅲ、重楼皂苷Ⅵ、重楼皂苷Ⅶ、重楼皂苷 H 对上述 4 种痤疮病原菌都具有不同程度的抑制作用，其中重楼皂苷Ⅰ的作用最强。

重楼皂苷Ⅰ、重楼皂苷Ⅱ、重楼皂苷Ⅵ、重楼皂苷Ⅶ对 A 型流感病毒（IAV）吸附和侵入靶细胞具有一定的阻断作用，可抑制 IAV 在靶细胞内的增殖，也可直接对 IAV 进行灭活。重楼皂苷Ⅰ可延长 IAV 感染小鼠的存活时间，显著降低 IAV 感染小鼠的死亡率，效果与奥司他韦近似。以重楼为主药的复方有明显抗甲型人流感病毒株 H1N1 及 H3N2、流感病毒 PR8 株的作用，对副流感病毒、呼吸道合胞病毒、腺病毒 3 型等病毒也有一定抑制作用。

（三）抗炎、免疫调节

重楼浓缩煎剂灌胃给予阳离子化牛血清白蛋白（C-BSA）复制的大鼠膜性肾病模型，发现大鼠肾组织中炎症因子 NF-κB p56 蛋白及 mRNA 表达显著下降，减轻了肾小球基底膜免疫复合物沉积。重楼皂苷Ⅱ通过抑制 NF-κB 激活，从而达到抗炎的效果。重楼总皂苷体外作用于结直肠癌 SW80 细胞株，可降低 IL-6 的含量和 STAT3 蛋白的表达，抑制直肠癌 SW80 细胞增殖，表明重楼总皂苷可通过抗炎抑制肿瘤细胞增殖。重楼总皂苷还可显著降低多发骨折-脂多糖所致的大鼠肺毒症并急性肺损伤模型血清炎症因子 TNF-α、IL-1β、IL-6 水平。

重楼总皂苷可显著升高裸鼠接种人乳腺癌 MCF-7 细胞的荷瘤裸鼠动物胸腺指数，提高血清中 IFN-γ、IL-2 水平，降低 IL-4 水平，表明重楼总皂苷能够提高荷瘤裸鼠的免疫功能。重楼皂苷Ⅰ、重楼皂苷Ⅱ、重楼皂苷Ⅲ可促进小鼠淋巴细胞增殖效应，增强细胞吞噬能力，增强小鼠的免疫能力。重楼皂苷Ⅱ可升高狼疮性肾炎患者外周血中 T 调节细胞分泌的细胞因子 IL-10、TGF-β 水平，逆转 Th1/Th2 失衡状态，进而增加调节性 T 细胞的免疫抑制作用。

（四）保肝

重楼具有肝脏保护作用。重楼醇提取物中的石油醚、正丁醇、乙酸乙酯、水 4 种溶剂萃取物可不同程度的降低 CCl_4 诱导的急性肝损伤小鼠血清门冬氨酸氨基转移酶（AST）、丙氨酸氨基转移氨酶（ALT）和肝脏组织中丙二醛（MDA）的含量，增强肝组织中超氧化物歧化酶（SOD）和谷胱甘肽过氧化物酶（GSH-Px）活性，改善肝脏病理变化，其中正丁醇作用效果最好。重楼皂苷提取物可显著降低肝纤维化模型大鼠血清 AST、ALT 水平及Ⅳ型胶原、Ⅲ型前胶原、层粘连蛋白和透明质酸水平，以及肝组织中羟脯氨酸含量，呈现出降酶保肝、逆转肝脏纤维化的作用。对微囊藻毒素浸染所致肝损伤小鼠的研究发现，重楼薯蓣皂苷类、偏诺皂苷类化合物可显著降低模型小鼠的肝脏指数，逆转微囊藻毒素所致的肝损伤。

（五）抗氧化

氧化应激可引起组织结构和功能损伤，其参与多种疾病的发生与发展过程。重楼醇提取物可通过保护细胞周期正常进行、抑制凋亡蛋白 caspase-3 介导的凋亡信号转导通路实现抗 H_2O_2 造成的脐静脉内皮细胞的氧化损伤作用。重楼总皂苷提取物能有效清除·OH 自由基和 O_2^- 自由基，抑制脂质过氧化作用，降低 MDA 水平，从而起到抗氧化作用。重楼皂苷发挥抗氧化作用的机制主要包括其酚羟基与自由基结合，减少羟自由基的产生，或降低自由基活性。重楼的抗氧化作用可能是其具有保肝、抗肿瘤的作用机制之一。

（六）其他作用

不同剂量的重楼水提液对正常小鼠及新斯的明、阿托品、肾上腺素诱导的胃肠运动障碍小鼠模型胃肠蠕动呈现双向调节作用。重楼皂苷对血小板聚集有直接诱导效应，从而起到止血作用，且存在剂量依赖性。

七、体内过程

目前，未见重楼及其提取物体内过程的相关研究资料。

八、安全性评价

《本草纲目》中记载重楼"有毒"。重楼超量应用可致中毒，表现为对消化系统、神经系统和心脏的毒性，重楼皂苷类成分是其主要毒性成分。重楼皂苷的小鼠灌胃给药半数致死量为 2.68 g/kg，大鼠亚急性毒性试验中总皂苷用量为 265 mg/kg 时，可损失肝线粒体细胞膜，并导致肝细胞坏死。重楼总皂苷具有溶血作用，且溶血强度与剂量相关，其溶血机制可能是其与红细胞膜上的胆甾醇形成复合物，溶解红细胞，从而引起溶血。重楼中的偏诺皂苷、薯蓣皂苷体外均具抗生育活性，二者均能明显抑制雄性小鼠的精子活力。

第十二章 白 及

白及为兰科植物白及［*Bletilla striata*（Thunb.）Reichb. f.］的干燥块茎。白及野生资源稀少，皖西大别山区各地均广泛栽培。白及具有收敛止血、消肿生肌之功效，可用于治疗咯血、吐血、外伤出血及疮疡肿毒。现代研究发现，白及含有多糖、黄酮、联苄、菲类、二氢菲类等化学成分，具有止血、促进伤口愈合、保护胃黏膜、抗菌消炎等作用。

一、基原植物

白及植株可达 60 cm，如图 12-1 所示。假鳞茎扁球形。茎粗壮。叶 4～6 枚，狭长圆形或披针形，长 8～29 cm，宽 1.5～4 cm。花序具 3～10 花。苞片长圆状披针形，长 2～2.5 cm；花紫红或淡红色；萼片和花瓣近等长，狭长圆形；花瓣较萼片稍宽，唇瓣倒卵状椭圆形，长 2.3～2.8 cm，白色带紫红色，唇盘具 5 条纵褶片，侧裂片直立，合抱蕊柱，先端稍钝，宽 1.8～2.2 cm，伸达中裂片 1/3，中裂片倒卵形或近四方形，先端凹缺，具波状齿；蕊柱长 1.8～2 cm。花期 4～5 月。

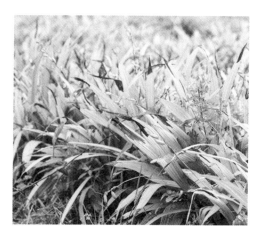

图 12-1 白及

二、白及的栽培与种植

（一）白及的栽培环境

白及在我国长江流域广泛分布。白及喜温暖、阴凉、潮湿的生长环境，不能受到过量阳光照射，适宜土层深厚、肥沃疏松、排水良好、富含腐殖质的沙壤土。所以，种植白及应当选择在海拔 100～1600 m、氢离子浓度指数在 6 左右、温度在 10～28℃且具有优质沙土的地区。同时，还要注意种植区域周围的植被、排水条件等情况。在种植白及前，应对种植地块翻耕至 20 cm，栽培幼苗前再进行浅畦耕作 1 次，将土耙好、整细、整平，作几次高畦施肥，以便今后种植工作的开展。

（二）白及的栽培时间与方法

白及的育苗方式主要为种子繁殖、分株繁殖和块茎繁殖，人们一般更青睐分株繁殖。如果直接将种子播撒到基质盘中，因为白及种子较小，导致出芽率较低，不利于白及的繁殖。分株式的育苗方法主要是通过带腋芽叶的假鳞茎来进行插秧式的栽种，在精心周到地照看下，白及可以持续不断地进行生长繁殖，如果没有特殊情况，通常不会出现白及幼苗大面积死亡的极端现象。块茎繁殖是以优质白及块茎为基础直接进行繁殖的育苗方法。选择大小中等、芽眼数量多、无细小病斑的优良块茎，将其切成大小均匀的小块，每块上至少要留有 1~2 个芽眼，加入适量的草木灰与多菌灵混合均匀，待在切口表面上涂抹适量木炭灰消毒灭菌后方可栽种。

（三）白及的采收时间与方法

白及一般在栽种第四年 9 月到 10 月上旬茎叶枯黄时，就要进行采收。采收时，首先要除去白及地上部分的残茎枯叶，然后使用锄头向下倾斜铲土，把块茎连土一起挖出，抖去附着的泥土，须根不需要摘除。先留下优质块茎做种，余下的去除茎秆再放入箩筐内。之后放入清水缸里浸润 1 h 左右，除去须根、粗皮和泥土，放到已经煮沸的锅中不断搅动，将白及煮至没有白心时再取出。然后将白及在太阳下继续晾晒 2~3 天，表皮变干硬后，用硫黄烟熏 12 h 左右，每 100 kg 的鲜块茎，需要用硫黄 0.2 kg，烘透后，继续晾晒。此后，将白及放入干净的竹篮里，为了使块茎表面保持光滑、洁白，需对其进行敲打与撞击，并且擦拭、抹去块茎表面还未脱尽的皮层组织和黑色须根，然后筛去灰渣即可。最后，将加工好的白及装入塑料编织袋或竹筐内，放置于阴凉、干燥、通风的地方，还要注意防鼠防虫蛀。

（四）白及的水肥管理

白及在幼苗种植之后每年都要进行 3~5 次的施肥。第一次是在满苗后，使用硫酸铵肥水和充分发酵腐熟的粪水进行施肥。第二次是在壮苗期，将过碱性磷酸钙和堆肥搅拌均匀后再进行施肥。在此生长阶段施加叶面肥，白及的生长速度会明显加快，每隔 15 天左右，需要在白及叶面上喷施叶面肥，所以，喷施叶面肥的次数一般在 3 次左右。第三次是等白及生长 7~8 个月后，直接利用秸秆肥料或将人类粪水直接拌入土中形成的有机复合肥。白及的除草次数有严格的要求，通常要保证每年 4 次。第一次在 3~4 月出苗完成后；第二次在 6 月左右幼苗生长较旺盛阶段；第三次一般在 8~9 月；第四次则在收获之前。每次除草都要浅除，避免损伤叶芽和根。白及喜阴，要求土壤相对湿润。在移栽完成后，每过 10 天左右，就要对白及幼苗浇水。整个春季和干旱季节，需要提高浇水的次数，同时在雨季应及时修整田间排灌沟渠，避免积水过多，损害白及根部。

（五）白及的病虫害防治

白及需防治的病害主要是由黑斑病毒入侵或感染导致其根茎等部腐烂的疾病。根部严重腐烂的主要原因是因为根部积水过多，这是一种在雨季中经常发生的病害，所以做好排水工作至关重要。白及的黑斑病主要表现为整个叶片的正反面都会出现淡黄白色或者灰棕色相间的斑点，斑点的颜色会逐渐加深。防治时，应及时控制土壤湿度，将已经出现腐烂或病害现象的植株及时去除。白及的虫害主要有地老虎等，可以通过人工捕捉的方法及时逮杀其成虫或将白僵菌杀虫剂与细土搅拌进行防治。

三、化学成分

（一）多糖

白及多糖是白及主要的生物活性物质，由 D-甘露糖和 D-葡萄糖组成，葡萄糖与甘露糖比例约为1：4。白及多糖是一种水溶性杂多糖，其主要成分是葡萄甘露聚糖，葡萄甘露聚糖又称白及胶、白及甘露聚糖，化学结构式如图12-2所示。

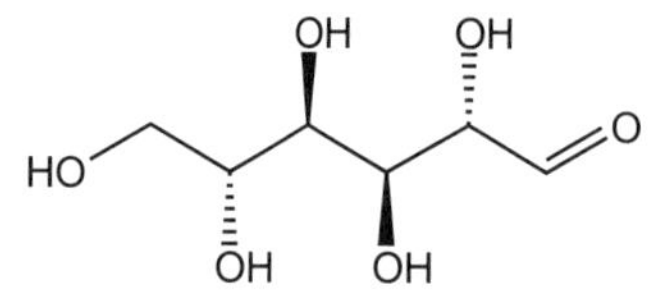

（a）D-甘露糖

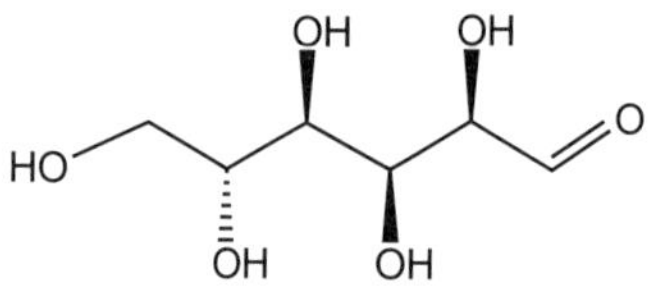

（b）D-葡萄糖

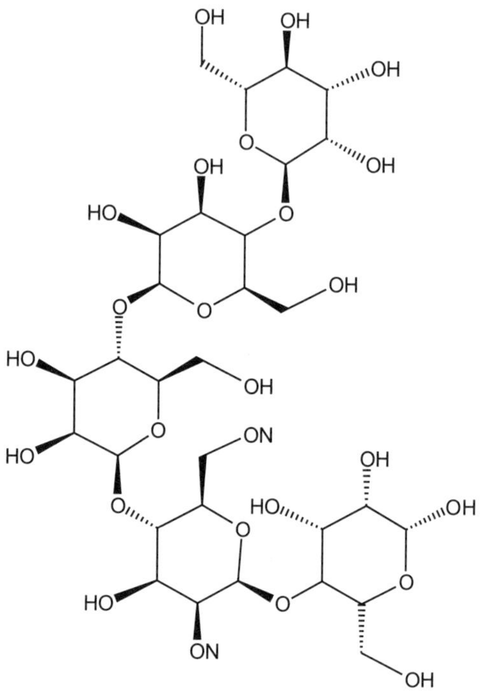

（c）葡萄甘露聚糖

图12-2　白及中多糖化合物的化学结构式

（二）2-异丁基苹果酸葡萄糖氧基苄酯类

2-异丁基苹果酸葡萄糖氧基苄酯类化合物是一类结构较为新颖的化学物，具有益智、延缓衰老、防治老年痴呆的功能。这类化合物具有相同的结构部分，即2-异丁基苹果酸葡萄糖氧基苄酯。目前，从白及中分离得到的此类化合物有1，4-二［4-（葡萄糖氧）苄基］-2-异丁基苹果酸酯、Dactylorhin A、Gymnoside Ⅱ等，化学结构式如图12-3所示。

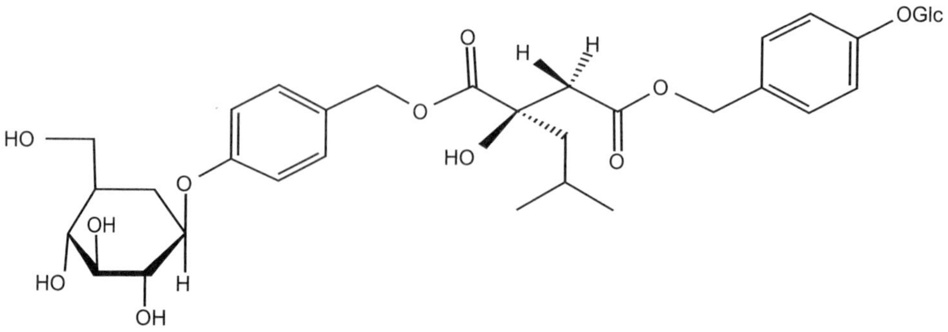

（a）1，4-二[4-（葡萄糖氧）苄基]-2-异丁基苹果酸酯

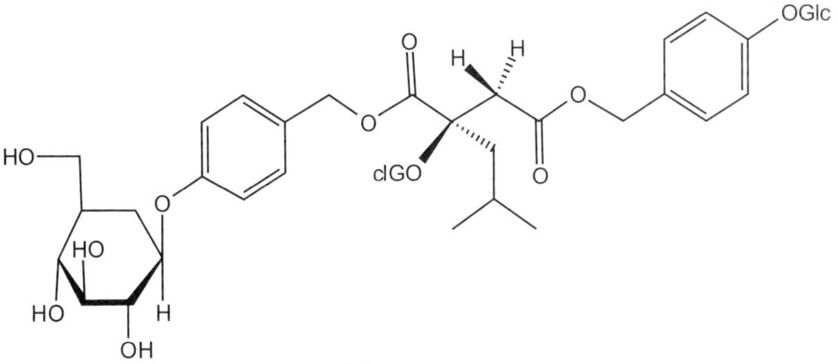

（b）Dactylorhin A

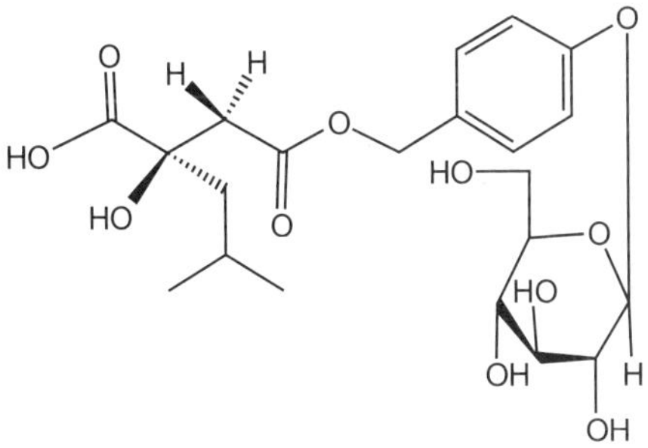

（c）Gymnoside Ⅱ

图 12-3 白及中 2-异丁基苹果酸葡萄糖氧基苄酯类化合物的化学结构式

（三）联苄化合物

联苄化合物是具有 1，2-二苯乙烷母核或其聚合物的天然产物的总称。由于苯环间连接方式（C-C 或 C-O）和连接位置的不同，所以其结构类型多样。联苄化合物具有多种生物活性，如植物生长调节活性、抗菌活性、抗病毒活性、抗氧化活性及细胞毒活性等。目前从白及中分离得到的联苄类化合物有 5′，4″，5‴，-三羟基-3，3′，5″，3‴-四甲氧基二联苄-4，3′-醚、shancigusin B、shanciguol，化学结构式如图 12-4 所示。

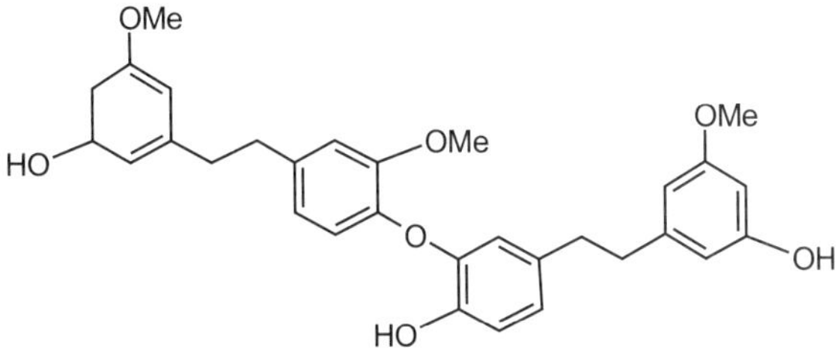

（a）5′，4″，5‴，-三羟基-3，3′，5″，3‴-四甲氧基二联苄-4，3′-醚

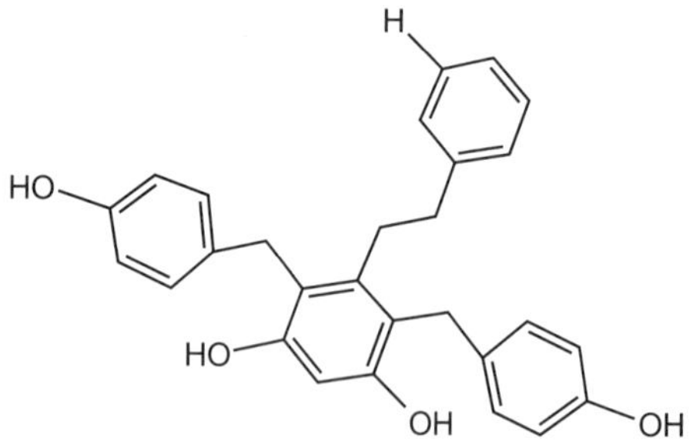

（b）shancigusin B

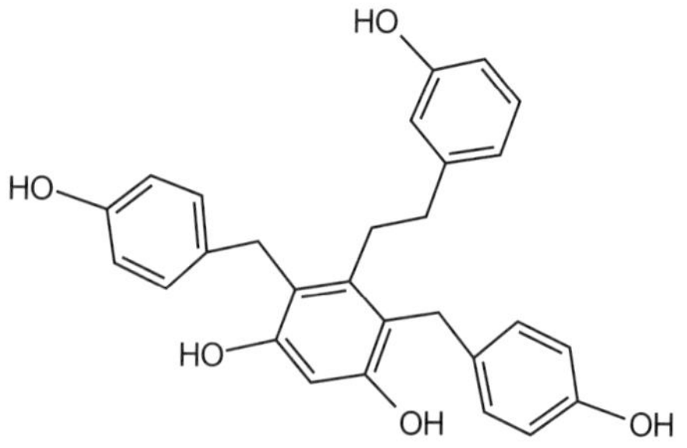

（c）shanciguol

图 12-4　白及中联苄类化合物的化学结构式

（四）菲类

菲类化合物包括还原后的二氢菲也是白及中分离得到较多的一类活性成分，具有抗炎、抗癌等药理活性，主要包括 7-羟基-2，4-二甲氧基菲、2，7-二羟基-3，5-二甲氧基-9，10-二氢菲、Bletilols A、Shanciol，化学结构式如图 12-5 所示。

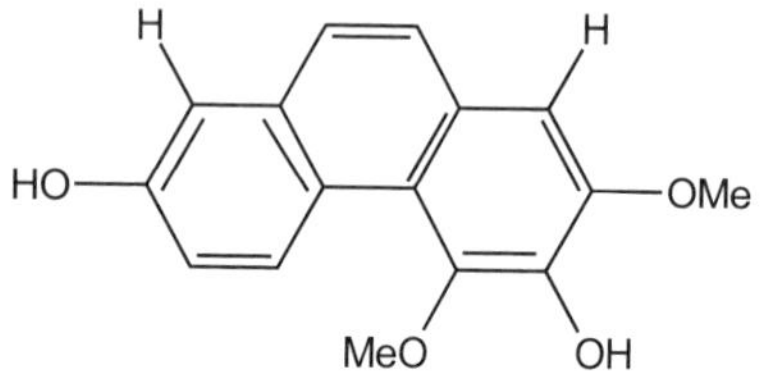

（a）7-羟基-2，4-二甲氧基菲

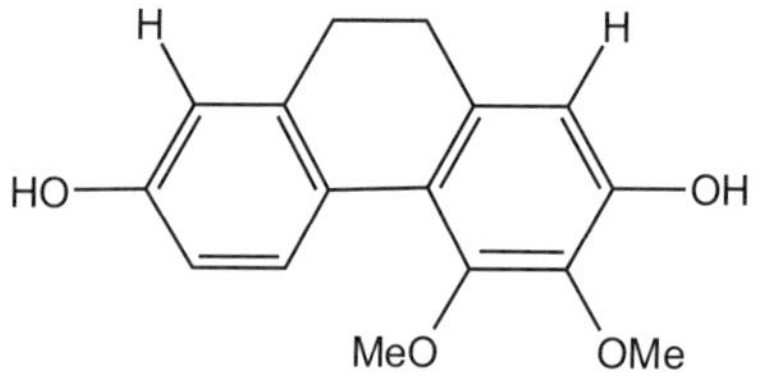

（b）2，7-二羟基-3，5-二甲氧基-9，10-二氢菲

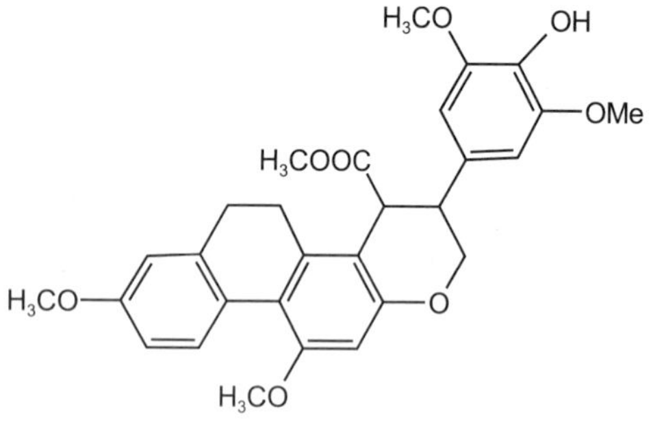

（c）Bletilols A

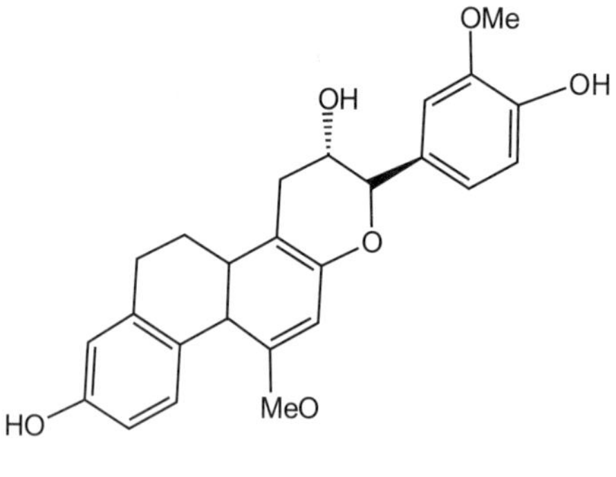

（d）Shanciol

图 12-5　白及中菲类及二氢菲的化学结构式

白及中的联菲类化合物是由简单的两个菲类或两个二氢菲类或是一个简单菲类和一个简单二氢菲类连接而成的一类化合物，多连接有羟基和甲氧基，主要包括 Bleformin D、3′，7′，7-三羟基-2，2′，4′-三甲氧基-[1，8′-联菲]-3，4-二酮、白及联菲 A、白及联菲 B 等，化学结构式如图 12-6 所示。

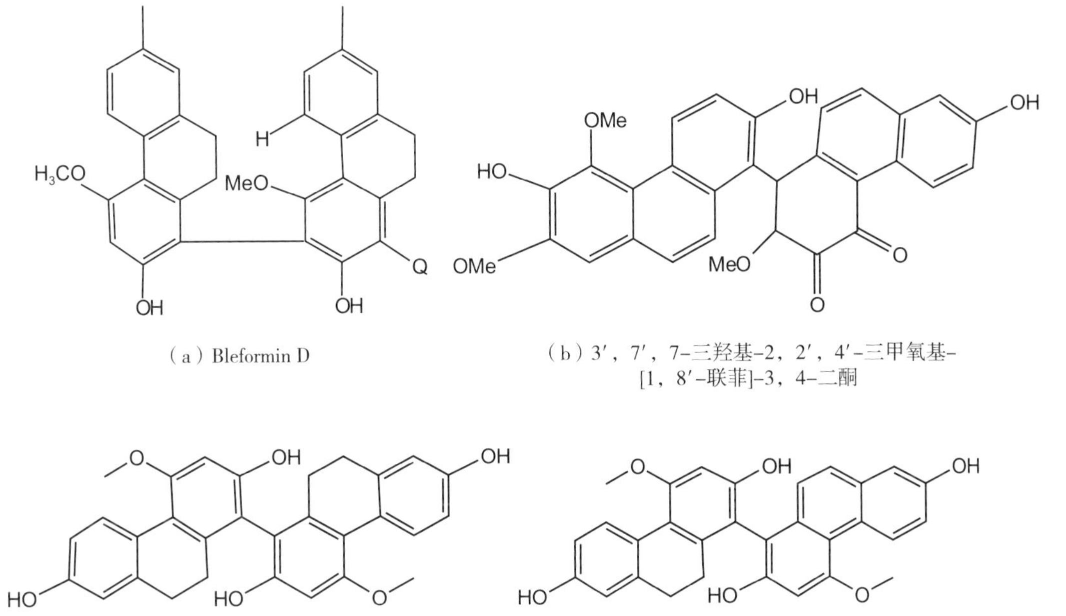

（a）Bleformin D

（b）3′，7′，7-三羟基-2，2′，4′-三甲氧基-
[1，8′-联菲]-3，4-二酮

（c）白及联菲A

（d）白及联菲B

图 12-6　白及中联菲类化合物的化学结构式

四、药物制剂

《中华人民共和国药典（2020 年版）》收载的基于白及制成的制剂主要有 3 种。

（一）胃康胶囊

取白及 64 g、海螵蛸 63 g、香附 64 g、黄芪 63 g、白芍 64 g、三七 64 g、鸡内金 38 g、鸡蛋壳（炒焦）1 g、乳香 32 g、没药 15 g、百草霜 13 g。以上 11 味，白及、海螵蛸、鸡内金、鸡蛋壳（炒焦）、乳香、没药、百草霜粉碎成细粉；三七、香附粉碎成粗粉，用 75%～80%乙醇作溶剂，缓缓渗漉，收集渗漉液，回收乙醇，浓缩至稠膏状，残渣加水煎煮 3 次，滤过，合并滤液，浓缩至稠膏状；黄芪、白芍加水煎煮 3 次，滤过，合并滤液，浓缩至稠膏状。合并上述稠膏，加入上述细粉，混匀，制成颗粒，干燥，装入胶囊，制成 1000 粒，即得。

（二）羊胆丸

取羊胆干膏 53 g、百部 150 g、白及 200 g、浙贝母 100 g、甘草 60 g。以上 5 味，甘草、白及分别粉碎成细粉；其余羊胆干膏等 3 味粉碎成细粉，过筛，混匀。取部分羊胆干膏等粉末起模，剩余的粉末与白及粉末混匀，用水泛丸，用甘草粉末包衣，干燥，即得。

（三）胃康灵片

取白芍 317.5 g、白及 238.1 g、三七 9.9 g、甘草 317.5 g、茯苓 238.1 g、延胡索 158.7 g、海螵蛸 31.7 g、颠茄浸膏 2.1 g。以上 8 味，白及、三七、海螵蛸粉碎成细粉；

甘草加水煎煮 4 次，第一、二次各 3 h，第三、四次各 2 h，合并煎液，滤过，静置 24 h，取上清液，备用；白芍、延胡索、茯苓加水煎煮 2 次，第一次 3 h，第二次 2 h，合并煎液，滤过，静置 24 h，取上清液，与上述上清液合并，浓缩成相对密度为 1.34～1.39（55～60℃）的清膏，加入上述细粉及颠茄浸膏，混匀，制成颗粒，干燥，压制成 1000 片，包薄膜衣，即得。

五、质量评价

（一）鉴别

1. 显微鉴别

白及粉末淡黄白色。表皮细胞表面观垂周壁波状弯曲，略增厚，木化，孔沟明显。草酸钙针晶束存在于大的类圆形黏液细胞中，或随处散在，针晶长 18～88 μm。纤维成束，直径 11～30 μm，壁木化，具人字形或椭圆形纹孔；含硅质块细胞小，位于纤维周围，排列纵行。梯纹导管、具缘纹孔导管及螺纹导管直径 10～32 μm。糊化淀粉粒团块无色。

2. 薄层鉴别

取白及粉末 2 g，加 70％甲醇 20 mL，超声处理 30 min，滤过，滤液蒸干，残渣加水 10 mL 使溶解，用乙醚振摇提取 2 次，每次 20 mL，合并乙醚液，挥至 1 mL，作为供试品溶液。另取白及对照药材 1 g，同法制成对照药材溶液。照薄层色谱法试验，吸取供试品溶液 5～10 μL、对照药材溶液 5 μL，分别点于同一硅胶 G 薄层板上，以环己烷-乙酸乙酯-甲醇（6∶2.5∶1）为展开剂，展开，取出，晾干，喷以 10％硫酸乙醇溶液，在 105℃加热数分钟，放置 30～60 min。供试品色谱中，在与对照药材色谱相应的位置上，显相同颜色的斑点；置紫外光灯（365 nm）下检视，显相同的棕红色荧光斑点。

（二）检查

1. 水分

《中华人民共和国药典（2020 年版）》规定水分不得过 15％。

2. 总灰分

《中华人民共和国药典（2020 年版）》规定总灰分不得过 5％。

3. 二氧化硫残留量

《中华人民共和国药典（2020 年版）》规定照二氧化硫残留量测定法测定，不得过 400 mg/kg。

（三）含量测定

《中华人民共和国药典（2020 年版）》规定采用高效液相色谱法测定。

1. 色谱条件与系统适用性试验

以十八烷基硅烷键合硅胶为填充剂；以乙腈-0.1％磷酸溶液（22∶78）为流动相，检测波长为 223 nm。理论板数按 1，4-二［4-（葡萄糖氧）苄基］-2-异丁基苹果酸酯峰计算应不低于 2000。

2. 对照品溶液的制备

取 1，4-二〔4-（葡萄糖氧）苄基〕-2-异丁基苹果酸酯对照品适量，精密称定，加稀乙醇制成每 1 mL 含 0.15 mg 的溶液，即得。

3. 供试品溶液的制备

取白及粉末（过三号筛）约 0.2 g，精密称定，置具塞锥形瓶中，精密加入稀乙醇25 mL，称定质量，超声处理（功率 300 W，频率 37 kHz）30 min，放冷，再称定质量，用乙醇补足减失的质量，取上清液滤过，即得。

4. 测定法

分别精密吸取对照品溶液与供试品溶液各 10 μL，注入液相色谱仪，测定，即得。

白及按干燥品计算，含 1，4-二〔4-（葡萄糖氧）苄基〕-2-异丁基苹果酸酯（$C_{34}H_{46}O_{17}$）不得少于 2%。

六、药理作用

白及具有收敛止血、消肿生肌的功效，现代研究主要从止血、保护黏膜、促进创口愈合、抑菌消炎等方面对其功效进行了探讨，如图 12-7 所示。

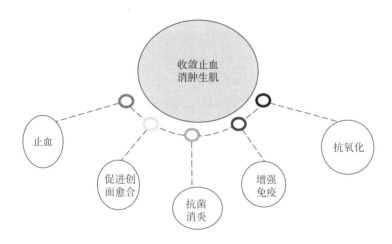

图 12-7 白及"收敛止血，消肿生肌"的现代生物学基础

（一）止血

白及粉及白及不同提取物，如多糖、黄酮类、菲类等均具有一定的止血作用，其中水溶性多糖是其主要的止血成分，水提醇溶性成分也具有止血作用。研究发现白及多糖能够显著缩短大、小鼠出血及凝血时间，促进动物的凝血和止血。对临床出血性疾病如消化性溃疡、呼吸道出血、阴道出血及鼻部出血等具有较好的止血作用。在治疗消化道出血时，白及多糖由于黏度大，可在胃内吸水膨胀形成糊状物，附着在受损黏膜表面形成一层保护膜，从而抑制出血；在治疗外伤出血时，白及多糖可吸附血液形成聚合物，在创伤表面发挥止血作用。白及多糖的止血功能可能与其激活了动物内源性和外源性凝血系统，促进血小板聚集和缩短凝血酶原时间，促进血细胞聚集和血浆黏度升高，激活血液纤溶系统等

有关。

（二）保护胃黏膜

白及能在胃黏膜表面形成一层保护膜阻挡胃酸、胃蛋白酶的侵袭。白及多糖能降低无水乙醇、醋酸致胃溃疡小鼠模型的血清 MDA 水平，提高 SOD 活性，增强胃黏膜抗氧化作用，减轻黏膜损伤；同时减少炎症介质渗出，促进溃疡面周围组织细胞增生，促进小鼠溃疡面修复。高、中、低剂量的白及多糖对水浸束缚法胃溃疡大鼠模型的溃疡抑制百分率分别为 65.23％、63.16％、28.34％，表明白及多糖修复胃溃疡黏膜的速度与剂量有关。

（三）促进伤口愈合

白及及其提取物能促进肉芽组织增生、毛细血管新生及胶原纤维生成，促进伤口愈合。白及多糖能增加细胞外基质胶原蛋白分泌，诱导肌腱细胞增殖，促进肌腱愈合；提取多糖后的白及提取液能通过抗氧化、抗感染、促进创面增生来促进烧伤创面的愈合；白及酚类成分还能减少瘢痕组织形成；白及胶是多分子、水溶性杂多糖，易吸收，可显著加快伤口愈合，且对身体无不良反应，因此，常将白及胶作为重组人表皮生长因子的载体，用于内镜下黏膜剥离术形成的术后溃疡，促进创面表皮细胞增生，加速伤口愈合。

（四）调节免疫功能

白及多糖可通过提高巨噬细胞吞噬功能，促进免疫调节因子释放及抗体合成，增强机体的免疫能力。白及多糖能显著提高环磷酰胺致免疫功能低下小鼠的吞噬指数，与左旋咪唑相当；$3 \mu g/mL$ 白及多糖可显著提升刀豆蛋白（concanavalin A，Con A）诱导的小鼠 T 淋巴细胞增殖的能力及 LPS 诱导的小鼠 B 淋巴细胞增殖的能力，以提高小鼠非特异性和特异性免疫功能。白及多糖可降低小鼠体内 AST、ALT 活性，减轻肝损伤，缓解 Con A 导致的免疫性肝损伤。

（五）抗菌消炎

白及提取物及有效成分均有较好的抗菌作用。白及水提取物 125 mg/mL 浓度以上可抑制变形链球菌的生长繁殖。白及乙醇提取液对金黄色葡萄球菌、枯草芽孢杆菌、人型结核杆菌有抑制作用。白及多糖能够抑制大肠杆菌、金黄色葡萄球菌、变形杆菌等细菌感染，白及葡萄甘露聚糖对白色念珠菌、石膏样癣菌、变形链球菌有较强抑制作用。白及联苄衍生物能明显抑制金黄色葡萄球菌、枯草芽孢杆菌、耐甲氧西林金黄色葡萄球菌活性。

（六）抗肿瘤

白及提取物及白及胶被制成细粒，可用作血管栓塞剂，能栓塞直径 $200 \sim 400 \mu m$ 的血管，能阻断大面积的肿瘤组织血供，阻止肿瘤新生血管形成，栓塞时间长久可靠，能有效抑制肝癌的生长和复发。白及提取物可通过抑制肿瘤血管内皮生长因子与其受体的结合而抑制肿瘤血管生成。白及多糖能刺激荷瘤小鼠脾脏中 $CD4^+$ T 细胞扩增，抑制肿瘤异种移植物的生长。白及多糖还作为载体，向肿瘤部位递送抗肿瘤药物，增强抗肿瘤效果。

（七）其他

白及总酚可通过清除自由基而起到抗氧化作用，也可通过抑制酪氨酸酶活性，减少黑色素生成而起到美白作用。白及多糖可显著提高骨髓造血功能低下小鼠的外周血白细胞数、骨髓有核细胞数、脾集落形成细胞数，从而改善骨髓造血功能，促进造血。

七、体内过程

白及中的化学成分 Militarine 灌胃给予大鼠，主要在大鼠十二指肠吸收，经肝脏代谢，可随胆汁、尿液、粪便排泄。

八、安全性评价

白及多糖胶对人体皮肤安全无刺激。白及主要活性成分 Militarine 溶液对斑马鱼胚胎有发育毒性，主要表现在使斑马鱼胚胎神经系统受损、心脏组织发育异常，其毒性与剂量、作用时间有关。

第十三章　厚　朴

厚朴为木兰科植物厚朴（*Magnolia officinalis* Rehd. et Wils.）或凹叶厚朴（*Magnolia officinalis* Rehd. et Wils. var. *biloba* Rehd. et Wils.）的干燥干皮、根皮及枝皮。厚朴具有燥湿消痰、下气除满之功效，常用于胸脘闷胀、纳谷不香、腹痛腹胀等证的治疗。厚朴中含有酚类、挥发油、生物碱、黄酮等多种化学成分，具有调节胃肠运动、抗抑郁、抗痴呆、抗肿瘤、保护心脑血管、抗炎等作用。

一、基原植物

（一）厚朴

厚朴为落叶乔木，如图 13-1 所示，高可达 15 m；树皮厚，紫褐色，油润而带辛辣味；枝粗壮，开展，幼枝淡黄色，有绢状毛；顶芽大，狭卵状圆锥形，长 4～5 cm。叶革质，倒卵形或倒卵状椭圆形，长 20～45 cm，宽 10～24 cm，顶端圆形、钝尖或短突尖，基部楔形或圆形，全缘而微波状，下面有白色粉状物；叶柄长 2.5～4.5 cm。花与叶同时开放，单生于幼枝顶端，白色，有芳香，直径约 15 cm；花被片 9～12 或更多。聚合果长椭圆状卵形，长约 12 cm；蓇葖木质。花期 5～6 月，果期 8～10 月。

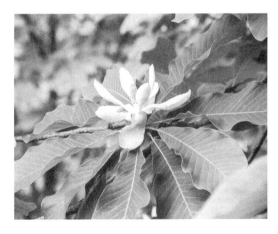

图 13-1　厚朴

（二）凹叶厚朴

与厚朴不同之处在于叶先端凹缺，成 2 钝圆的浅裂片，但幼苗之叶先端钝圆，并不凹缺；聚合果基部较窄。花期 4～5 月，果期 10 月。

二、厚朴的栽培与种植

（一）厚朴的栽培环境

厚朴性喜凉爽、湿润、多云雾、相对湿度大的气候环境。严寒、酷暑及连雨天气，都对其生长发育不利。厚朴通常混生在亚热带落叶阔叶林中，根系发达粗壮，生长速度快，生命力极为顽强。因此，种植厚朴应选择海拔为 500～1500 m、年平均气温为 14～20℃、年降水量为 800～1400 mm，且土层深厚、土壤肥沃、土质疏松的山区向阳坡地。这样可以使厚朴获得充足的阳光，而且坡地排水性较好，可以在一定程度上防止积涝灾害的产生。

（二）厚朴的育苗时间与方法

厚朴种子通常于 9～10 月成熟，宜挑选生长 15 年以上的健壮母树进行采种。当种子成熟时，可以将种子连着果柄全部采摘下来，然后于果皮新鲜时脱粒。选择种子时，应选择果形大、整齐饱满、无病虫害的种子为佳。1 kg 种子约有 3200 粒，发芽率通常为 50%～80%。由于种子外皮含有较多的蜡质，水分难以渗入，导致播种后不易发芽，因此要及时对种子进行进一步的处理。一般以 1 份种子与 3～4 份湿沙混合，用棕片纱布包好后放入干燥的木箱，埋入土中进行密封储藏，次年春天当种子发芽胀裂的时候便可取出用于播种。也可将种子暴晒 1～2 天，不脱粒与湿沙混合密封储藏或是将未脱粒的果实装进干麻袋后放置于室内干燥通风处储藏，来年播种时再脱粒取种。播种前一般将种子放入冷水中浸泡 1～2 天，捞出后放入竹筐中，再放置在浅水内，与粗沙混合搓掉假皮，或使用 30℃ 的温水浸泡 3～4 天后再播种。育苗地以向阳干燥、土壤肥沃的地区为佳。厚朴以条播为主，按行距 25～30 cm 开沟，沟深 3～4 cm，按株距 3 cm 下种 1 粒，每亩的播种量以 12～14 kg 为最佳，播好种子后再覆盖 3 cm 左右细白土，然后盖一层稻草。一般播种后 3 到 4 个月就可以出苗，1 到 2 年或当苗高 30～50 cm 时，就可以移栽。

（三）厚朴的整形与修剪

厚朴属于喜光的药用植物，在生长发育的过程中对光照有着极高的要求，因此应做好厚朴的整形与修剪工作，保证良好的透光性。厚朴在移栽过程中，需要对部分主干枝条进行修剪整形，除去生长状态较差的病弱枝条，保留相对健壮、生长状况良好的枝条。

（四）厚朴的采收时间与方法

通常选择生长 20～25 年的厚朴采剥其树皮，采收一般在 5～6 月进行。皮在被剥下后，会自然卷成筒状。树皮层叠整齐，然后将其放在木甑里，以少量的花椒、明矾和水蒸煮，待木甑上蒸气均匀之后，将其取出堆于阴凉处，铺盖上杂草或者棉絮，使其"发汗" 12～24 h，再取出用麻绳捆绑好两端，紧接着用炭火烘干后即成产品。也可将厚朴皮放置于通风处风干或者先用开水烫至发软后，取出堆积"发汗"，然后再晾晒干透。厚朴以室内风干为佳，油分充足，味香气浓。通常经"三伏天"之后，厚朴充分干燥，打捆即成产品。

（五）厚朴的水肥管理

厚朴在栽种结束后，仍要对其进行管理，其中松土、施肥、除草、浇水等则是最需要注意的管理工作。在移栽和定植两种过程中，极其需要进行按时的松土、中耕、浇水、除草、施肥，清理厚朴苗根茎旁的各种小穗杂草，并且做好施肥、培土工作，确保土壤表层中具有较为充足的营养力，为厚朴的正常成长与发育提供充足的养料。

（六）厚朴的病虫害防治

厚朴常见的病害是叶枯病和根腐病，常见的虫害是天牛和白蚁。叶枯病又被称为灰斑病，主要表现为叶片发黄发黑，最终导致植株枯萎而死。防治叶枯病，应在冬季叶落之后，将病叶彻底清除；在发病期，应人工去除病叶，防止进一步感染；同时使用波尔多液进行喷洒，可有效防止叶枯病的蔓延传播。根腐病常在苗期就会出现，地势低洼积水处则更易发病。患病株根部会腐烂，产生暗黑斑纹，继而死亡。防治根腐病应挑选向阳、排水性好、透光良好的坡地栽种厚朴。天牛主要危害厚朴的地上部分枝干，幼虫还经常钻入树皮下进行各种穿凿，蚕食枝条、树皮，致使植株死亡。防治天牛，可在5～7月捕杀天牛成虫，并一定要在树干裂口处进行一次全面且彻底的清理，以清除其内部的虫卵。对于天牛进入寄主木质部的坑道，可以向其中滴入敌敌畏的原液，再使用二硫化碳封口，如此便可更加有效地杀死幼虫。白蚁会啃食厚朴树根，可用瓶装80％以上的亚砷酸、15％的乙酰水杨酸、5％的硫氧化铁钠溶液的混合药剂，均匀喷洒植株。

三、化学成分

（一）酚类

厚朴的主要成分为酚类化合物，其中含量较高且起主要药效的为厚朴酚与和厚朴酚，约占原药材化学成分的5％左右，两者主要来源于厚朴的枝皮、根皮，也有部分来自树叶。两者的化学结构极为相似，只有一个羟基的位置不同，互为同分异构体。酚类化合物还包括甲基丁香酚等，化学结构式如图13-2所示。

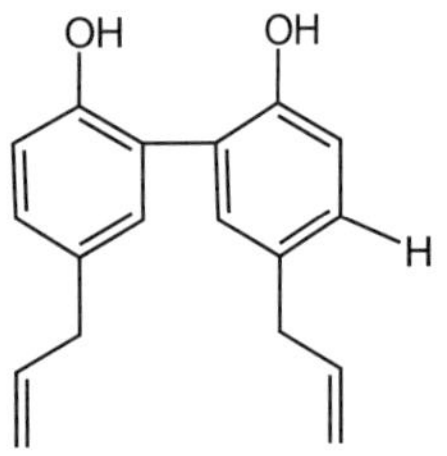

（a）厚朴酚 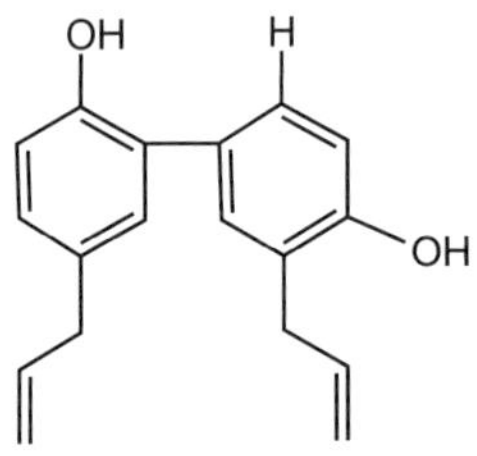　　　　　　（b）和厚朴酚 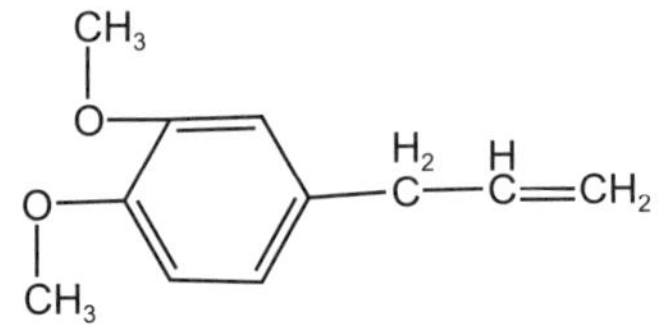　　　　　　（c）甲基丁香酚

图13-2　厚朴中酚类化合物的化学结构式

（二）醛酸

小分子的醛酸类化合物在厚朴中广泛存在，具有较强的生理活性。从厚朴中分离得到的醛酸类化合物有丁香醛、对羟基苯甲醛、芥子醛、咖啡酸、丁香酸、咖啡酸甲酯、松柏醇、松柏醛、木兰酮等，化学结构式如图13-3所示。

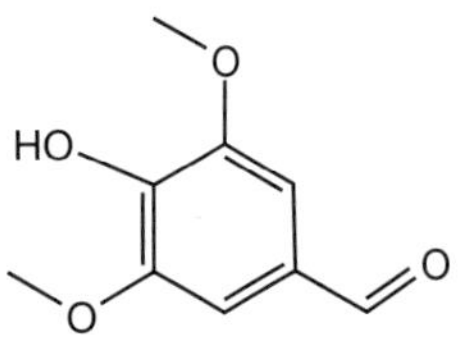

（a）丁香醛 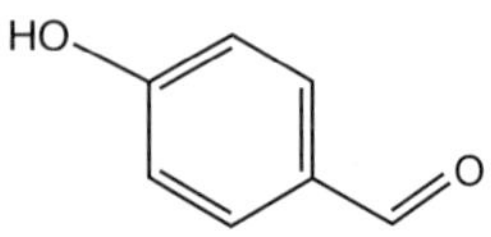　　　　　　（b）对羟基苯甲醛 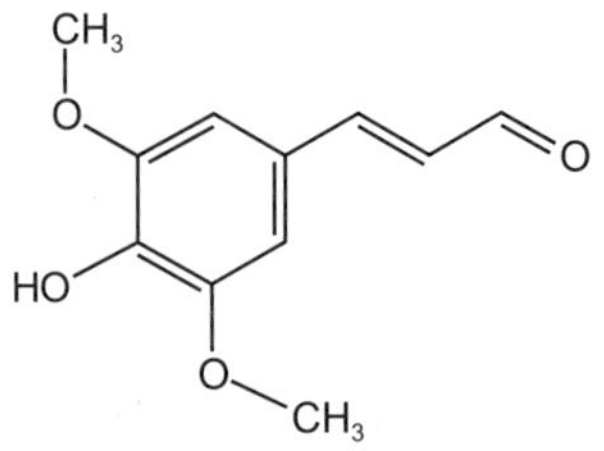　　　　　　（c）芥子醛

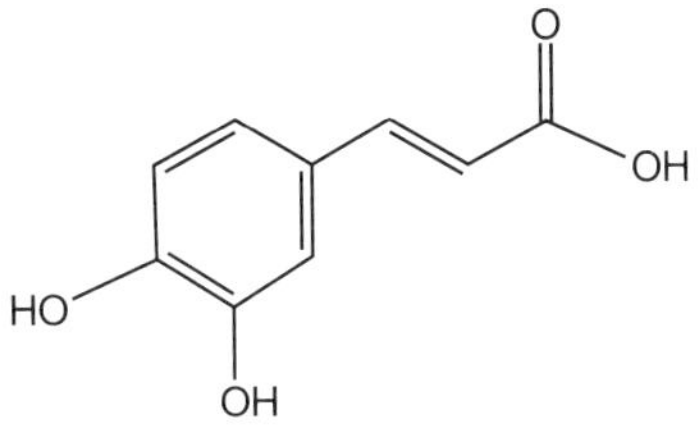

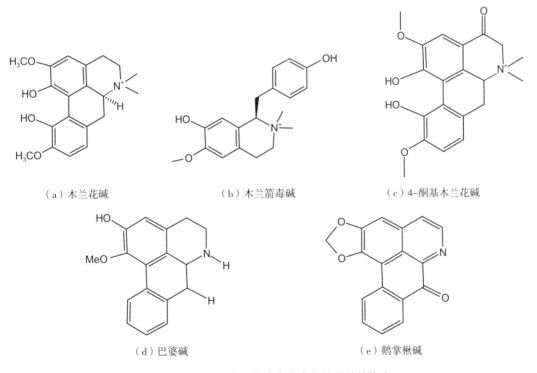

（d）咖啡酸 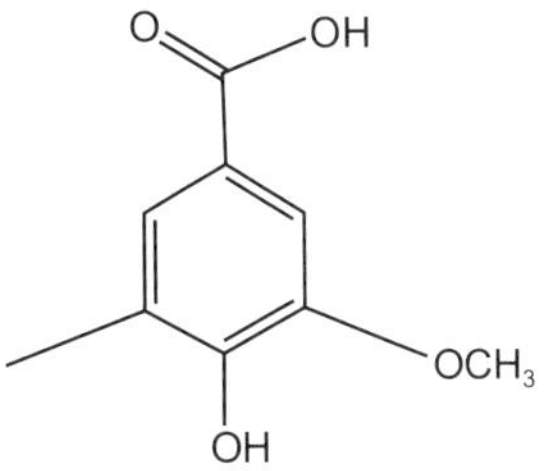　　　　　　　　（e）丁香酸 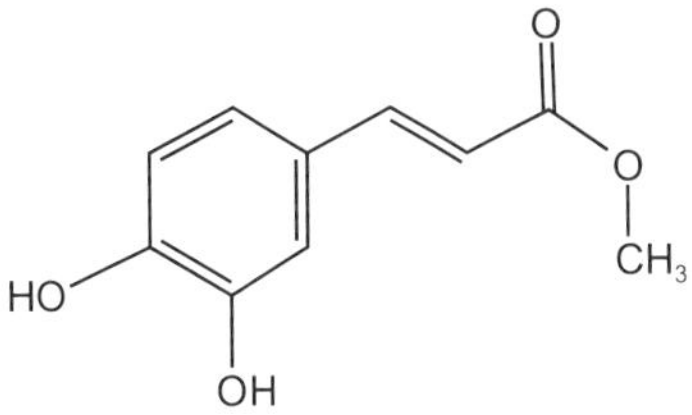　　　　　　　　（f）咖啡酸甲酯

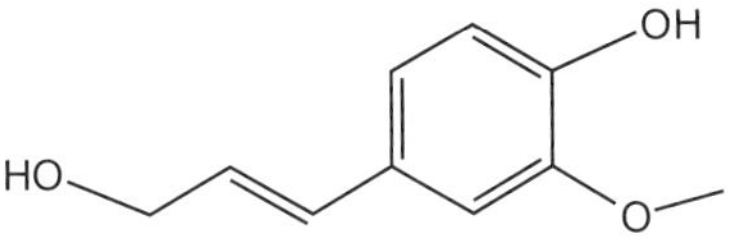

（g）松柏醇 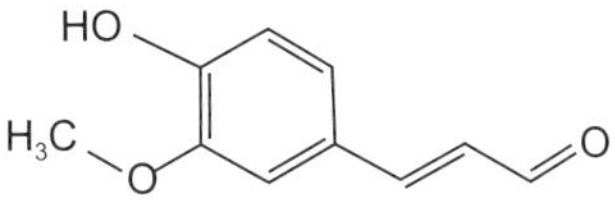　　　　　　　　（h）松柏醛 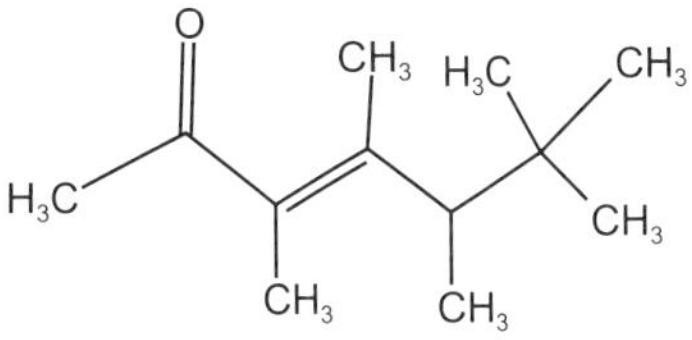　　　　　　　　（i）木兰酮

图 13 - 3　厚朴中醛酸类化合物的化学结构式

（三）生物碱

厚朴中的生物碱类化合物以木兰花碱和木兰箭毒碱为代表，还包括 4 -酮基木兰花碱、巴婆碱、鹅掌楸碱等，化学结构式如图 13 - 4 所示。

（a）木兰花碱　　　　　　　（b）木兰箭毒碱　　　　　　（c）4-酮基木兰花碱

（d）巴婆碱　　　　　　　　　　（e）鹅掌楸碱

图 13 - 4　厚朴中生物碱类化合物的化学结构式

（四）黄酮

从厚朴中分离得到的黄酮类化合物有槲皮苷、阿福豆苷、异鼠李素-3-O-β-D-葡萄糖苷、5,7-二羟基色原酮-7-O-β-D-葡萄糖苷等，化学结构式如图13-5所示。

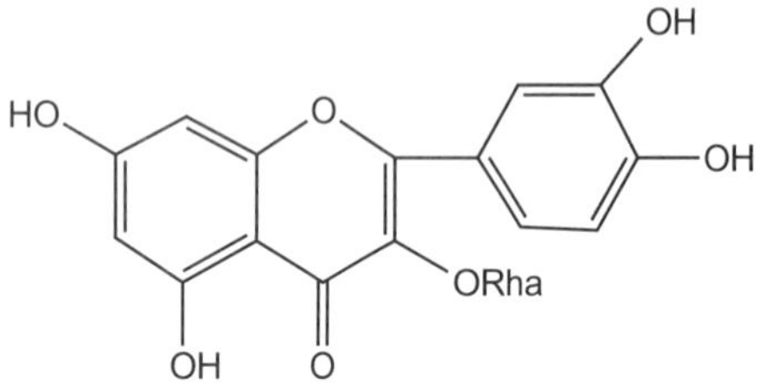

（a）槲皮苷

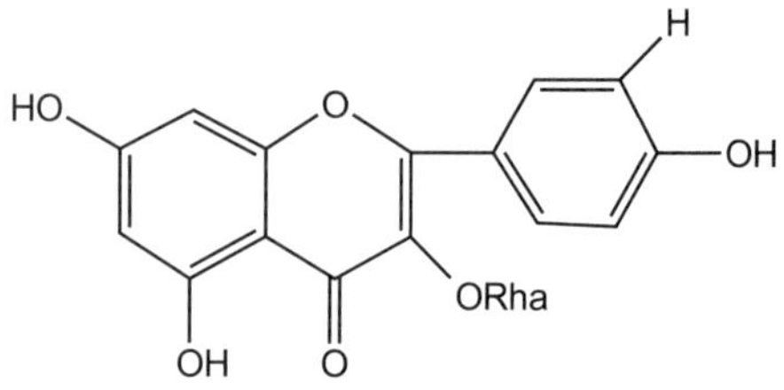

（b）阿福豆苷

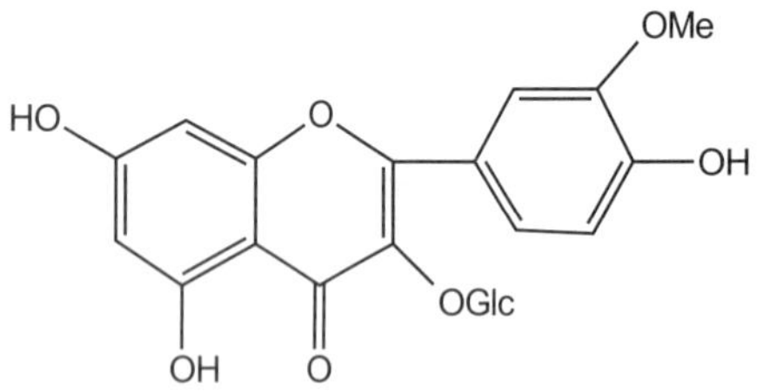

（c）异鼠李素-3-O-β-D-葡萄糖苷

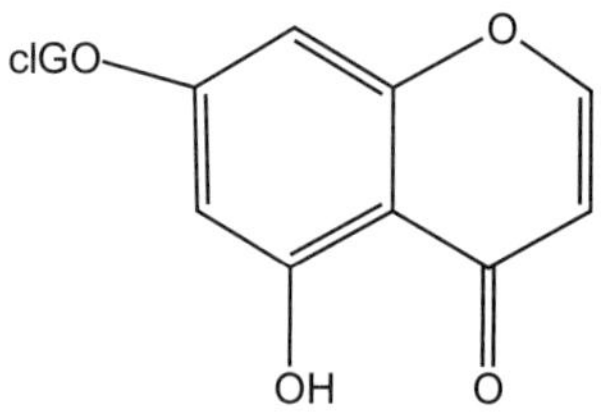

（d）5,7-二羟基色原酮-7-O-β-D-葡萄糖苷

图13-5　厚朴中黄酮类化合物的化学结构式

四、药物制剂

《中华人民共和国药典（2020年版）》收载的基于厚朴制成的制剂主要有3种。

（一）厚朴排气合剂

取姜厚朴300 g、木香200 g、麸炒枳实200 g、大黄100 g。以上4味，姜厚朴、大黄粉碎成最粗粉，加65%乙醇浸泡12 h以上，加热回流提取2次，第一次2.5 h,第二次2 h，收集醇提液，用20%氢氧化钠溶液调节pH值至7.5～8.5，浓缩至相对密度约为1.1（80℃）的清膏，备用。木香加水浸泡1.5 h，水蒸气蒸馏，收集加水量60%的馏出液重蒸馏1次，收集第一次馏液量一半的重蒸馏液，备用。麸炒枳实与木香药渣合并，加水浸泡1.5 h，煎煮2次，第一次2.5 h，第二次2 h，收集水提液，浓缩至相对密度约为1.06（80℃）的清膏，加乙醇使含醇量达70%，静置24 h，滤过，浓缩至相对密度约为1.27（80℃）的清膏，备用。取木香重蒸馏液，在搅拌状态下加入姜厚朴、大黄清膏，木香、枳实清膏与甘油150 mL，混匀，再加入0.1%羟苯乙酯与1.5%甜菊素搅拌使溶解，加水至1000 mL搅匀，80℃保温1 h，冷至室温，立即分装，即得。

（二）藿香正气水

取苍术160 g、陈皮160 g、厚朴（姜制）160 g、白芷240 g、茯苓240 g、大腹皮240 g、生半夏160 g、甘草浸膏20 g、广藿香油1.6 mL、紫苏叶油0.8 mL。以上10味，苍术、陈皮、厚朴（姜制）、白芷分别用 60%乙醇作溶剂，浸渍 24 h 后进行渗漉，前 3 种各收集初漉液 400 mL，后一种收集初漉液 500 mL，备用；继续渗漉，收集续漉液，浓缩后并入初漉液中。茯苓加水煮沸后，80℃温浸 2 次，第一次 3 h，第二次 2 h，取汁；生半夏用冷水浸泡，每 8 h 换水 1 次，泡至透心后，另加干姜 13.5 g，加水煎煮 2 次，第一次 3 h，第二次 2 h；大腹皮加水煎煮 3 h，甘草浸膏打碎后水煮化开；合并上述提取液，滤过，滤液浓缩至适量。广藿香油、紫苏叶油用乙醇适量溶解。合并以上溶液，混匀，用乙醇与水适量调整乙醇含量，并使全量成 2050 mL，静置，滤过，灌装，即得。

（三）保济丸

取钩藤 34.1 g、菊花 68.2 g、蒺藜 34.1 g、厚朴 136.4 g、木香136.4 g、苍术 136.4 g、天花粉 102.3 g、广藿香 136.4 g、葛根 136.4 g、化橘红 68.2 g、白芷 136.4 g、薏苡仁 170.5 g、稻芽 102.3 g、薄荷 68.2 g、茯苓 272.8 g、广东神曲 136.4 g。以上 16 味，粉碎成细粉，过筛，混匀，用水泛丸，干燥，以胭脂红、滑石粉及红氧化铁的混合物为着色剂和包衣材料，以糊精为黏合剂，包衣，干燥，即得。

五、质量评价

（一）鉴别

1. 显微鉴别

厚朴横切面的木栓层为 10 余列细胞；有的可见落皮层。皮层外侧有石细胞环带，内侧散有多数油细胞和石细胞群。韧皮部射线宽 1～3 列细胞；纤维多数个成束；亦有油细胞散在。

粉末棕色，纤维甚多，直径 15～32 μm，壁甚厚，有的呈波浪形或一边呈锯齿状，木化，孔沟不明显。石细胞类方形、椭圆形、卵圆形或不规则分枝状，直径 11～65 μm，有时可见层纹。油细胞椭圆形或类圆形，直径 50～85 μm，含黄棕色油状物。

2. 薄层鉴别

取厚朴粉末 0.5 g，加甲醇 5 mL，密塞，振摇 30 min，滤过，取滤液作为供试品溶液。另取厚朴酚对照品、和厚朴酚对照品，加甲醇制成每 1 mL 各含 1 mg 的混合溶液，作为对照品溶液。照薄层色谱法试验，吸取上述两种溶液各 5 μL，分别点于同一硅胶 G 薄层板上，以甲苯-甲醇（17∶1）为展开剂，展开，取出，晾干，喷以 1%香草醛硫酸溶液，在 100℃加热至斑点显色清晰。供试品色谱中，在与对照品色谱相应的位置上，显相同颜色的斑点。

3. 指纹图谱鉴别

李振雨等建立了厚朴 UPLC 指纹图谱分析方法。取厚朴粉末（过三号筛）约 1 g，置具塞锥形瓶中，加水 20 mL，加热回流 30 min，放冷，离心 10 min，取上清液蒸干，加甲醇 25 mL，超声处理（功率 250 W，频率 40 kHz）30 min，过滤的供试品溶液。采用 Waters Acquity UPLC BEH C18 色谱柱（100 mm×2.1 mm，1.7 μm）；以乙腈-0.4%磷酸水溶液为流动相；梯度洗脱；流速为 0.4 mL/min；波长为 294 nm；柱温为 30℃；进样量为1 μL。依上述步骤所建立的指纹图谱可用于厚朴的质量控制，如图13-6所示。

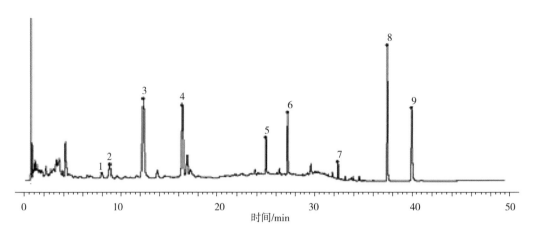

图13-6 厚朴的指纹图谱

（二）检查

1. 水分

《中华人民共和国药典（2020年版）》规定水分不得过15%。

2. 总灰度

《中华人民共和国药典（2020年版）》规定总灰分不得过7%，酸不溶性灰分不得过3%。

（三）含量测定

《中华人民共和国药典（2020年版）》规定采用高效液相色谱法测定。

1. 供试品溶液的制备

取厚朴粉末（过三号筛）约0.2 g，精密称定，置具塞锥形瓶中，精密加入甲醇25 mL，摇匀，密塞，浸渍24 h，滤过，精密量取续滤液5 mL，置25 mL量瓶中，加甲醇至刻度，摇匀，即得。

2. 对照品溶液的制备

取厚朴酚对照品、和厚朴酚对照品适量，精密称定，加甲醇分别制成每1 mL含厚朴酚40 μg、和厚朴酚24 μg的溶液，即得。

3. 色谱条件与系统适用性试验

以十八烷基硅烷键合硅胶为填充剂；以甲醇-水（78∶22）为流动相；检测波长为294 nm。理论板数按厚朴酚峰计算应不低于3800。

4. 测定法

分别精密吸取上述两种对照品溶液各4 μL与供试品溶液3～5 μL，注入液相色谱仪，测定，即得。

厚朴按干燥品计算，含厚朴酚（$C_{18}H_{18}O_2$）与和厚朴酚（$C_{18}H_{18}O_2$）的总量不得少于2%。

六、药理作用

（一）对消化系统的作用

1. 改善胃肠运动障碍

厚朴及厚朴叶提取物，以及厚朴的有效成分厚朴酚均能促进胃排空、小肠推进，提高血清胃泌素水平，降低溃疡率等；厚朴苷 A 可通过提高大鼠肠推进率，促进胃动素分泌，提高降钙素基因相关蛋白表达，并减少 5-羟色胺、血管活性肠肽的分泌，降低一氧化氮合酶（nitric oxide synthase，NOS）活性，调节肠道菌群失调，从而改善功能性消化不良；厚朴酚可以提高小鼠 SOD 活力，降低 MDA、NO 水平，改善脓毒症所致的胃肠运动障碍。

2. 抗腹泻

厚朴不同提取物均有显著的抗腹泻作用。厚朴叶水提取物、醇提取物对蓖麻油所致腹泻具有显著抑制作用，且存在一定的量效关系；厚朴水提取物、醇提取物，以及厚朴酚、和厚朴酚均对番泻叶致小鼠腹泻有明显的对抗作用；厚朴酚、和厚朴酚可显著降低大黄致腹泻小鼠小肠炭末推进率，且厚朴酚的作用优于和厚朴酚，其作用机制可能是通过控制上皮细胞的钙离子转运过程，进而达到抗腹泻的效果。

3. 保肝

厚朴主要有效成分和厚朴酚可明显降低四氯化碳诱导的小鼠 ALT、AST、ALT 活性，减少 TNF-a、IL-6、干扰素的释放，降低模型小鼠的肝纤维化程度。厚朴酚还能抗免疫性肝损伤导致的肝纤维化。

（二）对神经系统的作用

厚朴具有中枢抑制、抗抑郁、抗癫痫、抗脑缺血、抗痴呆等作用，可能与其主要活性成分和厚朴酚易于通过血脑屏障有关。

1. 中枢抑制作用

厚朴及其有效成分可呈剂量依赖性的中枢抑制作用，从而起到镇静催眠、抗焦虑和解热镇痛的作用。厚朴酚与和厚朴酚可通过促进 GABA 的生物合成、β-内啡肽的释放，激动大麻素受体1，对抗中枢兴奋性神经递质谷氨酸和 N-甲基-D-天冬氨酸（N-methyl-D-aspartate，NMDA）的兴奋作用，抑制神经细胞 Na^+ 内流、5-羟色胺（5-hydroxytryptamine，5-HT）的释放和 PG 合成，产生中枢抑制和解热镇痛作用。

2. 抗抑郁

厚朴叶及其醇提取物可提高脑内 5-HT 和去甲肾上腺素（noradrenaline，NA）等单胺类神经递质的释放，清除自由基，增加脑源性神经营养因子，促进海马神经元再生，调节下丘脑-垂体-肾上腺轴功能。和厚朴酚能修复海马糖皮质激素受体2，抑制 NMDA 受体，并能促进色氨酸转化为 5-HT，提高大脑中 5-HT 水平，起到抗抑郁作用。厚朴酚通过促进抑郁小鼠海马神经元再生，显著增加小鼠自发活动次数，提高小鼠的基础糖水偏好值、抗疲劳能力等，产生抗抑郁作用。

3. 抗癫痫

厚朴酚可通过上调 B 淋巴细胞瘤-2（Bcl-2）表达和降低 Bcl-2 相关 X 蛋白（Bax）表达，阻止细胞凋亡，上调大鼠海马组织中脑源性神经营养因子（BDNF）水平，保护海马神经元，延长癫痫发作的潜伏期，减少发作次数，降低发作级别，有效抑制癫痫发作。

4. 抗痴呆

厚朴及其提取物对动物实验性痴呆具有较好的缓解作用，厚朴乙醇提取物、4-0-甲基和厚朴酚可抑制模型小鼠脑中乙酰胆碱酯酶（acetylcholinesterase，AChE）活性，有效改善模型小鼠记忆及行为能力；厚朴酚可明显促进血管性痴呆大鼠脑组织中多巴胺（dopamine，DA）、去甲肾上腺素、5-HT 等神经递质的释放，抑制氧化应激反应，增强脑组织抗氧化能力，显著改善其学习记忆及行为能力。

5. 抗脑缺血

厚朴及其提取物可通过清除自由基，拮抗 NO 神经毒作用，减少乳酸堆积，抑制能量耗竭，抑制神经细胞凋亡等抗脑缺血损伤。和厚朴酚静脉注射可降低脑缺血再灌注犬血栓素 B_2（thromboxane B_2，TXB_2）水平，抑制血栓形成而减轻脑缺血损伤。通过灌胃给予实验动物和厚朴酚，可减轻脑缺血再灌注损伤大鼠脑水肿。静脉注射和厚朴酚可增加脑血流量，并联合其抗氧化、抑制中性粒细胞浸润等作用减轻脑组织炎性损伤，从而起到抗脑缺血作用。

（三）对心血管系统的作用

1. 降血压

厚朴及其主要化学成分厚朴酚与和厚朴酚能明显降低自发性高血压大鼠血压，其作用机制主要与扩张血管有关，也与其抗炎、抗氧化特性有助于保护血压有关。和厚朴酚能降低模型小鼠血压，同时降低其血肌酐、尿肌酐、尿素氮、尿白蛋白水平，表明其能改善肾脏功能，减轻高血压性肾损伤。

2. 改善心功能

厚朴的主要有效成分厚朴酚能通过调节 PPARγ 和 NF-κB 的表达，降低小鼠心肌组织中 IL-6、TNF-α 表达，缓解心肌组织炎症反应，降低心指数，逆转力竭运动小鼠心肌肥大等。另一主要有效成分和厚朴酚能通过减少细胞内游离钙及减轻钙超载改善心肌缺血再灌注时心肌损伤，改善缺血再灌注时心律失常，拮抗心肌缺血再灌注导致的心功能下降。

（四）抗肺损伤

厚朴的主要有效成分厚朴酚及和厚朴酚均可拮抗实验性急性肺损伤，作用机制可能与其通过抗氧化作用，抑制炎症因子释放，调节机体免疫功能有关。厚朴酚能通过减轻肺纤维化大鼠的肺组织纤维化程度达到抗肺纤维化作用。和厚朴酚能通过抑制氧化应激、减少炎症因子的释放及羟脯氨酸的含量、改善肺组织病理状态等减轻脂多糖诱导的急性肺损伤及肺纤维化。

（五）降血糖

厚朴酚灌胃 4 周后，能明显降低链脲佐菌素诱导的 2 型糖尿病大鼠空腹血糖，刺激胰岛素分泌，缓解胰岛损伤，延缓了 2 型糖尿病发展；厚朴酚也对 1 型糖尿病小鼠的心肌损伤具有缓解作用。和厚朴酚能激活胰岛素信号通路，刺激胰岛素分泌，降低 2 型糖尿病小鼠血糖。

（六）抗肿瘤

厚朴主要有效成分厚朴酚及和厚朴酚能抑制肺癌、胃癌、肝癌、胰腺癌等消化系统恶性肿瘤细胞的增殖、迁移；和厚朴酚可通过诱导癌细胞凋亡，提高自然杀伤细胞的敏感性而杀伤癌细胞。

（七）抗氧化

厚朴粗提取物及其有效成分如多糖、生物碱、厚朴酚、和厚朴酚等可清除 O_2^-、OH^-、过氧化氢而起到抗氧化作用，其中抗氧化活性较强的分别为 80％乙醇提取物、生物碱、和厚朴酚。

（八）抗炎

厚朴乙醇提取物能明显抑制二甲苯所致的耳肿胀、角叉菜胶引起的足肿胀等急性炎症损伤；和厚朴酚可抑制促炎基因 NF-kB、p65 表达量，减少炎症介质的释放，减轻炎症反应。

（九）其他作用

厚朴不同提取物对大肠杆菌、枯草芽孢杆菌、金黄色葡萄球菌、幽门螺杆菌、沙门氏菌具有一定的抑菌活性，可能与其影响细菌细胞膜的通透性有关。

厚朴酚对白色念珠菌有较好的抑制作用，和厚朴酚能增强氟康唑抗白假丝酵母的作用。

厚朴酚还具有广谱的抗病毒作用，可抑制流感病毒、诺如病毒、疱疹病毒、登革病毒等在宿主细胞内复制，产生广谱抗病毒的作用。

七、体内过程

厚朴的主要有效成分厚朴酚是一种疏水性化合物，脂溶性高，主要在小肠内被动吸收，分布广泛，与血浆蛋白结合率高，容易蓄积，大部分经胃肠道、肺、肾排出。

八、安全性研究

厚朴中的毒性成分主要是木兰箭毒碱，木兰箭毒碱经腹腔注射小鼠的半数致死量（LD_{50}）为 45.55 mg/kg；厚朴有效肌松剂量范围内无毒性，大剂量可致呼吸肌麻痹。

第十四章　艾　叶

艾叶为菊科植物艾（*Artemisia argyi* Levl. et Vant.）的干燥叶。艾在皖西大别山区野生资源丰富，并有广泛栽培。艾叶作为药物首载于《名医别录》，其具有温经止血、散寒止痛之效，主要用于治疗少腹冷痛、寒凝经脉、宫寒不孕或胎动不安、出血等病症；外用可治皮肤瘙痒。艾灸具有温通气血、扶正祛邪的效果。现代研究发现，艾叶含有黄酮、萜类、芳香酸（醛）、苯丙素、脂肪酸等百余种化合物，具有抗菌、抗病毒、抗炎、抗肿瘤、保肝、止血、免疫调节等多种药理作用。

一、基原植物

艾为多年生草本植物，如图 14-1 所示，高 50～120 cm,被密茸毛，中部以上或仅上部有开展及斜升的花序枝。叶互生，下部叶在花期枯萎；中部叶长 6～9 cm，宽 4～8 cm，基部急狭，或渐狭成短或稍长的柄，或稍扩大而成托叶状；叶片羽状深裂或浅裂，侧裂片约 2 对，常楔形，中裂片又常三裂，裂片边缘有齿，上面被蛛丝状毛，有白色密或疏腺点，下面被白色或灰色密茸毛；上部叶渐小，三裂或全缘，无梗。头状花序多数，排列成复总状，长 3 mm,直径 2～3 mm，花后下倾；总苞卵形；总苞片 4～5 层，边缘膜质，背面被绵毛；花带红色，多数，外层雌性，内层两性。瘦果长卵形或长圆形，无毛。

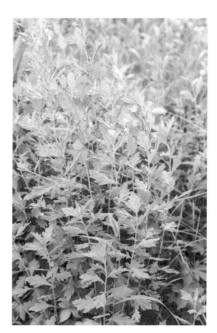

图 14-1　艾

二、艾的栽培与种植

艾的用药历史悠久，因药危险性较低，大众对其接受度较高，近年来我国对艾叶的需求量不断增加，艾的种植面积逐步扩大。

（一）艾的栽培环境

艾的产地分布特别广泛，除了极干旱和高寒地区外，几乎遍布全国，其可生长在荒地、路边、河边、山坡等区域，亦可见于森林和草原地区。艾对气候和土壤适应性较强，耐寒耐旱，喜好温暖、潮湿的环境，在肥沃湿润的土壤中生长良好。人工栽培艾应选择光照充足、温度适宜、土壤潮湿且通透性较好的地区。

（二）艾的栽培时间与方法

艾的最佳栽培时间为 3 月下旬，且要求地温在 8～13℃。艾的种植方法有种子繁殖、根状茎繁殖及分株繁殖等。其中，种子繁殖的繁殖率低，幼苗生长期过长；根状茎繁殖虽然幼苗存活率高，但苗期同样过长。最好的方法是分株繁殖，不仅幼苗存活率高，而且没有幼苗生长期，这种方法繁殖速度快，所以被广泛采用。在选育良种时以蕲艾为主，要求叶片肥厚且大，茎秆粗壮直立，叶色葱郁，气味浓厚，表面密被绒毛，幼苗根茎发达。

1. 种子形态

瘦果长圆形，表皮无毛，种子呈长四棱形，表面浅黄绿色，种皮较薄，质地软，干粒质量约为 0.12 g。

2. 留种

留种应以多年生的植株为主，选择生长健壮、产量丰富、无病虫害的植株暂不收割，至 10～11 月，当瘦果颜色呈浅黄绿色时，剪下果枝，晾晒至干，脱粒、筛选、簸去杂质，将种子装入布袋，置于阴凉干燥处储藏。种子的寿命较短，通常情况下经历一个夏季就会丧失发芽力。

3. 种子繁殖方法

应于早春播种，南方在 2～3 月，北方在 3～4 月，可直接播种或育苗移栽，播种行距为 40～50 cm，播种后覆土不能太厚，以 0.5 cm 为好或以覆盖种子为度，若覆土太厚，种子出苗会比较难。出苗后需要及时松土、除草和间苗，幼苗高 10～15 cm 时，按株距 20～30 cm 定苗。

4. 根状茎繁殖方法

根状茎繁殖通常在初春进行，最好在芽苞萌动之前，挖取多年生地下根茎，选取较嫩的根状茎，切成 10～12 cm 长的小段，晾晒半天。栽种时按行距 40～50 cm 开沟，把根状茎以株距 20 cm 平置于沟内，最后再覆土填压。土壤较干的田块在栽种后应及时灌溉，出苗后需及时松土、除草和施肥。

5. 分株繁殖方法

每年 2～3 月，当母株茎基上生长的幼苗高 5～10 cm 时，选择土壤湿润时，将分离的幼苗，按株距 30 cm、行距 40 cm 栽苗，每穴 2～3 株，填土压实。栽种后 2～3 天若没有下雨，需及时浇水保墒。

（三）艾的田间管理

1. 选择栽培地

艾喜欢在阳光充足、气温适宜、土壤潮湿的环境中生长。虽然艾的适应能力较强，但不适宜在酸性或碱性土壤上种植，否则极易导致产量下降。同时，艾在栽培过程中需要避免有害气体、化学物质、重金属等污染，因此种植地区最好远离、化工厂、金属加工厂等区域。

2. 中耕与除草

开春后，当日平均气温达到 9～10℃，艾根的芽刚萌发而未出地面时，用喷雾器喷施一次艾专用除草剂，不能有遗漏。如果艾苗长出后仍有杂草，则需要在 3 月下旬和 4 月上旬分别中耕除草一次，要求中耕均匀且深度不能超过 10 cm，艾的根部杂草必须人工去除。收获第一茬后，为了防止除草剂溅到艾的根部，需用小喷头喷雾器喷洒艾缝隙之间的杂草。待第二茬艾芽萌发后，若仅有少量杂草，需要进行人工除草。除草剂一定要在专业技术人员的指导下使用，禁止在没有技术指导的情况下私自选用除草剂。每茬收获后，地上若仍有杂草，特别是有草籽的杂草，需及时收集并堆在地里焚烧，严禁草籽掉入田间。

3. 施肥

在每茬苗高 30 cm 左右时，选在雨天均匀撒施艾专用提苗肥 60～90 kg/hm²，晴天时则用水溶化兜施（浓度需在 0.5% 以内）或叶面喷施。在遇到潮湿天气时，施肥可以和松土同时进行，首先施撒艾专用肥料，然后再松土，松土深度为 10 cm 左右。化肥催苗只适用于第一年种植下的第一茬，今后各生长期（即第二茬、第三茬等）不可以使用化肥，否则会影响有效成分的积累，降低艾的质量。

4. 灌溉

艾生长期需要及时做好雨天和雨后的清沟排水工作，防止积水造成渍害。在旱季，艾苗低于 80 cm 时需要进行叶面喷灌；艾苗超过 80 cm 时，则使用漫灌。

5. 病虫害防治

艾本身病虫害很少，但后期管理不当，也可能会产生病虫害。艾的主要病害有枯萎病、白粉病及根腐病。发生病虫害时，为防止病害蔓延到健康的植株，要立即拔除并销毁病株，同时进行土壤杀菌处理。在此期间要多施磷钾肥，少施氮肥。

（四）艾叶的采收

艾一般在 5 月中下旬进行第一次收获，8 月中旬进行第二次收获，10 月中旬进行第三次收获。因为艾叶的水分流失较快，容易脱落，所以采收后的艾不能直接在太阳下暴晒，而应晾在阴凉、通风的地方进行干燥，干燥的时候需要时时注意艾发生霉变，干燥至含水量为 10% 时就可以打包放入仓库。

三、化学成分

（一）黄酮

艾叶中的黄酮类化合物具有很强的抗氧化、清除自由基作用，有很高的利用价值。目前从艾叶中分离得到的黄酮类化合物有 20 多种，主要为黄酮和黄酮醇及其苷，包括圣草酚、柚皮素、6-甲氧基黄酮、芹菜素、槲皮素、紫花牡荆素等成分，化学结构式如图 14-2 所示。

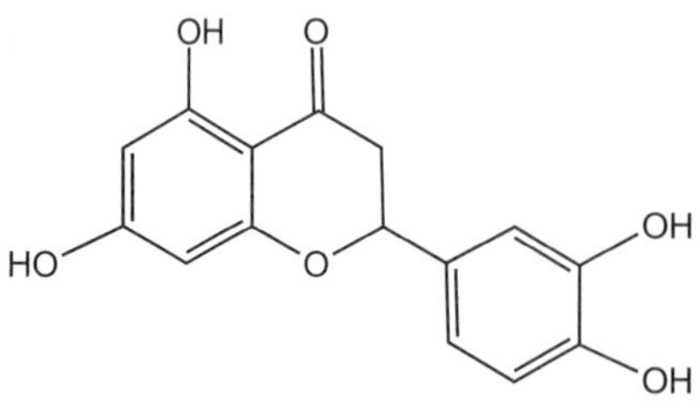

（a）圣草酚 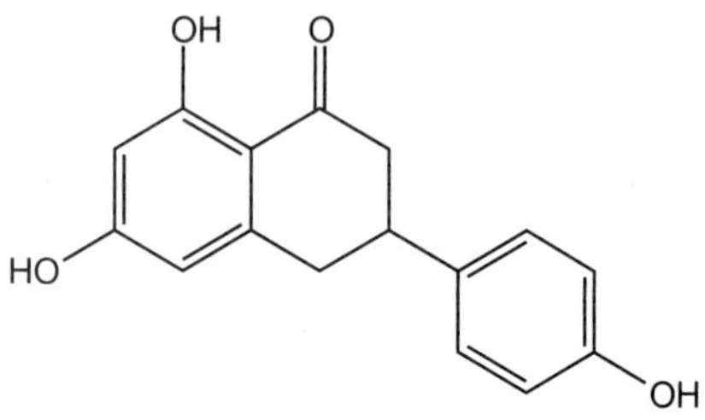　　　　　　　　　　　　　　（b）柚皮素

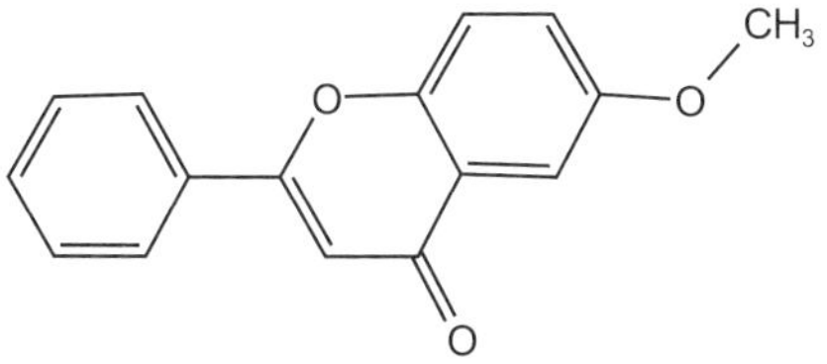

（c）6-甲氧基黄酮 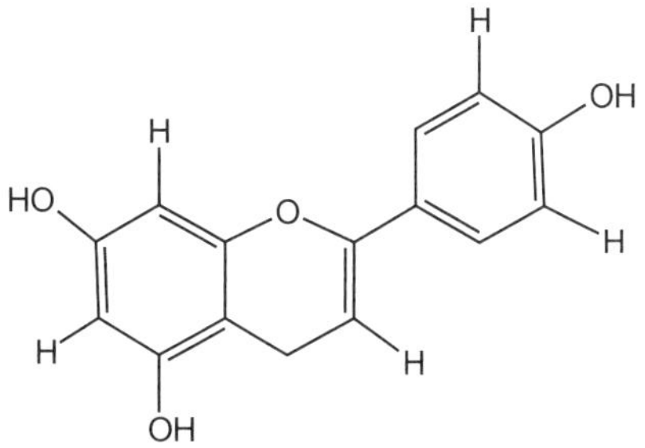　　　　　　　　　　　　　　（d）芹菜素

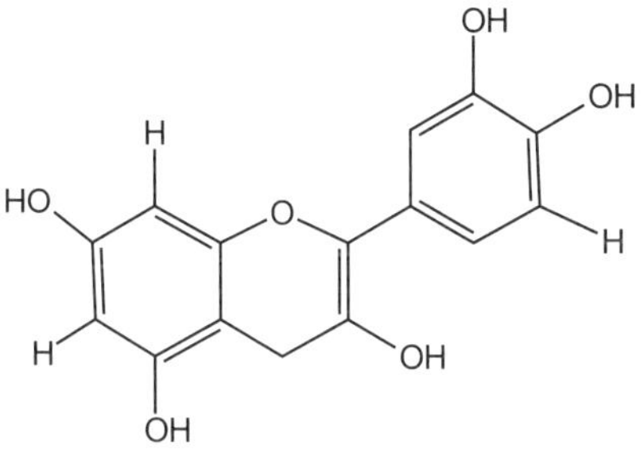

（e）槲皮素 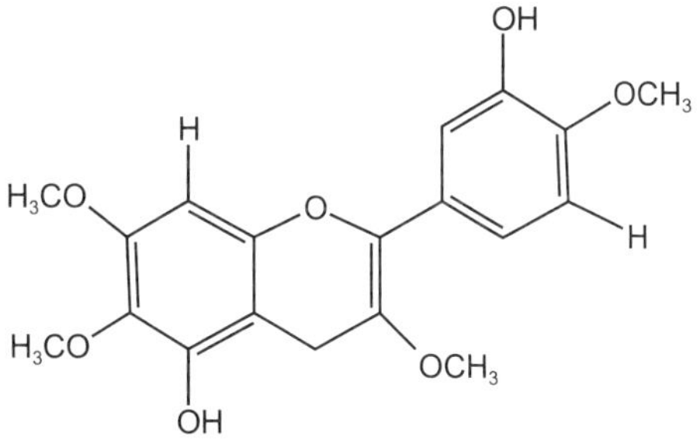　　　　　　　　　　　　　　（f）紫花牡荆素

图 14 - 2　艾叶中黄酮类化合物的化学结构式

（二）挥发油

艾叶挥发油是艾叶发挥药效的主要物质基础之一，被视为艾叶质量的评价标准之一。艾叶挥发油呈黄绿色，透明，有特殊药香味。艾叶挥发油主要为单萜及其衍生物、倍半萜及其衍生物。

1. 单萜及其衍生物

艾叶挥发油中单萜及其衍生物数量多、含量高，在艾叶挥发油中含量＞5％的单萜及其衍生物有 1，8-桉叶素、β-蒎烯、侧柏酮、龙脑等，化学结构式如图 14 - 3 所示。

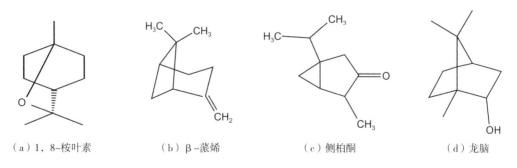

（a）1，8-桉叶素　　　　（b）β-蒎烯　　　　（c）侧柏酮　　　　（d）龙脑

图 14 - 3　艾叶中单萜及其衍生物的化学结构式

2. 倍半萜及其衍生物

艾叶挥发油中含量＞3％的倍半萜及其衍生物有 β-石竹烯、大根香叶烯 D、母菊薁

等，化学结构式如图 14 - 4 所示。

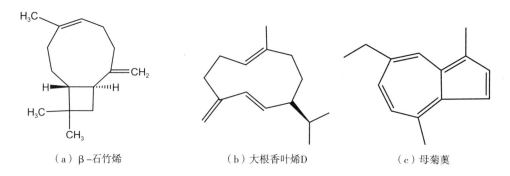

（a）β-石竹烯　　　　　（b）大根香叶烯D　　　　　（c）母菊薁

图 14 - 4　艾叶中倍半萜及其衍生物的化学结构式

（三）苯丙素

目前从艾叶中分离得到的苯丙素成分有东莨菪内酯、伞形花内酯和瑞香素等，化学结构式如图 14 - 5 所示。

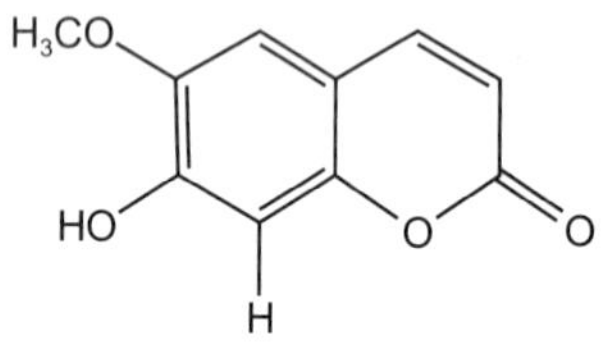

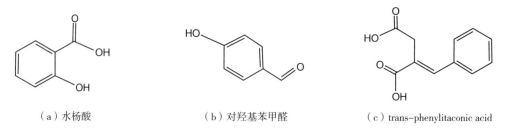

（a）东莨菪内酯 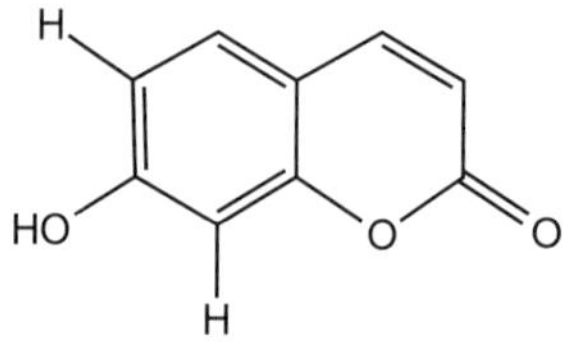　　　　　（b）伞形花内酯 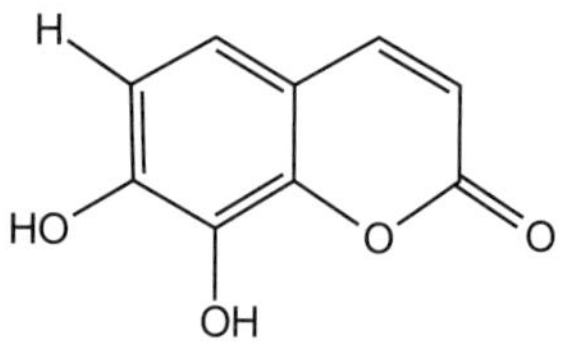　　　　　（c）瑞香素

图 14 - 5　艾叶中苯丙素成分的化学结构式

（四）芳香酸（醛）

从艾叶中发现的芳香酸（醛）类化合物有水杨酸、对羟基苯甲醛和 trans-phenylitaconic acid 等，化学结构式如图 14 - 6 所示。

（a）水杨酸　　　　　（b）对羟基苯甲醛　　　　　（c）trans-phenylitaconic acid

图 14 - 6　艾叶中芳香酸（醛）类化合物的化学结构式

（五）甾体

从艾叶中发现的甾体类化合物有胡萝卜苷、豆甾醇、β-谷甾醇等，化学结构式如图 14 - 7 所示。

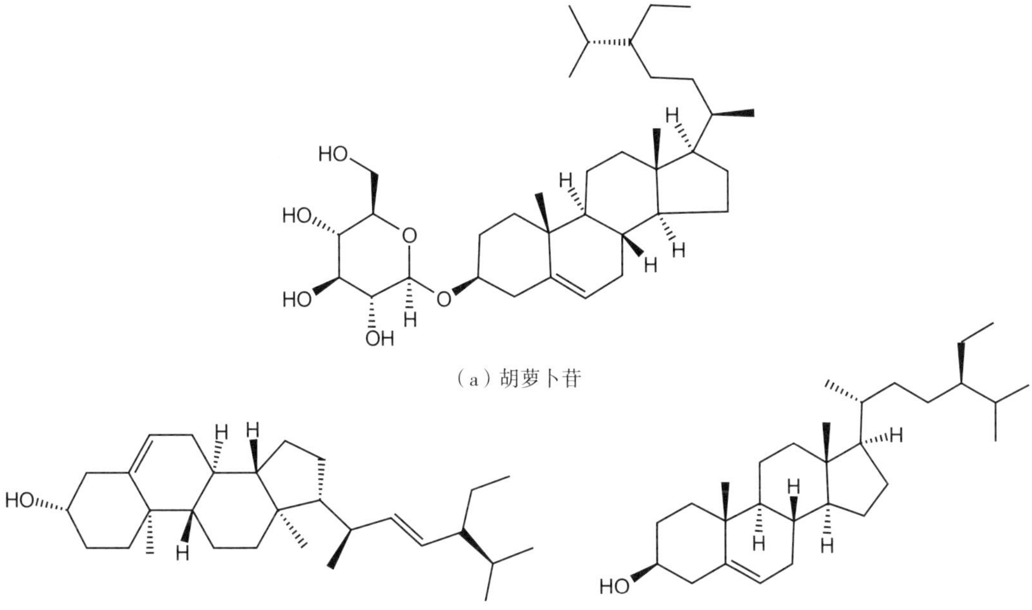

（a）胡萝卜苷

（b）豆甾醇　　　　　　　　　　　　　　　（c）β-谷甾醇

图 14 - 7　艾叶中甾体类化合物的化学结构式

四、药物制剂

《中华人民共和国药典（2020 年版）》收载的基于艾叶制成的制剂主要有 3 种。

（一）药艾条

取艾叶 20000 g、桂枝 1250 g、高良姜 1250 g、广藿香 500 g、降香 1750 g、香附 500 g、白芷 1000 g、陈皮 500 g、丹参 500 g、生川乌 750 g。以上 10 味，艾叶碾成艾绒；其余桂枝等 9 味粉碎成细粉，过筛，混匀。取艾绒 20 g，均匀平铺在一张长 28 cm、宽 15 cm 的白棉纸上，再均匀散布上述粉末 8 g，将棉纸两端折叠约 6 cm，卷紧成条，粘合封闭，低温干燥，制成 1000 支，即得。

（二）艾附暖宫丸

取艾叶（炭）120 g、醋香附 240 g、制吴茱萸 80 g、肉桂 20 g、当归 120 g、川芎 80 g、白芍（酒炒）80 g、地黄 40 g、炙黄芪 80 g、续断 60 g。以上 10 味，粉碎成细粉，过筛，混匀。每 100 g 粉末加炼蜜 110～130 g 制成小蜜丸或大蜜丸，即得。

（三）乳增宁胶囊

取艾叶 560 g、淫羊藿 280 g、柴胡 280 g、川楝子 280 g、天冬 280 g、土贝母 340 g。以上 6 味，加水煎煮 3 次，合并煎液，滤过，滤液浓缩至适量，趁热加入三倍量乙醇，搅拌均匀，静置，滤过，滤液减压回收乙醇，并浓缩至适量，加干燥的磷酸氢钙与淀粉的混合细粉适量，混匀，置 80℃减压干燥，冷却，粉碎，加硬脂酸镁适量，混匀，加淀粉适量，混匀，装入胶囊，制成 1000 粒，即得。

五、质量评价

（一）鉴别

1. 显微鉴别

艾叶粉末绿褐色。非腺毛有两种：一种为 T 形毛，顶端细胞长而弯曲，两臂不等长，柄 2～4 细胞；另一种为单列性非腺毛，3～5 细胞，顶端细胞特长而扭曲，常断落。腺毛表面观鞋底形，由 4、6 细胞相对叠合而成，无柄。草酸钙簇晶，直径 3～7 μm，存在于叶肉细胞中。

2. 薄层鉴别

取艾叶粉末 2 g，加石油醚（60～90℃）25 mL，置水浴上加热回流 30 min，滤过，滤液挥干，残渣加正己烷 1 mL 使溶解，作为供试品溶液。另取艾叶对照药材 1 g，同法制成对照药材溶液。照薄层色谱法试验，吸取上述两种溶液各 2～5 μL，分别点于同一硅胶 G 薄层板上，以石油醚（60～90℃）-甲苯-丙酮（10：8：0.5）为展开剂，展开，取出，晾干，喷以 1% 香草醛硫酸溶液，在 105℃ 加热至斑点显色清晰。供试品色谱中，在与对照药材色谱相应的位置上，显相同颜色的主斑点。

3. 指纹图谱鉴别

郭龙等建立了艾叶 HPLC 指纹图谱分析方法，如图 14-8 所示。取精密称取药材粉末（过 25 目筛）0.5 g，置具塞锥形瓶中，精密加入 75% 甲醇 15 mL，称定质量，超声处理 30 min，室温下冷却称定补足减失的质量，离心后，取上清得供试品溶液。采用 Shimadzu inertsil ODS-2 C18 色谱柱（4.6 mm×250 mm，5 μm）；流动相为 0.1% 甲酸水溶液-乙腈；流速为 0.8 mL/min；柱温为 15℃；检测波长为 340 nm。依上述步骤所建立的指纹图谱可用于艾叶的鉴别与质量控制。

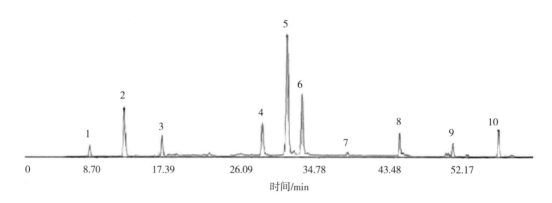

图 14-8 艾叶的对照指纹图谱

（二）检查

1. 水分

《中华人民共和国药典（2020 年版）》规定水分不得过 15%。

2．总灰度

《中华人民共和国药典（2020 年版）》规定总灰分不得过 12％，酸不溶性灰分不得过 3％。

（三）含量测定

《中华人民共和国药典（2020 年版）》规定采用气相色谱法测定。

1．色谱条件与系统适用性试验

以 50％苯基-甲基聚硅氧烷为固定相（柱长为 30 m，内经为 0.25 mm，膜厚度为 0.25 μm）；柱温为程序升温，初始温度为 45℃，先以 2℃/min 的速率升温至 75℃，保持 5 min，然后以 1℃/min 的速率升温至 90℃，保持 6 min，再以 5℃/min 的速率升温至 150℃，最后以 10℃/min 的速率升温至 250℃，保持 5 min；进样口温度为 240℃；检测器温度为 250℃；流速为 0.6 mL/min；分流进样，分流比为 5∶1。理论板数按龙脑峰计算应不低于 50000。

2．对照品溶液的制备

取桉油精对照品、龙脑对照品适量，精密称定，加乙酸乙酯制成每 1 mL 含桉油精 0.2 mg、龙脑 0.1 mg 的混合溶液，即得。

3．供试品溶液的制备

取艾叶适量，剪碎成约 0.5 cm 的碎片，取约 2.5 g，精密称定，置圆底烧瓶中，加水 300 mL，连接挥发油测定器。自测定器上端加水使充满刻度部分，并溢流入烧瓶时为止，再加乙酸乙酯 2.5 mL，连接回流冷凝管。加热至沸腾，再加热 5 h，放冷，分取乙酸乙酯液，置 10 mL 量瓶中，用乙酸乙酯分次洗涤测定器及冷凝管，转入同一量瓶中，用乙酸乙酯稀释至刻度，摇匀，即得。

4．测定法

分别精密吸取对照品溶液与供试品溶液各 1 μL，注入气相色谱仪，测定，即得。

艾叶按干燥品计算，含桉油精（$C_{10}H_8O$）不得少于 0.05％，含龙脑（$C_{10}H_{18}O$）不得少于 0.02％。

六、药理作用

（一）抗菌、抗病毒

艾烟、艾叶提取物及其有效成分对细菌、真菌有杀灭或抑制作用。艾烟能明显抑制绿脓杆菌、大肠杆菌、金黄色葡萄球菌等化脓菌的生长繁殖；艾叶水提取液对金黄色葡萄球菌、大肠杆菌等有明显的抑制作用，对枯草芽孢杆菌、白假丝酵母和黑曲霉等具有明显的杀灭作用；艾叶挥发油可杀灭大肠杆菌、金黄色葡萄球菌、枯草芽孢杆菌，抑制沙门菌、肺炎双球菌、绿脓杆菌、白色念珠菌等；艾叶乙酸乙酯提取物、艾叶挥发油对在体外能明显抑制乙肝病毒的复制，并呈剂量依赖性。艾叶挥发油还可抑制呼吸道合胞病毒的复制。

（二）抗炎

艾叶及其提取物可通过抗菌、抗病毒、减少炎症因子释放等起到抗炎作用。艾叶精油通过抑制 NO、前列腺素 PGE_2、TNF-α、IL-6 等炎症介质的释放而发挥抗炎作用。艾叶中的黄酮类化合物可明显降低促炎性细胞因子水平，抑制炎症反应。艾叶中的倍半萜聚合物可通过抑制 iNOS 的表达，抑制炎症反应。

（三）促凝血和抗血小板聚集

艾叶不同组分、不同炮制品均有止血作用，其机制可能与缩短凝血时间有关。不同方法炮制的艾叶缩短凝血时间的强弱顺序为砂烫艾叶炭＞生艾叶＞烘艾叶＞炒艾叶炭＞醋艾叶炭；艾叶不同组分的凝血作用强弱顺序为鞣酸＞艾焦油＞艾炭＞艾灰＞艾叶挥发油。艾叶水提取物有显著抑制抗凝血酶Ⅲ活性的作用，可缩短凝血时间；艾叶不同炮制品均可抑制血小板聚集，其中炒焦、醋炒炭、生艾叶对血小板聚集的抑制作用较强；艾叶中的单一组分 β-谷甾醇、异泽兰黄素也可抑制血小板聚集。以上表明，艾叶有促凝血和抗血小板聚集的双向调节作用。

（四）抗肿瘤

艾叶不同提取物均具有一定的抗肿瘤作用。艾叶水提取物能抑制肝癌细胞的生长繁殖并呈剂量依赖性，艾叶多糖可直接抗肝癌细胞增殖并能增强机体的免疫功能，艾叶水提取物抗肝癌活性强于艾叶多糖；艾叶的乙酸乙酯提取物及正丁醇提取物均可抑制人癌细胞株 SGC-7901、SMMC-7721、HeLa 的细胞增殖，并呈现明显的量效关系；艾叶挥发油可阻滞 A549 细胞于 S 期，抑制细胞增殖；艾叶总黄酮可抑制肝癌 SMMC-7721 细胞增殖，诱导其凋亡，并呈剂量依赖性；艾叶异泽兰黄素可抑制神经胶质瘤细胞增殖，并减弱其迁移和侵袭，还可诱导肝癌细胞凋亡。

（五）止咳平喘

艾烟可拮抗乙酰胆碱致哮喘豚鼠的气管平滑肌痉挛收缩，松弛气管平滑肌，从而起到平喘作用。艾叶挥发油能明显舒张氯化钡引起的离体豚鼠气管平滑肌痉挛，减轻组胺引起的在体小鼠气管平滑肌收缩，扩张气管，起到平喘作用；气雾吸入给药对组胺、乙酰胆碱诱发的豚鼠哮喘具有抑制作用，对支气管哮喘具有整体治疗作用。艾叶挥发油还能明显减少支气管肺泡灌洗液中白细胞总数和嗜酸性粒细胞数，达到抗炎、抗过敏、平喘的效果。艾叶中的 α-萜品烯醇能明显延长组胺引起的豚鼠哮喘潜伏期，抑制枸橼酸引起的豚鼠咳嗽反应，并促进小鼠气道酚红排泌。

（六）抗氧化

艾叶不同提取物均具有较好的抗氧化作用，其提取物清除自由基能力的强弱顺序为醇提物＞传统水煎液＞蒸馏水超声波辅助提取物。艾叶多糖清除自由基的能力与剂量相关。艾叶中的总鞣质对羟基自由基、超氧阴离子清除能力高于同等浓度的甘露醇。艾叶中的绿原酸类化合物异绿原酸 A 具有体内外抗氧化活性。

（七）免疫调节

在体外将艾叶多糖与小鼠脾细胞及腹腔巨噬细胞共同孵育后发现，艾叶多糖能明显提高小鼠脾细胞分泌的 TNF-α、IL-2 水平，对小鼠巨噬细胞分泌 IL-1β、IL-6、TNF-α 没有影响，艾叶多糖免疫调节功能与其提高脾细胞的 TNF-α 和 IL-2 水平有关。艾叶多糖能提高小鼠脾脏、胸腺指数，提高巨噬细胞吞噬能力，促进 B 淋巴细胞及 T 淋巴细胞的增殖，增强小鼠非特异性免疫、细胞免疫和体液免疫功能。

(八) 其他作用

艾叶中的部分化学成分能降低由高浓度 K^+、去甲肾上腺素和 5-羟色胺 (5-HT) 诱导的血压升高。艾叶多糖能明显降低 1 型糖尿病小鼠血糖水平，提高血清胰岛素水平。艾叶提取物还具有镇痛、保肝利胆、降血脂、杀虫等作用。

(九) 艾灸的作用机制

艾灸具有补益元气、扶助元阴元阳之功效，常用于防病保健、温经散寒、升阳举陷、活血行气、消瘀散结等。现代药理研究表明，艾灸除具有艾叶的所有药理作用外，还具有引起机体局部损伤刺激、调节神经-内分泌-免疫网络及代谢功能、调节免疫功能、改善血液循环等作用，从而用于治疗炎症、肿瘤、免疫系统病变、感染性疾病、代谢性疾病、高血压等多种疾病。艾灸产生治疗效应的机制主要是艾条燃烧产生的温热效应及挥发性气体产生的化学作用，与经络循行路径、腧穴的功效相结合，整合调控机体神经-内分泌-免疫网络、血液循环等系统，调节机体平衡，从而产生各种治疗效应。

七、体内过程

大鼠灌胃艾叶提取物，将绿原酸、异绿原酸 A、芦丁、5，7，3′，4′-四羟基-6，5′-二甲氧基黄酮、高车前素、木犀草素、茵陈色原酮、6-甲氧基茴宿素、棕矢车菊素及异泽兰黄素确定为入血活性成分。结果发现，这 10 种活性成分在大鼠的胃和小肠中的含量最高，其次为皮肤和肝脏；大鼠对这 10 种活性成分吸收迅速，给药后 15 min 达到血药浓度高峰，且出现了二次达峰，并在给药 2 h 后血药浓度迅速下降。

艾叶挥发油灌胃或静脉注射给予大鼠，分别于不同时间采血，取组织脏器，应用 GC-MS/MS 测定进入血液循环的挥发油的 8 种成分——桉油精、樟脑、龙脑、α-侧柏酮、丁香酚、乙酸龙脑酯、β-石竹烯和氧化石竹烯的含量。结果表明，这 8 种成分能迅速分布至胃、肠、肺、心、肝、肾等组织脏器，且 β-石竹烯与肝脏的亲和力较强；静脉注射后，大鼠体内 8 种挥发油成分的含量在 1 h 后迅速降低，8 h 后完全清除，其中樟脑清除率最高，半衰期 $t_{1/2}$ 为 (0.133±0.013) h，氧化石竹烯清除率最低，半衰期 $t_{1/2}$ 为 (1.21±0.69) h。

八、安全性评价

艾叶挥发油灌胃小鼠的半数致死量 (LD_{50}) 为 1.82 mL/kg，腹腔注射的 LD_{50} 为 1.12 mL/kg；在艾叶挥发油的单一成分中，4-松油烯醇灌胃小鼠的 LD_{50} 为 1.237 mL/kg，丁香烯为 3.355 g/kg，α-萜品烯醇为 (1.581±0.134) g/kg。

第十五章　苍　术

苍术为菊科植物茅苍术［*Atractylodes lancea*（Thunb.）DC.］或北苍术［*Atractylodes chinensis*（DC.）Koidz.］的干燥根茎。茅苍术野生资源较少，北苍术有栽培。苍术具有祛风散寒、燥湿健脾、明目之功效，可用于风寒感冒、脘腹胀痛、泄泻、风湿痹痛、雀目等症的治疗。苍术含有倍半萜类、聚乙烯、糖苷类等化学成分，具有调节胃肠活动、保肝、利胆、抗肿瘤等作用。

一、基原植物

（一）茅苍术

茅苍术为多年生草本植物，如图 15-1 所示。根状茎长块状。叶卵状披针形至椭圆形，长 3～5.5 cm，宽 1～1.5 cm，顶端渐尖，基部渐狭，边缘有刺状锯齿，上面深绿色，有光泽，下面淡绿色，叶脉隆起，无柄；下部叶常 3 裂，裂片顶端尖，顶端裂片极大，卵形，两侧的较小，基部楔形，无柄或有柄。头状花序顶生，叶状苞片 1 列，羽状深裂，裂片刺状；总苞圆柱形；总苞片 5～7 层，卵形至披针形；花冠筒状，白色或稍带红色，长约 1 cm，上部略膨大，顶端 5 裂，裂片条形。瘦果有柔毛；冠毛长约 8 mm，羽状。

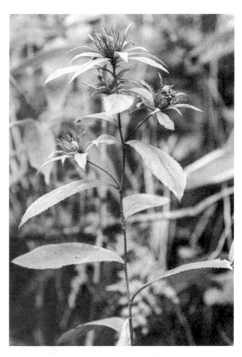

图 15-1　苍术

（二）北苍术

北苍术为多年生草本植物。根状茎肥大呈结节状。茎高 30～50 cm，不分枝或上部稍分枝。叶革质，无柄，倒卵形或长卵形，长 4～7 cm，宽 1.5～2.5 cm，不裂或 3～5 羽状浅裂，顶端短尖，基部楔形至圆形，边缘有不连续的刺状牙齿，上部叶披针形或狭长椭圆形。头状花序顶生，直径约 1 cm，长约 1.5 cm，基部的叶状苞片披针形，与头状花序几等长，羽状裂片刺状；总苞杯状；总苞片 7～8 层，有微毛，外层长卵形，中层矩圆形，内层矩圆状披针形；花筒状，白色。瘦果密生银白色柔毛；冠毛长 6～7 mm。

二、苍术的栽培与种植

（一）苍术的选种与选地

1. 选种

选择饱满、成熟的苍术种子，不用进行种子处理，直接播种即可。

2. 选地

在种植苍术前，首先要选择合适的种植地。选地需要根据当地具体环境而定，但一定要远离工厂等可能会有污染的地区，并在些基础上尽可能地选择土壤水平较为优越的地区。此外，在选好种植地的基础上，要以化肥、农家肥混合使用的施肥方式进行施肥，化肥主要选取磷酸二氢钾，以每亩 20 kg 的使用量均匀施洒。此外，还应当对种植地进行深翻，挑拣出其中的杂物，尽可能使土壤细腻、均匀。同时，还要对地下的害虫进行消杀，减少病虫害对苍术植株的影响。

（二）苍术的播种

苍术可用种子繁殖也可育苗移栽。种子繁殖方式主要是直播，采用条播技术，于每年 3 月下旬到 4 月上旬进行播种。将苍术种子和中药材重茬剂均匀搅拌后再播种，可增强种子的抗病能力，减少病虫害，提高苍术的产量。重茬剂可根据重茬病的发病程度，酌情增减用量。按照行距 20～25 cm 开沟，沟深约 2 cm，将种子均匀撒入沟内，播种后覆土压实。可使用中药材专用播种机，调好所需的宽度、深度进行开沟、播种、盖土、压实，一次完成。大面积播种时，也可以使用大型机械播种，调好深度和宽度（即行距）即可，种后需浇水，如果土地湿润可不用浇水。在温度和湿度适宜的条件下，一般播种后 10 天左右即可出苗。

（三）苍术的移栽

苍术育苗与直播方法相同，出苗后筛选出生长健壮的幼苗，然后将其移栽至准备好的地块即可。苍术移栽的最佳时间是每年 4 月左右。

（四）苍术的采收方法

苍术的生长年份越长，地下根茎就越发达，芽头就越多，须根也越多。生长 7 年的苍术，其地下茎顶芽可达到 50 多个，块状根也较重，须根有 1500～2000 条。这么多的须根与土壤紧紧地交织在一起，给采收增加了难度。因此，采收时要先用镰刀或收割机割去地上的茎秆，然后再用四轮拖拉机挂上翻地的铧对地块进行破垄，翻出根茎，最后把翻出的根茎装车运回。

在田里留种的苍术，应在头状花序自然成熟干枯时采收。由于主侧枝上的花序成熟时间不一致，应随熟随采。采收时，应先用剪刀剪取头状花序，为防止种子脱落，可边剪边将状花序装进编织袋内。

（五）苍术的采收加工

使用种子繁殖的苍术，生长 3 年后可采收，移栽的 2 年后可采收。一般在秋后至次年春季幼苗未出土前进行采挖，采挖时应选择晴天。苍术叶子枯萎后，可先用割秧机割掉茎叶，之后用拖拉机犁耕采挖，或者用大型机械采挖，这样做省时、省工，且能保证根部完整无破损。苍术运回后要立刻晒干或烘干，不可堆放。待晒干或烘干至八成干时，除去须根，再晒干或烘干待用。

（六）苍术的田间管理

1. 定苗

苍术幼苗在育苗地和移栽大田后不需要间苗，直播的需要间苗。苍术宜密不宜稀，在苗高 5～6 cm 时，间一次苗即可，以不拥挤为宜。如果缺苗，应及时补上。

2. 除草

苍术出苗后，不管是直播的还是移栽的，都要及时松土、除草，以促进根系延伸，有利于苍术苗生长发育。可用中药材除草机进行松土、除草。在苍术苗高 10 cm 左右时，可喷苍术专用除草剂"菊术草清"，可清除大部分杂草。如果苍术出苗前已喷过封闭药，可在后期再使用一次专用除草剂，可使苍术整个生长期基本不受杂草侵害，且不影响其生长。

3. 追肥

应在苍术幼苗期每亩施清淡人畜粪水 2 t，6～7 月施过磷酸钙 15 kg 来追肥。可用中药材播种机追肥，施肥后把土直接盖好，能增加肥效。施肥后需要浇水。雨季注意排水，防止倒伏与烂根。

4. 除花蕾

不管是直播还是育苗移栽的苍术，留种的除外，都要摘除花蕾，使养分集中在根部，加快根系生长。也可喷花蕾抑制剂，抑制开花。

5. 增产措施

可适当密植及在 9 月中旬喷施根茎膨大素来达到增产的效果。

（七）种植苍术的注意事项

种子盖完土以后，要在苗床上加盖覆盖物，最好使用松针，没有松针也可使用稻草。覆盖物要厚薄均匀，厚度以苗床似漏非漏为准。加盖覆盖物不仅可以保湿，又可以避免苗床被雨水冲刷导致种子露出。加盖覆盖物，还可使苍术出苗快且整齐。

在苍术出苗前，一些杂草会先出土。在杂草钻出覆盖物后，可以选择晴天往杂草上喷洒除草的农药，可除去很多杂草，这样既省工又省力。

当大部分苍术幼苗都出土以后，就要把覆盖物撤掉，可以边撤边清除杂草，并把撤掉的覆盖物连同杂草扔到地外。撤掉覆盖物要选择阴天或晴天下午阳光较弱或无阳光的时候，避免强光晒伤幼苗。

在苍术整个生长期，一定要做到见草就除，以防杂草与苍术苗争夺营养物质。在苍术种子发芽后，如果遇到雨水较少的天气，必须及时浇水，否则幼苗可能会缺水而死。

在 6～7 月的生长旺季，要给苍术幼苗追施 2 次化肥，以硫酸铵为优，一定要扬撒均匀，并且施完肥之后一定要浇水，以防化肥烧苗。

三、化学成分

苍术主要含挥发油，其由一系列的倍半萜类、聚乙烯炔类及少量的酚类、有机酸类成分组成，另外还含有倍半萜内酯、倍半萜糖苷、多聚糖及少量的黄酮类成分，其主要活性成分为倍半萜类和聚乙烯炔类成分。

（一）倍半萜及其苷类

倍半萜是指分子中含 15 个碳原子的天然萜类化合物，在植物体内常以醇、酮、内酯等等形式存在于挥发油中，是挥发油中高沸点部分的主要组成部分，多具有较强的香气和生物活性。

1. 愈创木烷型倍半萜类

愈创木烷型倍半萜类化合物是较早从苍术中提取、分离、鉴定出的化合物，属于由五元环与七元环骈合而成的芳香骨架类化合物——薁类的衍生物，主要包括 4α，7α - epoxyguaiane - 10α，11 - diol、7α，10α - epoxyguaiane - 4α，11 - diol、10β，11β - epoxyguaiane - 1α，4α - diol 等成分，化学结构式如图 15-2 所示。

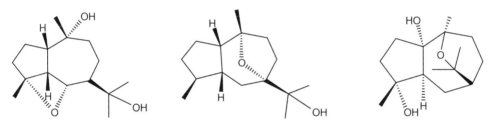

（a）4α,7α-epoxyguaiane-10α,11-diol （b）7α,10α-epoxyguaiane-4α,11-diol （c）10β,11β-epoxyguaiane-1α,4α-diol

图 15-2 苍术中愈创木烷型倍半萜类化合物的化学结构式

2. 愈创木烷型倍半萜苷类

目前，已从苍术的根茎中分离得到多种水溶性愈创木烷型倍半萜苷类化合物，主要有 atractyloside A、10-epi-atractyloside A 和 atractyloside B 等，化学结构式如图 15-3 所示。

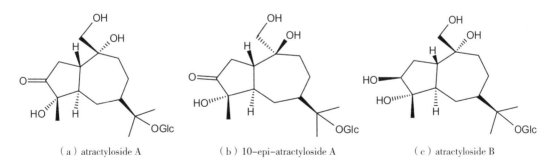

（a）atractyloside A （b）10-epi-atractyloside A （c）atractyloside B

图 15-3 苍术中愈创木烷型倍半萜苷类化合物的化学结构式

（二）烯炔类

烯炔类化合物同时具有不饱和三键和双键，有时还含有醇、酮、酸、酯或苯、呋喃等官能团，使三键和双键变得相对稳定。苍术中的烯炔类成分有苍术素、苍术素醇、乙酰苍术素醇等，化学结构式如图 15-4 所示。

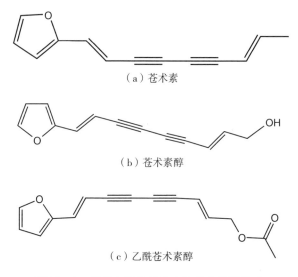

（a）苍术素

（b）苍术素醇

（c）乙酰苍术素醇

图 15-4　苍术中烯炔类化合物的化学结构式

四、药物制剂

《中华人民共和国药典（2020 年版）》收载的基于苍术制成的制剂主要有 4 种。

（一）二妙丸

取苍术（炒）500 g、黄柏（炒）500 g。以上 2 味，粉碎成细粉，过筛，混匀，用水泛丸，干燥，即得。

（二）颈复康颗粒

取羌活、川芎、葛根、秦艽、威灵仙、麸炒苍术、丹参、白芍、地龙（酒炙）、红花、乳香（制）、黄芪、党参、地黄、石决明、煅花蕊石、关黄柏、炒王不留行、焯桃仁、没药（制）、土鳖虫（酒炙）。以上 21 味，川芎、麸炒苍术、羌活、乳香（制）、没药（制）提取挥发油，挥发油用倍他环糊精包结，包结物干燥后备用；药渣及其余葛根等 16 味加水煎煮 2 次，每次 2 h，合并煎液，滤过，滤液减压浓缩，喷雾干燥。加入挥发油倍他环糊精包结物及适量乳糖、硬脂酸镁，混合均匀，制成颗粒，即得。

（三）如意金黄散

取姜黄 160 g、大黄 160 g、黄柏 160 g、苍术 64 g、厚朴 64 g、陈皮 64 g、甘草 64 g、生天南星 64 g、白芷 160 g、天花粉 320 g。以上 10 味，粉碎成细粉，过筛，混匀，即得。

（四）藿香正气水

见本书第十三章"厚朴"的药物制剂部分。

五、质量评价

（一）鉴别

1. 显微鉴别

苍术粉末棕色。草酸钙针晶细小，长 5～30 μm，不规则地充塞于薄壁细胞中。纤维大多成束，长梭形，直径约至 40 μm，壁甚厚，木化。石细胞甚多，有时与木栓细胞连结，多角形、类圆形或类长方形，直径 20～80 μm，壁极厚。菊糖多见，表面呈放射状纹理。

2. 薄层鉴别

取苍术粉末 0.8 g，加甲醇 10 mL，超声处理 15 min，滤过，取滤液作为供试品溶液。另取苍术对照药材 0.8 g，同法制成对照药材溶液。再取苍术素对照品，加甲醇制成每 1 mL 含 0.2 mg 的溶液，作为对照品溶液。照薄层色谱法试验，吸取供试品溶液和对照药材溶液各 6 μL、对照品溶液 2 μL，分别点于同一硅胶 G 薄层板上，以石油醚（60～90℃）-丙酮（9∶2）为展开剂，展开，取出，晾干，喷以 10%硫酸乙醇溶液，加热至斑点显色清晰。供试品色谱中，在与对照药材色谱和对照品色谱相应的位置上，显相同颜色的斑点。

3. 指纹图谱鉴别

李振雨等建立了苍术 UPLC 指纹图谱分析方法。取苍术样品粉末（过 3 号筛）约 0.4 g，精密称定，置具塞锥形瓶中，精密加入 70%甲醇 15 mL，称定质量，超声（功率 300 W，频率 40 kHz）处理 30 min，取出，放冷，再称定质量，用 70%甲醇补足减失的质量，摇匀，过滤膜即得供试品溶液。采用 Waters HSST3 C18 色谱柱（2.1 mm×100 mm，1.8 μm）；流动相为乙腈-0.1%甲酸溶液；梯度洗脱；流速为 0.3 mL/min；检测波长为 340 nm；柱温为 40℃，进样量为 2 μL。依上述步骤所建立的指纹图谱可为苍术的质量控制提供参考，如图 15-5 所示。

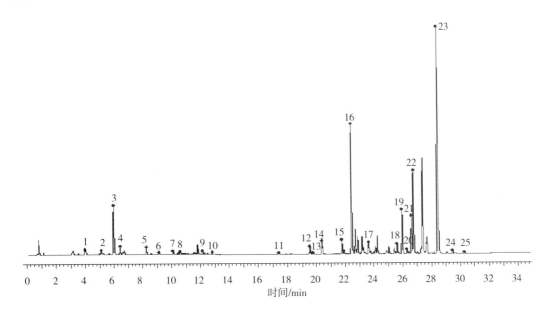

图 15-5 苍术的指纹图谱

（二）检查

1. 水分

《中华人民共和国药典（2020 年版）》规定水分不得过 13%。

2. 总灰度

《中华人民共和国药典（2020 年版）》规定总灰分不得过 7％。

（三）含量测定

《中华人民共和国药典（2020 年版）》规定采用高效液相色谱法（避光操作）测定。

1. 色谱条件与系统适用性试验

以十八烷基硅烷键合硅胶为填充剂；以甲醇-水（79∶21）为流动相；检测波长为 340 nm。理论板数按苍术素峰计算应不低于 5000。

2. 对照品溶液的制备

取苍术素对照品适量，精密称定，加甲醇制成每 1 mL 含 20 μg 的溶液，即得。

3. 供试品溶液的制备

取本品粉末（过三号筛）约 0.2 g，精密称定，置具塞锥形瓶中，精密加入甲醇 50 mL，密塞，称定质量，超声处理（功率 250 W，频率 40 kHz）1 h，放冷，再称定质量，用甲醇补足减失的质量，摇匀，滤过，取续滤液，即得。

4. 测定法

分别精密吸取对照品溶液与供试品溶液各 10 μL，注入液相色谱仪，测定，即得。

苍术按干燥品计算，含苍术素（$C_{13}H_{10}O$）不得少于 0.3％。

六、药理作用

（一）对消化系统的作用

1. 抗胃溃疡

苍术水煎剂可抑制盐酸、幽门结扎所诱导的大鼠胃溃疡的形成，可能与其提高胃液 pH 值、降低胃蛋白酶活力有关。苍术 70％乙醇提取物可减缓盐酸、无水乙醇诱导的小鼠胃溃疡的形成。苍术 50％甲醇提取物可抑制幽门结扎、幽门结扎加阿司匹林、组胺、5-HT、水浸应激引起的大鼠胃溃疡的形成，可能与其抑制胃液分泌、胃酸分泌、胃蛋白酶活性等有关。去挥发油的茅苍术水提取物给予大鼠可通过降低胃蛋白酶活性，减轻胃黏膜炎性细胞浸润、黏膜缺损坏死和脱落，预防无水乙醇性胃溃疡的形成。灌胃、十二指肠给予苍术活性成分 β-桉叶醇和茅术醇均能通过抑制胃液及胃酸分泌、降低总胃蛋白酶活力抑制幽门结扎大鼠的胃溃疡形成，并呈剂量依赖性，β-桉叶醇作用强度优于茅术醇。

2. 调节胃肠运动、抗腹泻

苍术水煎剂能通过提高离体胃底、胃体纵行肌条的张力，拮抗六烃季铵、吲哚美辛、阿托品、维拉帕米所致大鼠胃动力障碍，其中阿托品对抗苍术的作用最强。整体动物实验发现，苍术水煎剂 12 g/kg（生药量）连续灌曾 14 天有促进小鼠胃排空的作用。茅苍术水提取物具有对抗硝基精氨酸延迟大鼠胃排空的作用，其脂溶部位可能是其主要有效部位。苍术 70％乙醇提取物在 10 g/kg（生药量）灌胃时可显著抑制正常小鼠胃排空。苍术挥发油可改善拘束性应激引起的大鼠胃排空障碍及促进脑室内注射促皮质素释放因子（corticotropin releasing factor，CRF）的胃排空作用，其可能是通过抑制中枢 CRF 释放、激活迷走神经通路、刺激胃肠激素释放、抑制生长抑素释放促进胃排空。茅苍术提取物及有效成分β-桉叶醇均对多巴胺、5-HT、5-HT-3受体激动剂诱导的小鼠胃排空障碍具有促进作用。

苍术水提取物及其他多种提取部位灌胃各种脾虚证模型大鼠都能提高低下的胃肠推进率，提高脾虚证大鼠血清胃泌素、胃动素、P物质水平，以及降低血清血管活性肠肽水平；苍术80%乙醇提取物、苍术素灌胃还能增加脾虚证大鼠肠道Cajal间质细胞数，这可能是其促进胃肠推进运动的机制之一。苍术及其活性成分对胃肠运动缓慢模型小鼠的胃肠运动具有促进作用，但对胃肠推进运动亢进表现出抑制作用。如β-桉叶醇能对抗新斯的明致小鼠胃肠运动迟缓，也能对抗生大黄引起的小鼠胃肠推进运动亢进。苍术水煎剂、丙酮提取物、β-桉叶醇、茅术醇均能对抗乙酰胆碱、氨甲酰胆碱、Ca^{2+}及电刺激等致豚鼠离体回肠平滑肌收缩。

茅苍术水煎剂灌胃脾虚证大鼠7天能显著提高结肠黏膜中水通道蛋白（AQP）3表达，降低尿液中AQP2含量，降低粪便中的含水量及利尿，从而产生抗腹泻作用。

3. 利胆和保肝作用

苍术75%乙醇提取物能显著促进大鼠胆汁分泌，作用可持续4 h以上；苍术醋酸乙酯提取物能促进大鼠胆汁分泌，作用可持续6 h以上，但从中分离、纯化出的苍术素、β-桉叶醇利胆作用仅能持续2 h，且β-桉叶醇的利胆作用弱于苍术素，提示苍术脂溶部位中还存在利胆作用更强的成分。苍术具有抗肝损伤及促进肝蛋白合成作用。苍术水煎剂灌胃小鼠能明显增加其肝蛋白合成。苍术甲醇提取物、苍术酮、β-桉叶醇、茅术醇可拮抗四氯化碳（CCl_4）、D-氨基半乳糖致原代培养大鼠肝细胞毒性损伤。苍术挥发油和多糖均能显著降低CCl_4致急性肝损伤小鼠血清ALT、AST活性，起到保肝作用。

（二）抗肿瘤

苍术提取物及其有效成分对肺癌细胞、消化系肿瘤细胞、白血病细胞、黑色素瘤细胞、宫颈癌细胞等多种肿瘤细胞生长有抑制作用。茅苍术醇提取物可通过下调人肺癌A549细胞周期蛋白D1表达，阻滞细胞周期于G1期，实现其抗肿瘤作用。100 $\mu g/mL$的苍术挥发油、茅术醇、桉叶醇对食管癌细胞有抑制作用，其中茅术醇的抑制作用最强。茅苍术水提取物能呈浓度-时间依赖性地抑制胃癌BGC-823细胞、SGC-7901细胞的增殖。苍术甲醇提取物可抑制人肝癌HepG2细胞增殖，将细胞周期滞留在S期和G_2/M期，抑制率可达64.7%。苍术烯内酯甲可抑制人早幼粒白血病HL-60细胞中的Cu，Zn-超氧化物歧化酶活性，使亚G1型细胞中出现DNA内容物及DNA梯形碎片，并呈细胞凋亡样改变。苍术醇沉水提物浓度相关地降低人表皮鳞癌Colo-16细胞存活率，也能浓度相关地对抗TNF-α刺激的细胞增殖。β-桉叶醇能抑制人脐静脉内皮细胞增殖，以及人脐静脉内皮细胞迁移和小管形成，阻止肿瘤细胞转移。

（三）免疫调节

苍术水提醇沉物及水提醇溶物、苍术挥发油及去挥发油的水提取物都有刺激体外小鼠脾淋巴细胞增殖的作用。苍术热水提取物及粗多糖能促进小肠黏膜下派尔集合淋巴结细胞介导的骨髓细胞增殖，并呈剂量相关性。苍术乙醇提取物可显著提高小鼠碳粒廓清速度，对抗鸡红细胞免疫引起的小鼠血清溶血素水平下降，明显减轻小鼠耳肿，提高非特异性和特异性细胞免疫功能。灌胃脾虚模型大鼠苍术水提取物10天，可明显提高模型大鼠胃黏膜血流量，以及胃黏膜三叶因子-1、结肠把关受体-4表达，降低血清IL-1、IL-2、IL-6、TNF-α水平，提高肠道灌洗液中IgA、IgG表达水平，提高胸腺和脾脏质量指数及脾淋巴细胞增殖率，表明苍术能改善脾虚证大鼠低下的胃肠及全身免疫功能，保护和修复胃黏膜组织。

（四）其他作用

苍术的丙酮提取物及β-桉叶醇能通过抗氧化，明显延长氰化钾中毒小鼠的存活时间。苍术苷可降低小鼠、大鼠、兔、犬糖尿病模型的血糖。β-桉叶醇能够通过降低乙酰胆碱再生释放，对抗新斯的明诱导的神经肌肉障碍，还可以阻断N-胆碱受体，抑制神经兴奋引起的骨骼肌收缩。

七、体内过程

苍术素在大鼠体内的达峰时间 Tmax 为 (62.32 ± 13.26) min、最大浓度 Cmax 为 (28.26 ± 6.37) ng/mL、半衰期 $t_{1/2}$ 为 (166.36 ± 21.22) min、AUC $(0-\infty)$ 为 (2748.54 ± 226.3) ng/mL·min。

八、安全性评价

苍术挥发油灌胃给予小鼠的半数致死量 (LD_{50}) 为 2245.87 mg/kg。

第十六章　桔　梗

桔梗为桔梗科植物桔梗［*Platycodon grandiflorum*（Jacq.）A. DC.］的干燥根。其具有宣肺、祛痰、止咳、利咽、排脓的功效，主要用于咳嗽痰多、咽喉肿痛、胸满胁痛等证的治疗。现代研究表明，桔梗含有三萜皂苷、黄酮、酚莱、甾醇等多种化学成分，具有镇咳祛痰、抗炎、保肝、抗肿瘤、抗氧化等作用。

一、基原植物

桔梗为多年生草本植物，有白色乳汁，如图 16-1 所示。根胡萝卜形，长达 20 cm，皮黄褐色。茎高 40～120 cm，无毛，通常不分枝或有时分枝。叶 3 枚轮生，对生或互生，无柄或有极短柄，无毛；叶片卵形至披针形，长 2～7 cm，宽 0.5～3.2 cm，顶端尖锐，基部宽楔形，边缘有尖锯齿，下面被白粉。花 1 至数朵生茎或分枝顶端；花萼无毛，有白粉，裂片 5，三角形至狭三角形，长 2～8 mm；花冠蓝紫色，宽钟状，直径 4～6.5 cm，长 2.5～4.5 cm，无毛，5 浅裂；雄蕊 5，花丝基部变宽，内面有短柔毛；子房下位，5 室，胚珠多数，花柱 5 裂。蒴果倒卵圆形，顶部 5 瓣裂。

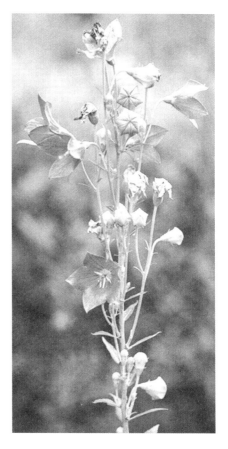

图 16-1　桔梗

二、桔梗的栽培与种植

（一）桔梗的生长习性

桔梗为多年生草本宿根植物，播种后约 15 天开始出苗，一般播种后 2 年即可采收。从种子萌发至次年春出苗期间，桔梗可分为 4 个生长阶段。第一阶段为苗期，此阶段从种子萌发开始，至桔梗苗生长完备结束，此阶段植株生长速度较慢；第二阶段为苗期至初花期，此阶段植株生长速度加快；第三阶段从初孕蕾开花开始，至结实结束；第四阶段为地上部分枯萎倒苗至次年春出苗，进入休眠期。桔梗种子在温度达 10℃ 以上时才能发芽，在

15～25℃且湿度适宜的条件下15～20天即可出苗。种子萌发后，胚根当年的主要活动为生长、伸长；次年6月上旬至9月下旬为根的快速生长期，根不断增长、加粗、加重。目前最适宜桔梗生长的温度为18～22℃。桔梗喜光、喜湿、耐寒，适应性广，但忌积水，怕风害，遇大风易倒伏。桔梗宜栽培在海拔1100 m以下的坡地、山地，以肥沃的中性夹沙土为优。

（二）桔梗的播种

1. 选种

桔梗种子应选择二年生以上的非陈积种子（种子陈积一年，发芽率则降低70%以上）。播种前要进行发芽率试验，确保种子的发芽率在70%以上。种子发芽率试验的具体方法：取少量种子，用40～50℃的温水浸泡8～12 h。将种子捞出，沥干水分，置于布上，拌上湿沙。在25℃左右的温度下进行催芽，注意应及时翻动喷水，4～6天后观察发芽率。

2. 播种

桔梗既可春播也可夏播。春播宜用温水浸种，可促使种子提前出苗，即将种子置于温水中，搅拌至水凉后，再浸泡8 h，用湿布包裹种子，再用湿麻袋片覆盖，每天早晚用温水润洗一次，持续5天左右，待种子萌芽后即可播种。播种时应将种子均匀播于沟内，因种子细小，播种时可将细沙与种子拌匀后再进行播种，然后覆盖土或火灰。在干旱地区播种后要及时浇水保湿，防止种子死亡。一般每亩的用种量为500～750 g。出苗期间要注意松土除草，当苗高约2 cm时可开展间苗，按株距3～5 cm留壮苗，苗稀或断优的地方应在阴天补苗。后需施人畜的稀薄粪水，施后撒土盖上，再追施一次同时培土，以防倒伏。此外，需经常松土除草，天旱及时浇水。

3. 防止桔梗岔根

目前市场以顺直的长条形、坚实、岔根少的桔梗为佳。栽培的桔梗通常有许多岔根，有二叉的也有三叉的，有的主根粗短，但侧根却很多，大大影响了桔梗的品质。一株多苗则多有岔根，苗越茂盛，主根的生长就越受影响；反之，一株一苗则无岔根、无支根。为了解决桔梗岔根的问题，栽培的桔梗需做到一株一苗。因此，在栽培时应及时去除多余苗头，尤其在第二年春返青时最易出现多苗现象。同时要多施磷肥，少施氮钾肥，防止地表部分徒长，必要时可进行打顶操作，减少根部养分的消耗，促使根部正常生长。一般来说，干播的种子25天左右可出苗，催芽播种的种子大约10天出苗。待小苗出土后，应及时去除杂草。小苗过密时要及时疏苗，以每100平方厘米10～12株为最佳，以间隔5 cm保留1株进行间苗（每亩约6万株），并配合浇水、松土。后期也需及时进行除草。另外，桔梗花期较长，要消耗大量养分，会影响根部生长，所以，除留种田外都应及时疏花、疏果以提高根的产量和质量。

（三）桔梗的田间管理

当苗高约2 cm时，应及时进行疏苗；当苗高约3 cm时应及时定苗，按苗距8 cm左右留壮苗1株。补苗和间苗操作可同时进行，补苗时带土有利于桔梗的成活。桔梗前期生长缓慢，需及时除草，通常每年除草3～5次。第一次除草应在苗高7～10 cm时进行，以后每月 1 次。如遇雨水较多的月份，应增加除草次数，争取做到田中无草。除草应避开高温天气，最好选择在雨后进行。6～9 月是桔梗生长的旺季，6 月下旬至 7 月应根据植株的生长情况及时施肥，肥料最好以人畜粪等有机肥为主，并配以少量的磷肥和氮肥。天气干旱时应及时浇水。当苗高约 10 cm 时，可对二年生留种苗进行打顶操作，此举可增加果实的种子数和饱满度，增加种子产量。一年生或二年生的非留种用苗应及时去除花朵，以减少营养损耗，促进地下根部的生长发育。在盛花期时喷施乙烯利可以达到除花的效果，可使桔梗产量增加 40％左右。

（四）桔梗的病虫害管理

桔梗的常见病害有根腐病、纹枯病和白粉病等。根腐病主要危害桔梗的根部，发病时桔梗根部出现黑褐色斑点，后期会导致根部溃烂致使全株枯萎，故需对田地中处于生长期的桔梗进行实时观察，在发病初期喷洒比例为 1∶1∶100 的波尔多液或 50％多菌灵（1000倍稀释液）进行防治。纹枯病也可用此方法进行预防。白粉病主要危害桔梗的叶片，发病时桔梗叶片表面会长满灰白色粉末，从而影响叶片正常的光合作用。发现植株出现发病症状时应及时选用 500 倍的白粉净溶液对发病区域进行喷洒，防止病菌的大规模扩散导致植株死亡。桔梗常见的虫害有拟地甲、蚜虫、红蜘蛛、蛴螬、蝼蛄、地老虎等。拟地甲会危害桔梗的根部，可在 5～7 月时对其幼虫用 90％敌百虫（800 倍稀释液）或 50％辛硫磷（1000 倍稀释液）进行喷杀；蚜虫、红蜘蛛会危害桔梗的幼苗和叶片，发现虫害时可用40％乐果乳剂（1500～2000 倍液）或 80％敌敌畏乳剂（1500 倍稀释液）每 10 天左右喷杀1 次；蛴螬、蝼蛄、地老虎等害虫，都可用敌百虫毒饵进行诱杀。桔梗也会受到杂草的危害，如菟丝子。菟丝子会在桔梗栽种地大面积蔓延，可以将菟丝子的茎全部拔掉来防治，危害严重时可连桔梗植株一同拔掉，再深埋或集中焚毁。

（五）桔梗的采收加工

桔梗的收获年限因地区和播种期的不同而不同，一般桔梗生长 2 年后可进行采收。采挖可在桔梗秋季茎叶枯萎后至次年春季幼芽萌发前进行，以秋季采挖为最佳，因为秋季采挖时桔梗质量、品质都相对较好。采挖时，需先用镰刀割去茎秆和茎叶，再挖出桔梗根茎芦头。采挖时要避免损伤根部，防止汁液外流，切勿挖断主根而影响桔梗的等级和品质。采挖的新鲜根茎芦头清洗后需浸泡在清水中，去除芦头，再趁根茎新鲜用竹刀或瓷片等刮去栓皮，洗净，并及时晾晒或烘干。晾晒时需经常翻动，晒至全干。

（六）桔梗的科学留种

留种应选用二年生的健壮植株。进入 9 月后，去除弱小侧枝及顶部幼嫩花序，使营养集中供给留种用的花序。当蒴果变黄、顶部初裂时，开始分批采收，采收时应整枝采下，然后放置在干燥通风处晾干，脱粒、去杂后方可留种。

三、化学成分

（一）三萜皂苷

三萜皂苷类化合物是最早从中药桔梗中分离出来的，是其主要的药理活性成分，根据苷元类型可将其分为桔梗皂苷型、远志皂苷型、桔梗二酸型等。

1. 桔梗皂苷型化合物

桔梗皂苷型化合物，结构特征除以齐墩果酸为母核的双糖链外，在 C-4 连接的 2 个羟甲基，在核磁共振碳谱中，其母核具有 5 个甲基信号、1 个羧基信号。主要化合物有 Platicodigenin、Platycodin D、Platycodin D2、Platycodin D3 等，化学结构式如图 16-2 所示。

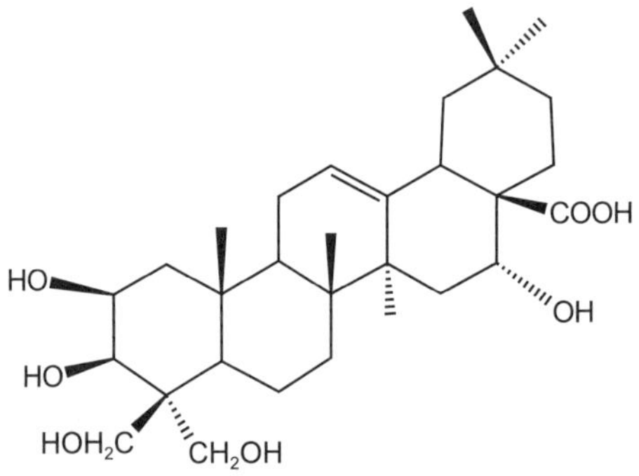

（a）Platicodigenin

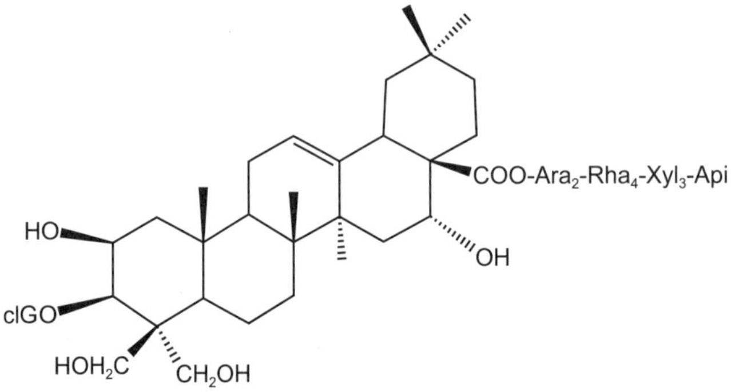

（b）Platycodin D

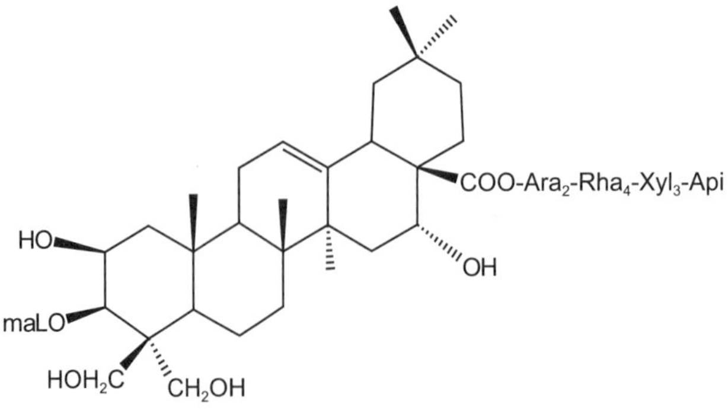

（c）Platycodin D2

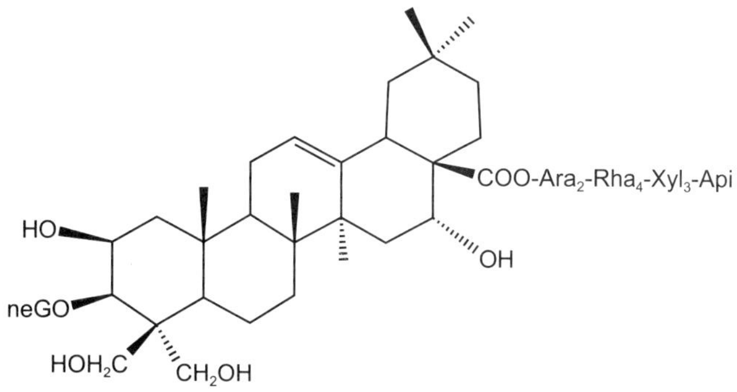

（d）Platycodin D3

图 16-2　桔梗中桔梗皂苷型化合物的化学结构式

2. 远志皂苷型化合物

远志皂苷型化合物，结构特征除以齐墩果酸为母核的双糖链外，在 C-4 连接的 1 个羟甲基、1 个甲基，在核磁共振碳谱中，其母核具有 6 个甲基信号、1 个羧基信号。主要化合物有 Polygalacic acid、Polygalacin D、Platycoside D 等，化学结构式如图 16-3 所示。

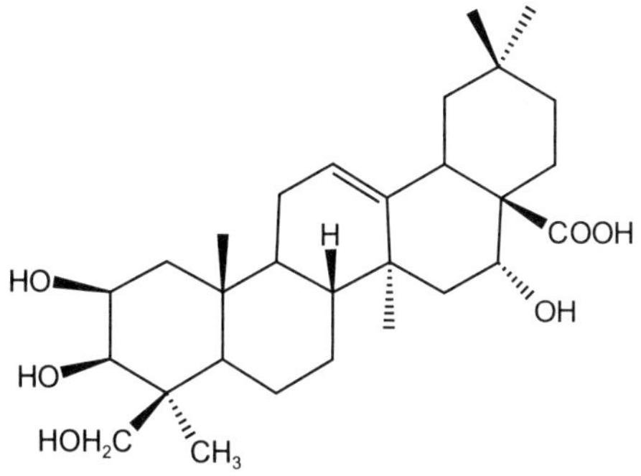

（a）Polygalacic acid

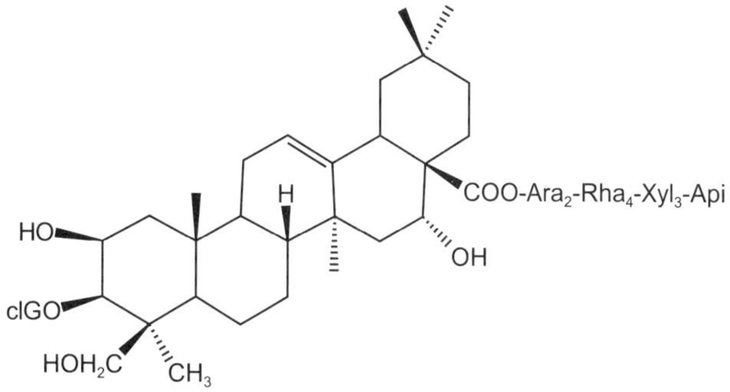

（b）Polygalacin D

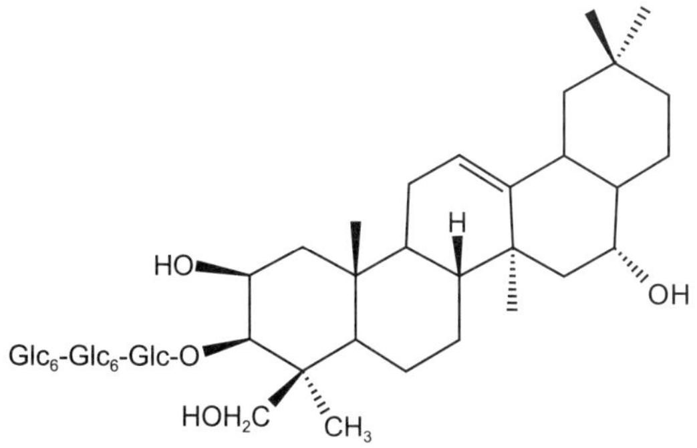

（c）Platycoside D

图 16-3　桔梗中远志皂苷型化合物的化学结构式

3. 桔梗二酸型化合物

桔梗二酸型化合物，结构特征除以齐墩果酸为母核的双糖链外，在 C-4 连接的 1 个羟甲基、1 个羧基，在核磁共振碳谱中，其母核具有 5 个甲基信号、2 个羧基信号。主要化合物有 Platycogenic acid A、Platyconic acid A、Platyconic acid B 等，化学结构式如图 16-4 所示。

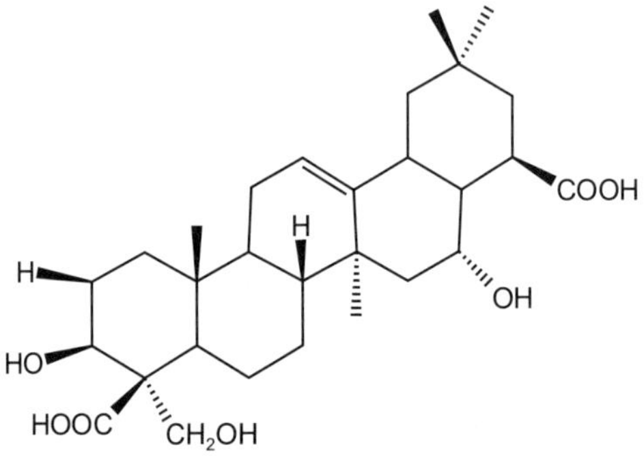

（a）Platycogenic acid A

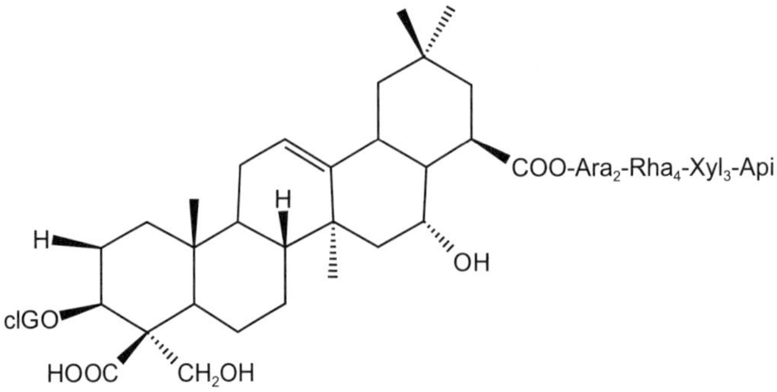

（b）Platyconic acid A

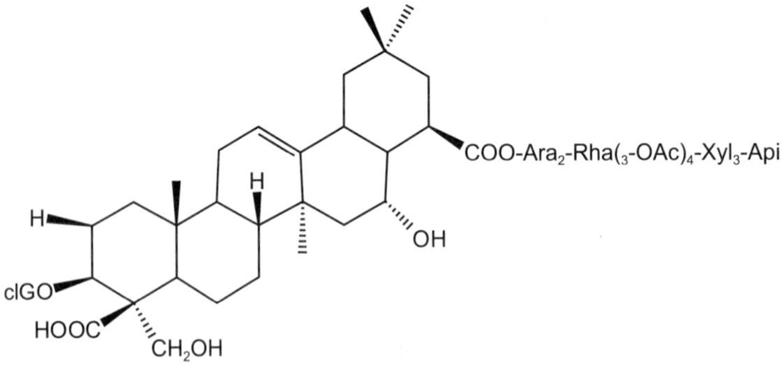

（c）Platyconic acid B

图 16-4　桔梗中桔梗二酸型化合物的化学结构式

（二）黄酮类

黄酮类化合物主要存在于桔梗的地上部分，目前共分离和鉴定出 9 种黄酮类成分，主

要为黄酮、二氢黄酮及黄酮苷类化合物，主要包括芹菜素、木犀草素、蜜桔素、槲皮素-7
-O-葡萄糖苷、木犀草素-7-O-葡萄糖苷等，化学结构式如图16-5所示。

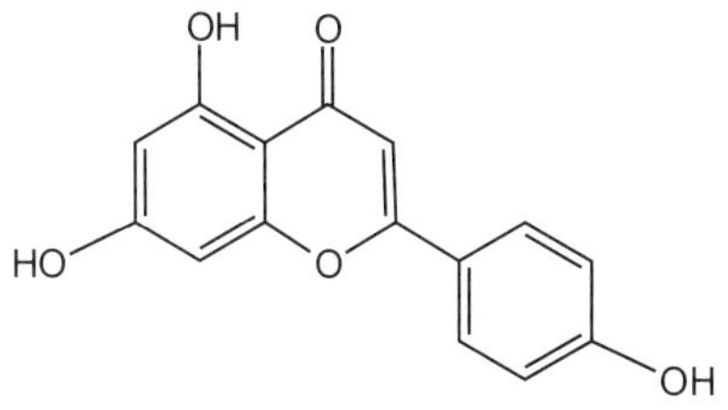

（a）芹菜素 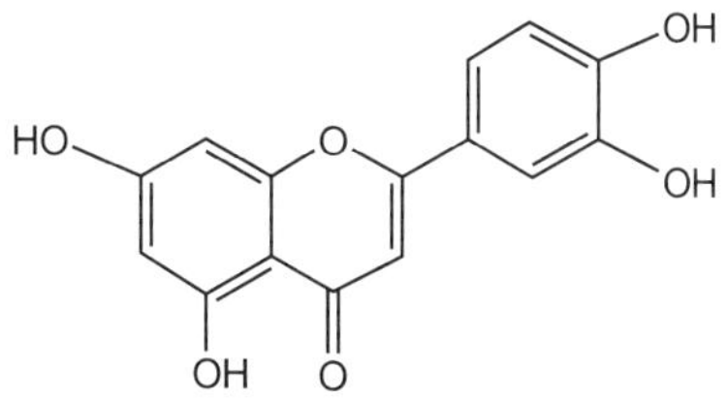　　　　　　　　　　　　　（b）木犀草素

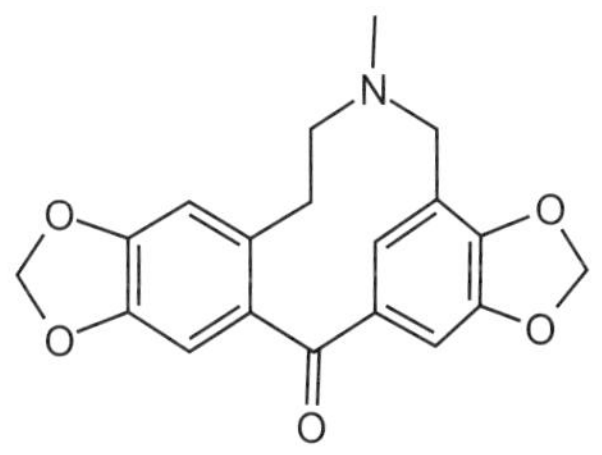

（c）蜜桔素 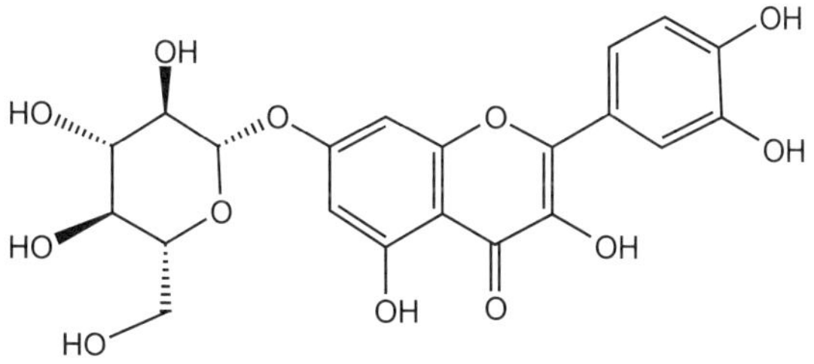　　　　　　　　　　　　（d）槲皮素-7-O-葡萄糖苷

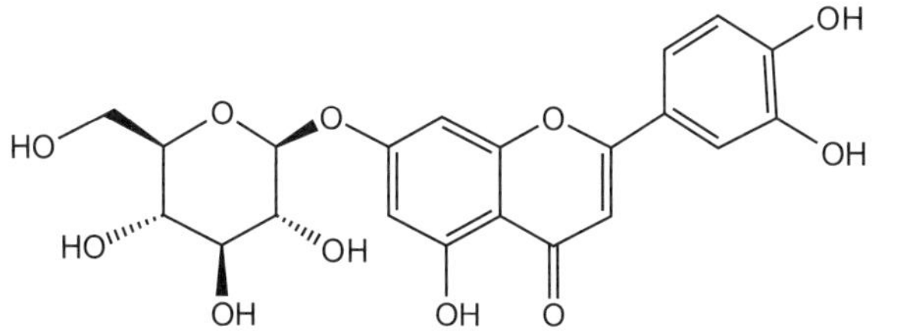

（e）木犀草素-7-O-葡萄糖苷

图16-5　桔梗中黄酮类化合物的化学结构式

（三）酚类

酚类化合物是指芳香烃中苯环上的氢原子被羟基取代所生成的化合物，是芳烃的含羟
基衍生物，根据其分子所含的羟基数目可分为一元酚和多元酚。桔梗的地上部分和根中均
存在酚类化合物。目前分离得到的酚类化合物主要有咖啡酸、绿原酸、异阿魏酸、香草酸
等，化学结构式如图16-6所示。

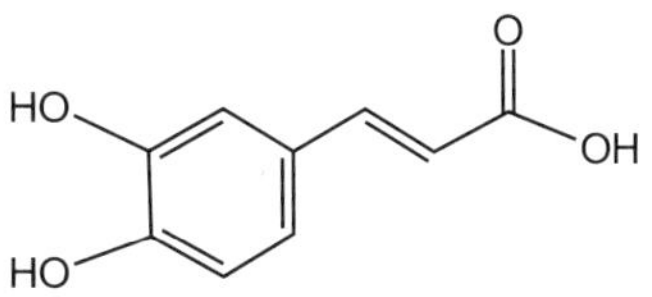

（a）咖啡酸 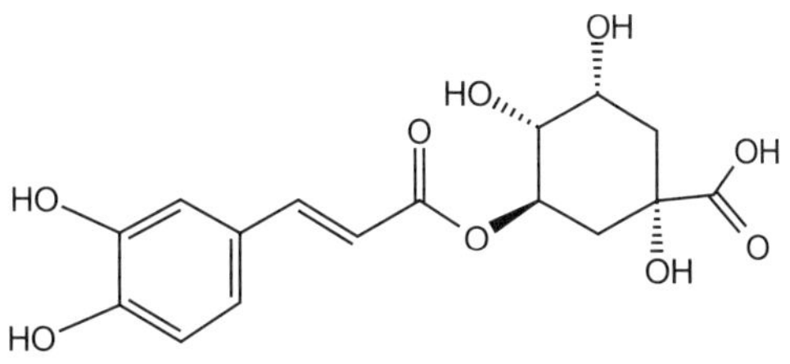　　　　　　　　　　　　　　（b）绿原酸

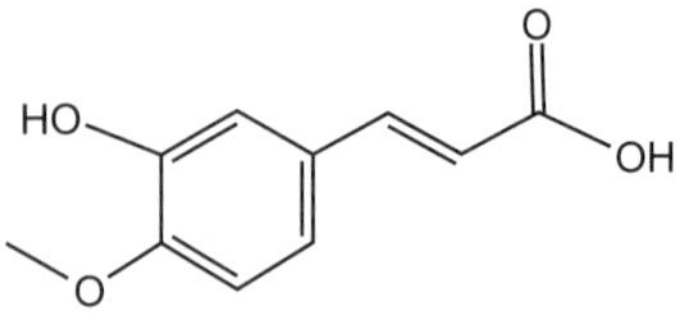

（c）异阿魏酸

图 16 - 6　桔梗中酚类化合物的化学结构式

（四）甾醇

甾醇是广泛存在于生物体内的一种重要的天然活性物质，是一类含有羟基的类固醇，均以环戊烷多氢菲为基本结构。研究发现，桔梗中含有多种甾醇类化合物，如菠菜甾醇、$\Delta 7$ -豆甾烯醇、α - Spinasterol，化学结构式如图 16 - 7 所示。

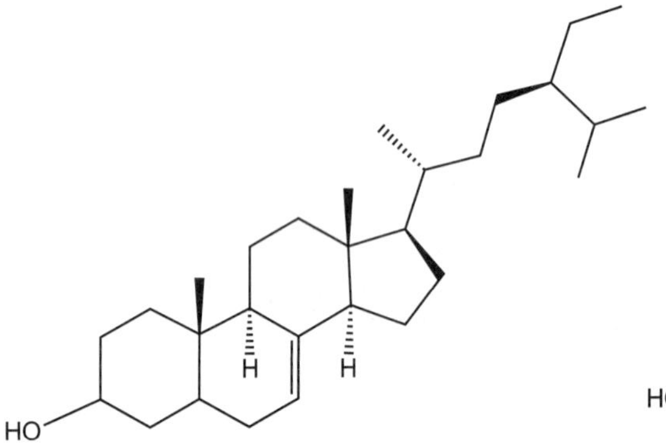

（a）菠菜甾醇

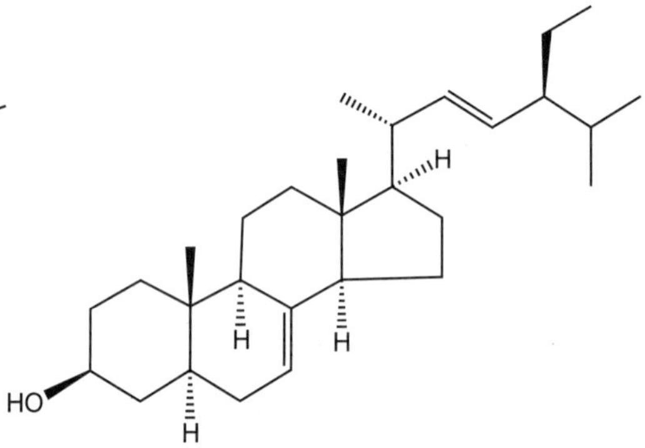

（b）$\Delta 7$-豆甾烯醇

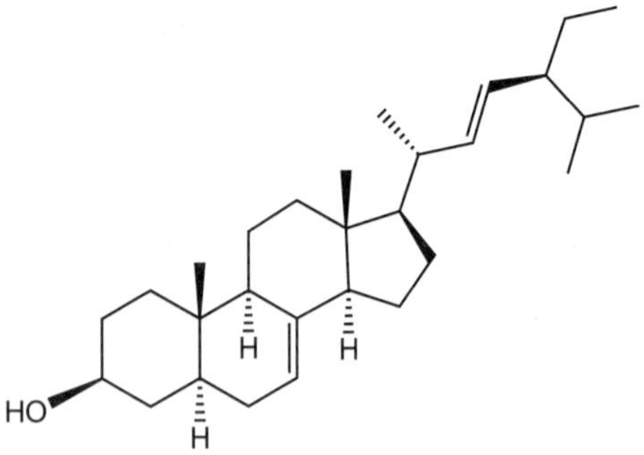

（c）α-Spinasterol

图 16 - 7　桔梗中甾醇类化合物的化学结构式

四、药物制剂

《中华人民共和国药典（2020 年版）》收载的基于桔梗制成的制剂主要有 2 种。

（一）桔梗冬花片

取桔梗 300 g、款冬花 37 g、制远志 63 g、甘草 20 g。以上 4 味，桔梗 150 g 粉碎成细粉，剩余桔梗与款冬花、制远志、甘草加水煎煮 3 次，每次 2 h，煎液滤过，合并滤液，静置，取上清液浓缩成稠膏，加入桔梗细粉，混匀，干燥，研细，制成颗粒，干燥，或加入硬脂酸镁适量，压制成 1000 片，包糖衣或薄膜衣，即得。

（二）可待因桔梗片

取桔梗流浸膏 50 g、磷酸可待因 12 g，加入适当辅料制成 1000 片，且规定每片含磷酸可待因应为 10.8～13.2 mg、含桔梗皂苷应不少于 9 mg。

五、质量评价

（一）鉴别

1. 显微鉴别

桔梗横切面中木栓细胞有时残存，不去外皮者有木栓层，细胞中含草酸钙小棱晶。栓内层窄。韧皮部乳管群散在，乳管壁略厚，内含微细颗粒状黄棕色物。形成层成环。木质部导管单个散在或数个相聚，呈放射状排列。薄壁细胞含菊糖。

取桔梗切片，用稀甘油装片，置显微镜下观察，可见扇形或类圆形的菊糖结晶。

2. 薄层鉴别

取桔梗粉末 1 g，加 7% 硫酸乙醇-水（1∶3）混合溶液 20 mL，加热回流 3 h，放冷，用三氯甲烷振摇提取 2 次，每次 20 mL，合并三氯甲烷液，加水洗涤 2 次，每次 30 mL，弃去洗液，三氯甲烷液用无水硫酸钠脱水，滤过，滤液回收溶剂至干，残渣加甲醇 1 mL 使溶解，作为供试品溶液。另取桔梗对照药材 1 g，同法制成对照药材溶液。照薄层色谱法试验，吸取上述两种溶液各 10 μL，分别点于同一硅胶 G 薄层板上，以三氯甲烷-乙醚（2∶1）为展开剂，展开，取出，晾干，喷以 10% 硫酸乙醇溶液，在 105℃ 加热至斑点显色清晰。供试品色谱中，在与对照药材色谱相应的位置上，显相同颜色的斑点。

3. 指纹图谱鉴别

张迟等建立了桔梗 HPLC 指纹图谱分析方法。取桔梗粉末（过二号筛）约 2 g，精密称定，精密加入 50% 甲醇 50 mL，称定质量，超声处理 30 min，放冷，再称定质量，用 50% 甲醇补足减失的质量，摇匀，滤过，精密量取续滤液 25 mL，置水浴上蒸干，残渣加水 20 mL，微热使溶解，用水饱和的正丁醇振摇提取 3 次，每次 20 mL，合并正丁醇液，用氨试液 50 mL 洗涤，弃去氨液，再用正丁醇饱和的水 50 mL 洗涤，弃去水液，正丁醇液蒸干，残渣加甲醇使溶解，定容至 5 mL，过滤膜即得供试品溶液。采用 YMC Hydrosphere C18 色谱柱（250 mm×4.6 mm，5 μm）；流动相为水-乙腈，梯度洗脱；流速为 0.8 mL/min；检测波长为 210 nm；柱温为 35℃；进样量为 10 μL。依上述步骤所建立的指纹图谱可为桔梗的质量控制和品质评价提供依据，如图 16-8 所示。

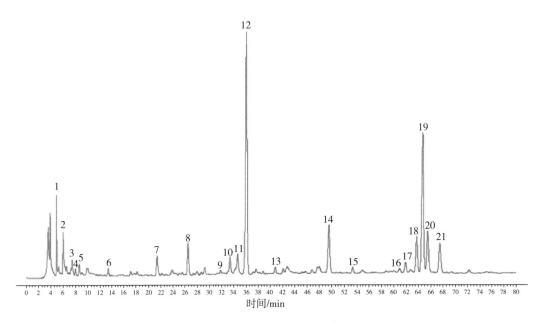

图 16 - 8　桔梗的指纹图谱

(二) 检查

1. 水分

《中华人民共和国药典（2020 年版）》规定水分不得过 15%。

2. 总灰度

《中华人民共和国药典（2020 年版）》规定总灰分不得过 6%。

(三) 含量测定

《中华人民共和国药典（2020 年版）》规定采用高效液相色谱法测定。

1. 色谱条件与系统适用性试验

以十八烷基硅烷键合硅胶为填充剂，采用 YMC-Pack ODS-A 色谱柱（柱长为 25 cm，内径为 4.6 mm，粒径为 5 μm）；以乙腈-水（25∶75）为流动相；采用蒸发光散射检测器检测。理论板数按桔梗皂苷 D 峰计算应不低于 3000。

2. 对照品溶液的制备

取桔梗皂苷 D 对照品适量，精密称定，加甲醇制成每 1 mL 含 0.5 mg 的溶液，即得。

3. 供试品溶液的制备

取桔梗粉末（过二号筛）约 2 g，精密称定，置具塞锥形瓶中，精密加入 50% 甲醇 50 mL，称定质量，超声处理（功率 250 W，频率 40 kHz）30 min，放冷，再称定质量，用 50% 甲醇补足减失的质量，摇匀，滤过；精密量取续滤液 25 mL，蒸干，残渣加水 20 mL，微热使溶解，用水饱和的正丁醇振摇提取 3 次，每次 20 mL，合并正丁醇液，用氨试液 50 mL 洗涤，弃去氨液，再用正丁醇饱和的水 50 mL 洗涤，弃去水液，正丁醇液回收溶剂至干，残渣加甲醇适量使溶解，转移至 5 mL 量瓶中，加甲醇至刻度，摇匀，滤过，取续滤液，即得。

4. 测定法

分别精密吸取对照品溶液 10 μL、20 μL，供试品溶液 10～15 μL，注入液相色谱仪，测定，以外标两点法对数方程计算，即得。

桔梗按干燥品计算，含桔梗皂苷 D（$C_{57}H_{92}O_{28}$）不得少于 0.1%。

六、药理作用

（一）镇咳祛痰

桔梗具有较好的镇咳祛痰作用，其乙醇提取液具有非常显著的祛痰药理活性。桔梗水提取物可明显减少浓氨水刺激导致的咳嗽次数，并可提高小鼠气管的酚红排泄量。桔梗煎剂对麻醉猫、犬也具有非常明显的祛痰作用。从桔梗 70% 乙醇提取物中纯化、萃取得到的总皂苷，以及经生物转化得到的总次皂苷也具有显著的祛痰活性。但也有研究发现，桔梗镇咳祛痰活性与桔梗皂苷无明显剂量关联性，可能其镇咳祛痰活性是多成分综合作用的结果。

（二）抗肿瘤

桔梗皂苷 D 对乳腺癌、肺癌、肝癌、结肠癌及口腔癌等多种肿瘤的生长、转移、凋亡发挥着重要作用。

5～20 μmol/L 桔梗皂苷 D 体外可诱导人肺癌细胞株 A549 的细胞凋亡，呈现出明显的细胞毒作用，其能诱导 A549 细胞凋亡的分子机制可能为调控 Bax、Bak、Bcl - 2、Bcl - xL 表达，降低线粒体膜电位，进而激活 Caspase，最终导致肺癌细胞死亡。桔梗皂苷 D 体外还可抑制结肠癌、肝癌、胃癌、乳腺癌、前列腺癌等细胞增殖，并呈剂量相关性。口服桔梗皂苷 D 可抑制 H520 荷瘤裸小鼠肺癌细胞生长，并诱导肺癌细胞凋亡。桔梗皂苷 D 可以通过上调肝癌细胞 H22 中 Bax 的表达，下调 Bcl - 2 和 VEGF 的表达，升高血清细胞因子 IFN - γ、TNF - α、IL - 6、IL - 2 水平，抑制肿瘤细胞生长。

（三）抗炎

桔梗皂苷 D 体外可抑制脂多糖诱导的乳腺上皮细胞 TNF - α、IL - 1β、IL - 6 的表达，从而产生抗炎作用。桔梗皂苷 D 还可抑制 LPS 诱导的巨噬细胞 NO 生成，通过抑制 NF-κB 降低 iNOS、环氧合酶 2（COX - 2）的含量及其 mRNA 水平，抑制炎性因子 PGE_2 释放，发挥抗炎活性。桔梗 75% 乙醇提取物经 AB - 8 纯化、50% 乙醇洗脱部位可通过下调 TGF - 1 mRNA 表达抗实验性支原体肺炎。桔梗皂苷对鹿角菜胶所致大鼠足肿胀的急性炎症及棉球所致大鼠肉芽肿的慢性炎症均有一定的抑制作用。桔梗皂苷通过降低气道灌洗液中炎性因子 IL - 4、IL - 5、IL - 13 的水平，防治过敏性哮喘。桔梗皂苷 D 还能降低胶原性关节炎小鼠足趾中髓过氧化物酶（myeloperoxidase，MPO）、MDA、IL - 6 及 TNF - α 水平，改善模型小鼠的骨和软骨损伤。

（四）保肝

桔梗皂苷 D 可通过降低酒精性肝损伤小鼠血清三酰甘油（TG）、总胆固醇（TC）、低密度脂蛋白（LDL）、肝脏 MDA 水平，抑制 TNF－α、IL－1β、IL－6 的释放，减少肝细胞凋亡及脂肪变性，从而起到保肝作用。桔梗皂苷 D 可抑制胆汁淤积型肝损伤小鼠的 NF-κB、iNOS 表达，减少肝细胞损伤，继而发挥保肝作用。桔梗皂苷 D 还可降低四氧嘧啶诱导的糖尿病小鼠模型血清葡萄糖、胰岛素及炎症因子 IL－6、IL－1β、IL－17A、TNF－α的水平，以及肝脏 AST、ALT、TC 和 TG 水平，并减轻肝组织病变。

（五）抗氧化

桔梗总皂苷能增强高脂大鼠清除氧自由基和其他活性氧成分的能力，显著提升大鼠血清及肝脏中的 SOD 活力，说明桔梗总皂苷体内具有较好的抗氧化作用。桔梗皂苷 D 预处理可逆转心肌细胞 H9c2 细胞的体外缺氧/复氧（H/R）引起的活性氧和 MDA 水平升高，降低 SOD 和过氧化氢酶活性，起到保护心肌的作用。桔梗皂苷 D 还可通过抑制缺氧-葡萄糖剥夺/再灌注诱导的氧化胁迫，降低活性氧水平，升高过氧化氢酶、超氧化物歧化酶、谷胱甘肽过氧化物酶活性，减少大脑皮层神经元凋亡。

（六）其他作用

桔梗皂苷 D 能够抑制血小板活化、聚集，抑制体内血栓形成。桔梗皂苷 D 还具有调节免疫、抗动脉粥样硬化、保护肾脏等作用。

七、体内过程

桔梗皂苷 D 口服给药大鼠，主要药动学参数：Tmax 为（0.69±0.45）h、AUC（0～t）为（43.15±0.66）$\mu g \cdot L^{-1} \cdot h^{-1}$、MRT（0～t）为（1.66±0.67）h、CL 为（236.50±0.59）$L \cdot h^{-1} \cdot kg^{-1}$；尾静脉注射给药大鼠，主要药动学参数：Tmax 为（0.23±0.21）h、AUC（0～t）为（88.47±0.18）$\mu g \cdot L^{-1} \cdot h^{-1}$、MRT（0～t）为（1.00±0.22）h、CL 为（0.73±0.24）$L \cdot h^{-1} \cdot kg^{-1}$。桔梗皂苷 D 口服绝对生物利用度非常低。

八、安全性评价

桔梗水提取物灌胃小鼠的半数致死量（LD_{50}）为 24 g/kg。桔梗皂苷灌胃小鼠的 LD_{50} 为 420 mg/kg，大鼠的 LD_{50} 大于 800 mg/kg。桔梗皂苷 D 可对精子头膜造成损伤，有着杀灭精子的作用。

第十七章　金樱子

金樱子为蔷薇科植物金樱子（*Rosa laevigata* Michx.）的干燥成熟果实，皖西大别山区野生资源丰富，属于药食同源药材。金樱子是一味收涩类药材，具有固精缩尿、固崩止带、涩肠止泻之功效，主要用于遗精滑精、遗尿尿频、崩漏带下、久泻久痢等证治疗。现代研究表明，金樱子含有黄酮、三萜、苯丙素、鞣质等多种化学成分，具有保护肝脏及肾脏、调节免疫、抗菌抗炎、抗氧化、排铅等作用。

一、基原植物

金樱子为常绿攀缘灌木，高可达 5 m，如图 17-1 所示。无毛，有钩状皮刺和刺毛。羽状复叶；小叶 3，稀 5，椭圆状卵形或披针状卵形，长 2.5～7 cm，宽 1.5～4.5 cm，先端急尖或渐尖，基部近圆形或宽楔形，边缘具细齿状锯齿，无毛，有光泽，下面脉纹显著；叶柄和叶轴无毛，具小皮刺和刺毛；托叶条形，与叶柄分离，早落。花单生于侧枝顶端，白色，直径 5～9 cm，花梗和萼筒外面均密生刺毛。蔷薇果近球形或倒卵形，长 2～4 cm，有直刺，顶端具长而扩展或外弯的宿存萼裂片。花期 4～6 月，果期 7～11 月。

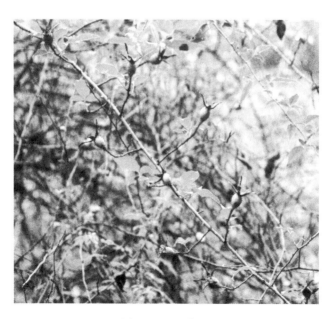

图 17-1　金樱子

二、金樱子的栽培与种植

(一) 金樱子的栽培环境

金樱子树势强健、喜光、耐荫、耐寒，对土壤的要求不高，但一般情况下，还是会将其种植在土层深厚、湿润且较为肥沃的地方，以排水、何湿、透气条件优越的疏松沙质及中性土壤或微酸性土壤为佳。金樱子怕雨涝，若在积水中浸泡的时间过长，枝干下部或植株下部的绿叶将会变黄并且容易脱落，水涝严重的话则会直接导致整个植株枯萎死亡。最适宜金樱子生长发育的温度条件为白天 18～25℃、夜间 12～15℃。当其生长地的温度超过 30℃时，它将处于半休眠状态；冬季温度若低于 5℃时，它将进入完全休眠的状态。

(二) 金樱子的栽培技术

播种金樱子，主要采取扦插的方式进行繁殖，也可以选择种子繁殖。播种时间一般在春季和秋季。

1. 扦插繁殖

在每年 10～11 月，选取当年生且健康、强壮、无病虫害的硬枝，将其剪成长度约为 20 cm 的插条。每段插条最少有 3 个芽节，将其下端切成马耳形，然后放入 500 mg/L 的 ABT 生根粉液中浸蘸，拿出稍晾一会，接着按行株距 12 cm×7 cm 将其插入整好的畦面上，浇水保墒，确保存活率，并为其建立塑料小弓棚。培植 1 年后，便可移植。

2. 种子繁殖

将干净成熟的种子按 1∶3 的比例与湿沙充分混合贮藏至次年春天，然后筛出种子进行条播，按行距 20 cm 均匀地播种于整好的畦面上，浇水保墒，以利于出苗。每亩播种量约为 3 kg。齐苗以后，要注意管理，培育 2 年后便可移植。

(三) 金樱子的病虫害防治

金樱子的病害主要是白粉病。白粉病多在高温高湿的夏季发生，主要危害叶、茎及花柄。发病初期嫩叶扭曲，呈浅灰色，后期叶面、茎及花柄上长出 1 层白色粉末状覆盖物，严重时不开花，植株枯死。防治方法：发病初期，喷洒 0.3～0.5 波美度石硫合剂或 50% 托布津 1000 倍液；控制氮肥施用量，防止植株生长过于旺盛；新叶生长后，喷 1∶1∶100 波尔多液，7～10 天 1 次，连喷 2～3 次。同时，购苗时一定要进行全方位的检查以去除病株，从而阻绝病源。选取扦插方式栽培的，要尽可能选取新鲜、健壮且没有任何病虫害的硬枝制作插条。在收集、运送时，要按规定提前喷洒药剂，以防带病害幼苗流入新区。金樱子的虫害主要是蔷薇白轮蚧，一般发生在 7～8 月，以刚孵化的若虫爬到叶面、主脉、嫩梢、叶柄或花柄基部固着吸取汁液为害，被害部变为褐色，发生严重时，整个枝干布满蚧体，植株衰弱、抽条，甚至枯死。防治方法：在若虫孵化期喷 25% 亚胺硫磷乳剂 800～1000 倍液或 40% 氧化乐果 1500 倍液；在冬季休眠期至早春萌发前，喷 1 次 3～5 波美度石硫合剂；保护和利用天敌红点瓢虫。

(四) 金樱子的整形修剪

金樱子定植结束后，于每年冬季定期除去枯枝、纤弱小枝、密生枝、衰老枝、徒长枝和病虫枝。对生长强健的长枝，也要进行短截修剪，或剪去枝条的 1/3，用以促使当年多发新枝，多开花结果。

（五）金樱子的水肥管理

1. 中耕追肥

金樱子定植后 1～3 年内，于每年的春、夏、秋季各中耕除草和施肥 1 次；第 4 年到植株郁闭前，每年春秋两季各中耕除草和施肥 1 次；植株郁闭后，停止中耕除草，但是每年还要施肥 1～2 次。春、夏季施肥可以使用腐熟的人畜粪和尿素，秋季施肥可以使用腐熟的加入过磷酸钙的堆肥或厩肥。施肥方式可以采取株行间开沟施入，施入后立即覆土盖肥。秋季在植株根际环状开沟施肥，施肥后培土，可保温、防寒、防倒伏。

2. 灌溉

若遇到干旱，一定要及时放水灌溉以确保秧苗存活；雨季要及时疏沟排水，避免发生田间积水。

（六）金樱子的采收与加工

9～10 月，金樱子果皮开始变成黄红色时便可采摘。采收回来的金樱子果实要晾晒，将其薄薄一层地摊放在晒场上，然后晒至半干，再用木板轻轻地搓除毛刺，或者放入大竹篓内去除毛刺。完全晒干后，它便可销售或者深加工。金樱子的根，要在秋、冬季采果之后才能够挖出，挖出后除去须根和泥土，洗净晒干后即成商品。

三、化学成分

（一）黄酮

金樱子中的黄酮类化合物主要成分有槲皮素、芹菜素、山奈酚、甘草素、柚皮素、（＋）-儿茶素、（－）-表儿茶素、芦丁、根皮苷等，化学结构式如图 17 - 2 所示。

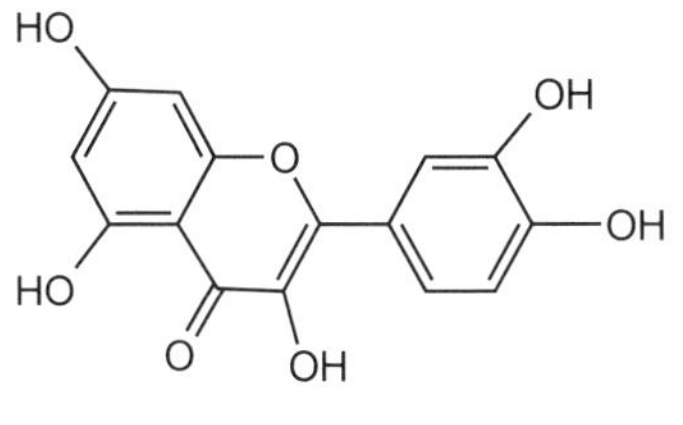

（a）槲皮素

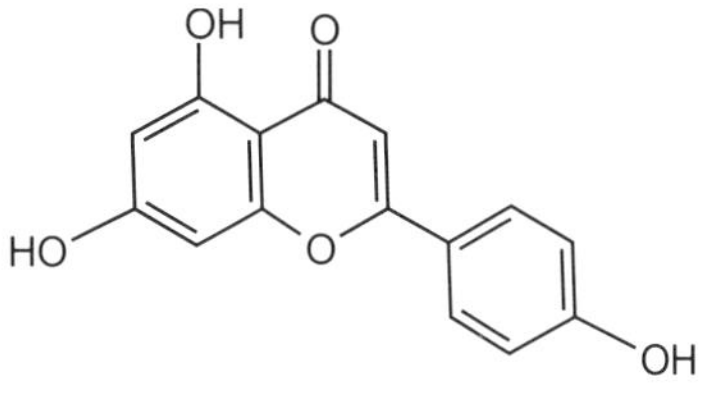

（b）芹菜素

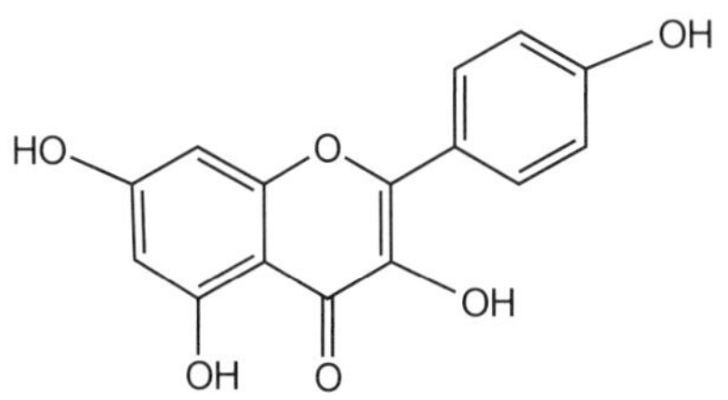

（c）山奈酚

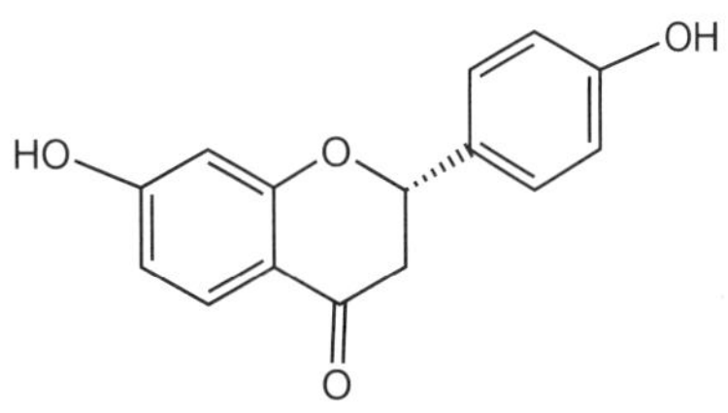

（d）甘草素

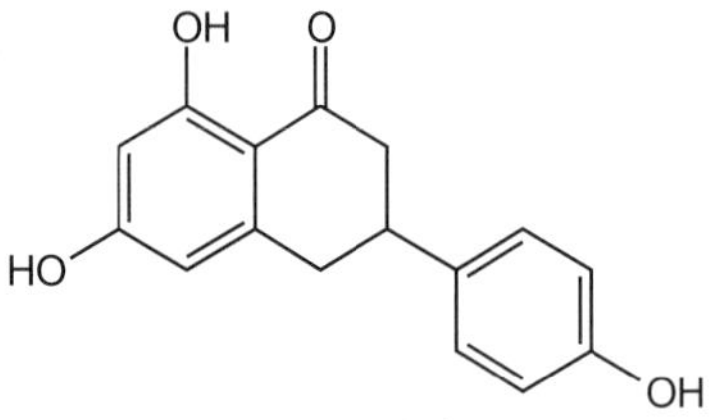

（e）柚皮素

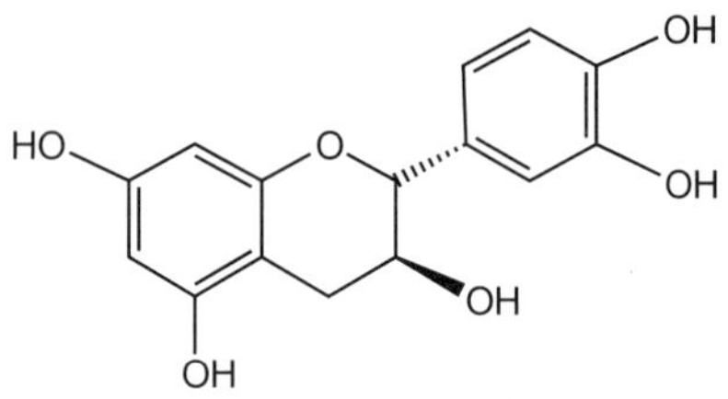

（f）（+）-儿茶素

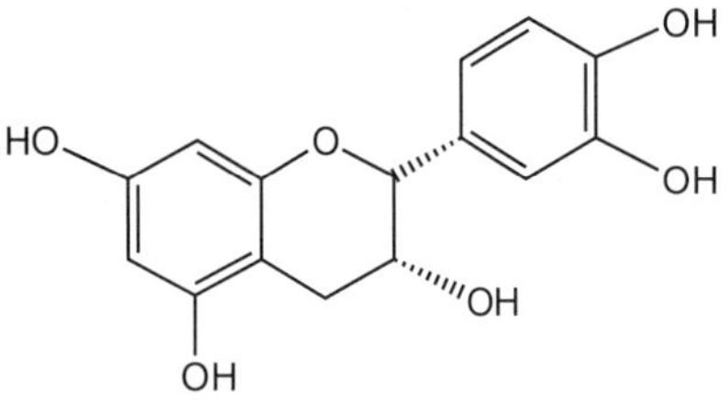

（g）（-）-表儿茶素

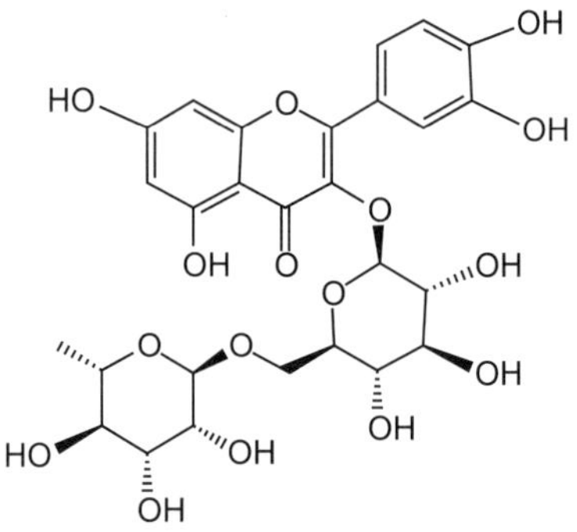

（h）芦丁

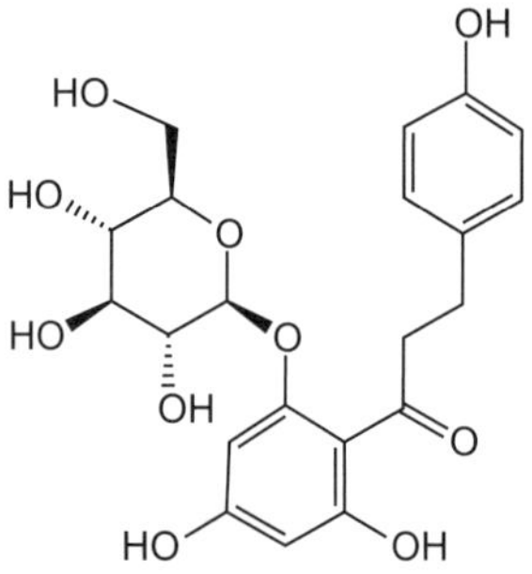

（i）根皮苷

图 17 - 2　金樱子的黄酮化合物的化学结构式

（二）三萜

金樱子中的三萜类化合物主要为五环三萜，依据苷元结构可分为 α-香树脂烷型、β-香树脂烷型、羽扇豆烷型，成分主要包括熊果酸、蔷薇酸、坡模酸、覆盆子酸、野蔷薇苷等，化学结构式如图 17 - 3 所示。

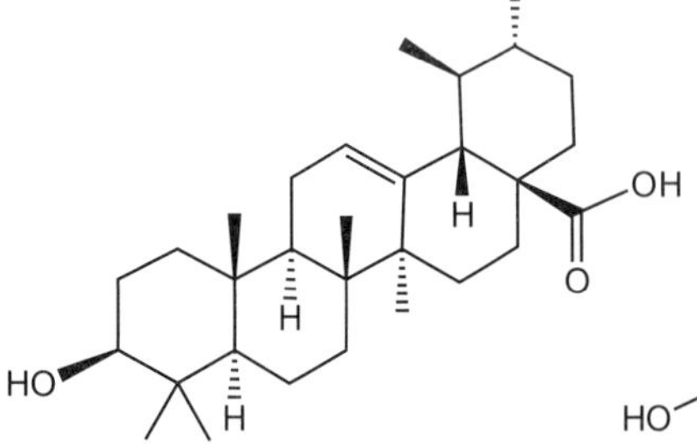

（a）熊果酸

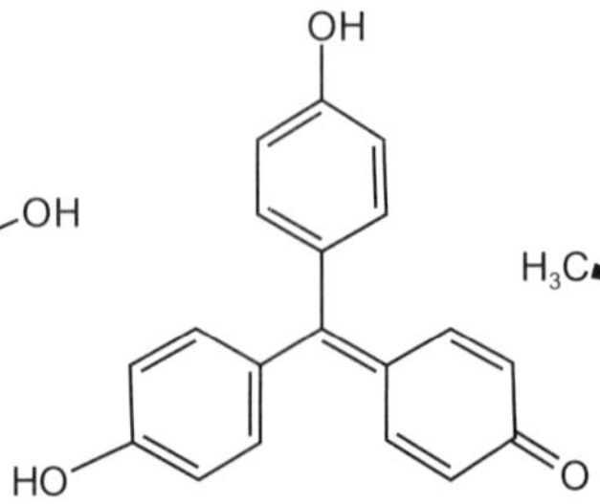

（b）蔷薇酸

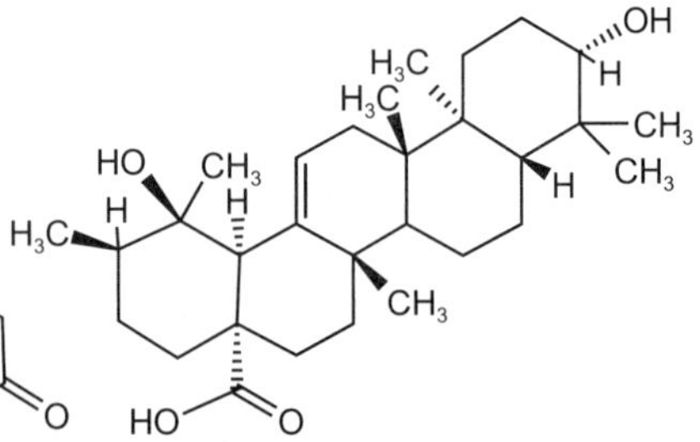

（c）坡模酸

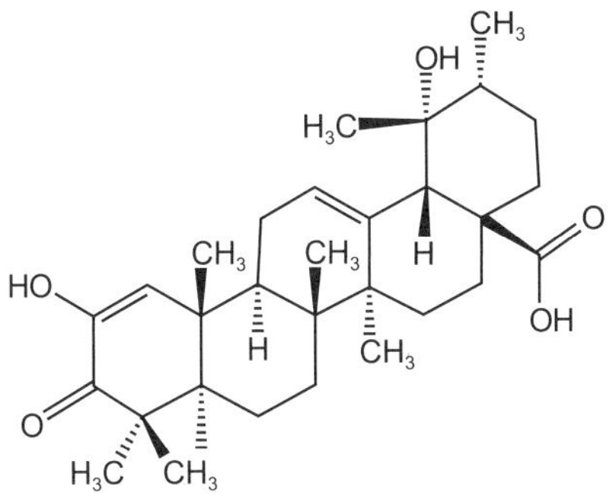

（d）覆盆子酸 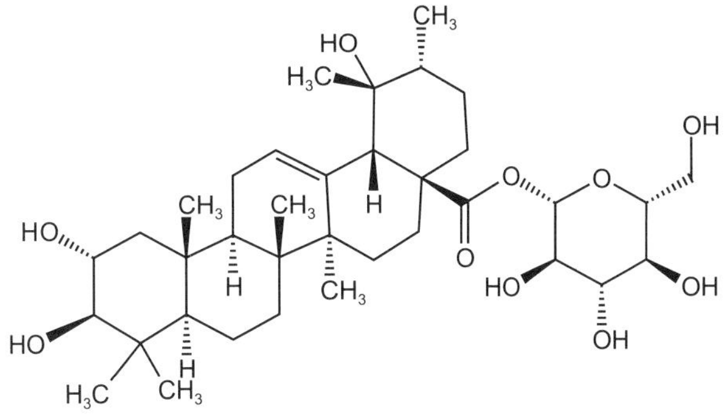　　　　　　　　　　　　　　（e）野蔷薇苷

图 17 - 3　金樱子中三萜类化合物的化学结构式

（三）苯丙素

金樱子中的苯丙素类化合物主要包括简单苯丙素类、香豆素类、木脂素类化合物，成分主要包括对羟基肉桂酸、莨菪亭等，化学结构式如图 17 - 4 所示。

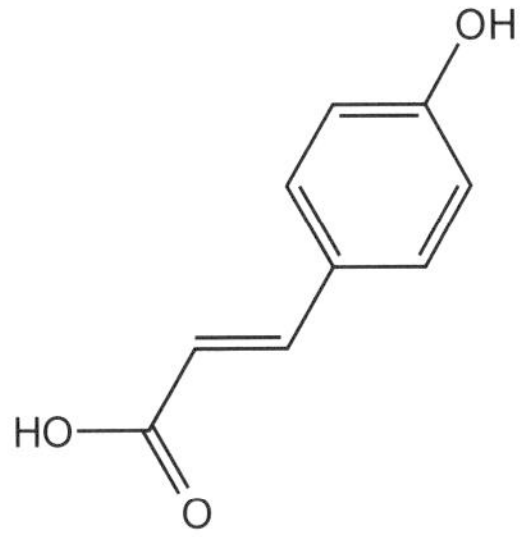

（a）对羟基肉桂酸 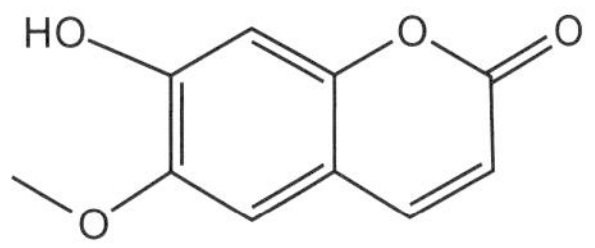　　　　　　　　　　　　　　（b）莨菪亭

图 17 - 4　金樱子中苯丙素类化合物的化学结构式

（四）鞣质

金樱子中的鞣质类化合物主要包括没食子酸乙酯、鞣花酸等，是金樱子发挥止血等作用的主要有效成分之一，化学结构式如图 17 - 5 所示。

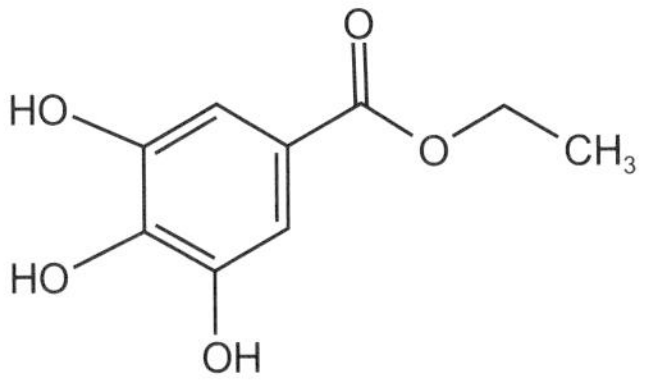

（a）没食子酸乙酯 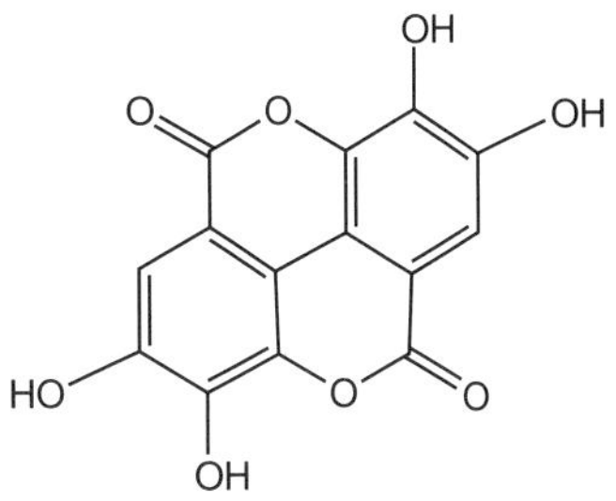　　　　　　　　　　　　　　（b）鞣花酸

图 17 - 5　金樱子中鞣质类化合物的化学结构式

四、药物制剂

《中华人民共和国药典（2020 年版）》收载的基于金樱子制成的制剂主要有龟鹿补肾丸。

取盐菟丝子 51 g、淫羊藿（蒸）43 g、续断（盐蒸）43 g、锁阳（蒸）51 g、狗脊（盐蒸）64 g、酸枣仁（炒）43 g、制何首乌 64 g、炙甘草 21 g、陈皮（蒸）21 g、鹿角胶（炒）9 g、熟地黄 64 g、龟甲胶（炒）13 g、金樱子（蒸）51 g、炙黄芪 43 g、山药（炒）43 g、覆盆子（蒸）85 g。以上 16 味，粉碎成细粉，过筛，混匀。每 100 g 粉末用炼蜜 40 g 加适量的水泛丸，干燥，制成水蜜丸；或加炼蜜 100～110 g 制成大蜜丸，即得。

五、质量评价

（一）鉴别

1. 显微鉴别

金樱子花托壁横切面的外表皮细胞类方形或略径向延长，外壁及侧壁增厚，角质化；表皮上的刺痕纵切面细胞径向延长。皮层薄壁细胞壁稍厚，纹孔明显，含有油滴，并含橙黄色物，有的含草酸钙方晶和簇晶；纤维束散生于近皮层外侧；维管束多存在于皮层中部和内侧，外韧型，韧皮部外侧有纤维束，导管散在或呈放射状排列。内表皮细胞长方形，内壁增厚，角质化；有木化的非腺毛或具残基。

花托粉末淡肉红色。非腺毛单细胞或多细胞，长 505～1836 μm，直径 16～31 μm，壁木化或微木化，表面常有螺旋状条纹，胞腔内含黄棕色物。表皮细胞多角形，壁厚，内含黄棕色物。草酸钙方晶多见，长方形或不规则形，直径 16～39 μm；簇晶少见，直径 27～66 μm。螺纹导管、网纹导管、环纹导管及具缘纹孔导管直径 8～20 μm。薄壁细胞多角形，木化，具纹孔，含黄棕色物。纤维梭形或条形，黄色，长至 1071 μm，直径 16～20 μm，壁木化。树脂块不规则形，黄棕色，半透明。

2. 薄层鉴别

取金樱子粉末 2 g，加乙醇 30 mL，超声处理 30 min，滤过，滤液蒸干，残渣加水 20 mL 使溶解，用乙酸乙酯振摇提取 2 次，每次 30 mL，合并乙酸乙酯液，蒸干，残渣加甲醇 2 mL 使溶解，作为供试品溶液。另取金樱子对照药材 2 g，同法制成对照药材溶液。照薄层色谱法试验，吸取上述两种溶液各 2 μL，分别点于同一硅胶 G 薄层板上，以三氯甲烷-乙酸乙酯-甲醇-甲酸（5∶5∶1∶0.1）为展开剂，展开，取出，晾干，喷以 10% 硫酸乙醇溶液，在 105℃ 加热至斑点显色清晰。供试品色谱中，在与对照药材色谱相应的位置上，显相同颜色的斑点。

3. 指纹图谱鉴别

李宇璐等建立了金樱子 UPLC 指纹图谱分析方法。取金樱子根粉末（过 60 目筛）1 g，置于具塞锥形瓶中，精密加入 95% 乙醇 10 mL，称定质量，超声（150 W，40 kHz）处理 1 h 后，称重，加 95% 乙醇补足质量，过滤，蒸干，用 5% 乙醇水溶解，过大孔树脂，利用 500 mL 的 30% 乙醇冲洗舍去，800 mL 的 100% 乙醇冲洗至无色，蒸干，甲醇溶解过滤即得。采用 ACQUITY UPLC Phenyl 色谱柱（2.1 mm×100 mm，1.7 μm）；流速为

0.2 mL/min；检测波长为 210 nm；柱温为 30℃；流动相为甲醇-水；进样量为 3 µL。依上述步骤所建立的指纹图谱可用于金樱子质量控制，如图 17-6 所示。

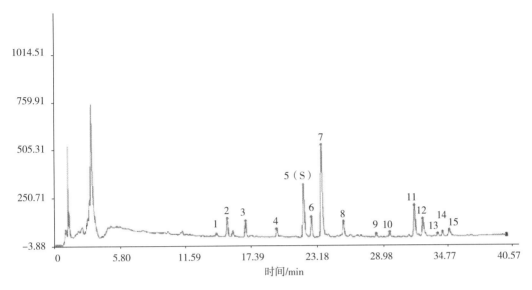

图 17-6　金樱子根的 UPLC 指纹图谱

（二）检查

1. 水分

《中华人民共和国药典（2020 年版）》规定水分不得过 18%。

2. 总灰度

《中华人民共和国药典（2020 年版）》规定总灰分不得过 5%。

（三）含量测定

《中华人民共和国药典（2020 年版）》规定采用苯酚硫酸法测定金樱子多糖的含量。

1. 对照品溶液的制备

取经 105℃ 干燥至恒重的无水葡萄糖 60 mg，精密称定，置 100 mL 量瓶中，加水溶解并稀释至刻度，摇匀，即得（每 1 mL 中含无水葡萄糖 0.6 mg）。

2. 标准曲线的制备

精密量取对照品溶液 0.5 mL、1 mL、1.5 mL、2 mL、2.5 mL，分别置 50 mL 量瓶中，各加水至刻度，摇匀。分别精密量取上述溶液 2 mL，置具塞试管中，各精密加 4% 苯酚溶液 1 mL，混匀，迅速精密加入硫酸 7 mL，摇匀，置 40℃ 水浴中保温 30 min，取出，置冰水浴中放置 5 min，取出，以相应试剂为空白，照紫外-可见分光光度法，在 490 nm 的波长处测定吸光度，以吸光度为纵坐标，浓度为横坐标，绘制标准曲线。

3. 测定法

取金樱子肉粗粉约 0.5 g，精密称定，置具塞锥形瓶中，精密加水 50 mL，称定质量，静置 1 h，加热回流 1 h，放冷，再称定质量，用水补足减失的质量，摇匀，滤过，精密量取取续滤液 1 mL，置 100 mL 量瓶中，加水至刻度，摇匀，精密量取 25 mL，置 50 mL 量瓶中，加水至刻度，摇匀，精密量取 2 mL，置具塞试管中，照标准曲线的制备项下的方法，自"各精密加 4% 苯酚溶液 1 mL 起，依法测定吸光度，从标准曲线上读出供试品溶液中金樱子多糖的重量（μg），计算，即得。

金樱子肉按干燥品计算，含金樱子多糖以无水葡萄糖（$C_6H_{12}O_6$）计，不得少于 25%。

六、药理作用

（一）增强免疫

金樱子及其提取物具有增加免疫的作用。金樱子果实、根提取物均可明显提高健康小鼠胸腺、脾脏指数，以及血清溶血素水平、腹腔巨噬细胞吞噬指数，促进小鼠淋巴细胞转化，从而提高小鼠的免疫功能。金樱子多糖体外能明显促进脾淋巴细胞增殖，提高 IL-2、NO 水平，促进 NOS、蛋白激酶 G 表达；同时提高腹腔巨噬细胞 TNF-α 水平，提示金樱子多糖体外具有良好的免疫增强作用。金樱子多糖可提高小鼠巨噬细胞的吞噬能力、溶血素水平，拮抗免疫功能低下小鼠的迟发型超敏反应（DTH），降低肝、脾指数，增强小鼠的免疫功能。金樱子酸性多糖可通过激活巨噬细胞 RAW264.7 丝裂原活化蛋白激酶及 NF-κB 信号通路，提高巨噬细胞的吞噬、分泌能力及细胞因子 mRNA 的表达，从而达到增强免疫的效果。

（二）抑菌、抗炎

从金樱子根、茎中提取的金樱子多糖对大肠杆菌、副伤寒杆菌、（白色、柠檬色、金黄色）葡萄球菌、肺炎克雷伯菌、痢疾杆菌等有较强的抑制作用，对酿酒酵母、放线菌也有较强的抑制作用。另外，金樱子根、茎不同溶剂提取物也有一定的抗炎作用，其中金樱子根的 70% 乙醇提取物、水提取物的抗炎作用强于金樱子茎提取物。

（三）保护肾脏

金樱子醇提物可降低小牛血清、兔抗鼠血清诱发的肾组织损伤大鼠尿蛋白、血清肌酐及尿素氮水平，升高血清总蛋白量，减轻肾小球病变，保护肾脏。金樱子醇提物能通过抑制系膜增生性急性肾小球肾炎大鼠 NLRP3 炎性小体通路的 NF-κB、NOD 样受体热蛋白结构域相关蛋白 3（NOD like receptor heat protein domain associated protein 3，NLRP3）mRNA 及蛋白表达水平，抑制炎症因子 TNF-α、IL-2、IL-6 表达，降低肾小球系膜细胞增殖及细胞外基质沉积，从而保护肾脏。

（四）保护肝脏

金樱子根提取物可降低痤疮杆菌（P. acnes）、LPS 诱发的肝损伤小鼠肝脏单核细胞、MDA、NO、ALT 水平，减轻肝脏氧化应激损伤，保护肝脏。金樱子总黄酮可通过降低对乙酰氨基酚（扑热息痛）所致肝损伤小鼠血清 ALT、AST、MDA 水平，升高超 SOD、GSH 活性，发挥其保护肝脏活性。金樱子多糖能调节四氯化碳所致肝损伤小鼠血脂水平，保护肝功能。

（五）抗氧化

金樱子多糖能清除超氧阴离子自由基，减轻羟自由基对细胞膜的损伤，显示出良好的体外抗氧化作用。金樱子多糖对 DPPH 自由基也具有较强的清除能力，但对羟自由基和超氧阴离子自由基的清除能力优于对 DPPH 自由基的清除能力，抗氧化能力较强。

（六）排铅

金樱子果粉能显著降低铅中毒小鼠血液、肝脏、骨骼及脑组织中的铅水平，显示出其具有一定的排铅作用。除此之外，金樱子还具有抗结核、抗肿瘤、抗老年痴呆等作用。

七、体内过程

目前，未见金樱子及其提取物体内过程的相关研究资料。

八、安全性评价

金樱子 10 g/kg 灌胃给予小鼠，未引起小鼠骨髓微核和小鼠精子畸形频率增高，表明金樱子无致突变作用。金樱子中的多羟基色素可引起小鼠体质量增长减慢，脏器系数普遍增大，白细胞增多，红细胞减少，具有一定的亚慢性毒性。

第十八章　野菊花

野菊花为菊科植物野菊（*Chrysanthemum indicum* L.）的干燥头状花序，皖西大别山区的野菊花野生资源十分丰富。野菊花具有清热解毒、疏风平肝之功效，主要用于治疗风热袭表、目赤肿痛、头痛眩晕等病症。现代研究发现，野菊花含有黄酮、挥发油、有机酸、多糖等多种化学成分，具有抗炎、抗微生物、保肝、降血压、保护心脏等作用。

一、基原植物

野菊为多年生草本植物，高 0.25～1 m，如图 18-1 所示。茎枝被稀疏的毛，上部及花序枝上的毛稍多或较多。基生叶和下部叶花期脱落。中部茎叶卵形、长卵形或椭圆状卵形、羽状半裂、浅裂或分裂不明显而边缘有浅锯齿。基部截形或稍心形或宽楔形，叶柄长 1～2 cm。头状花序直径 1.5～2.5 cm，多数在茎枝顶端排成疏松的伞房圆锥花序或少数在茎顶排成伞房花序。总苞片约 5 层，外层卵形或卵状三角形，长 2.5～3 mm，中层卵形，内层长椭圆形，长 11 mm。全部苞片边缘白色或褐色宽膜质，顶端钝或圆。舌状花黄色，顶端全缘或 2～3 齿。瘦果长 1.5～1.8 mm。花期 6～11 月。

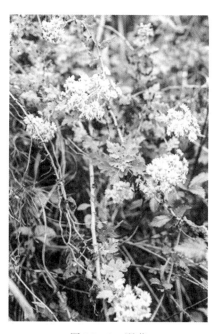

图 18-1　野菊

二、野菊的栽培与种植

（一）野菊的栽培环境

野菊分布广泛，在山坡草地、灌丛、河边湿地、滨海盐渍地、田边及路旁均可生长。野菊适宜在土质松软、排水及透气性良好的缓坡地带或者平整土地上生长，土层宜是深厚、肥沃、疏松的腐殖土或壤土，盐碱地不适宜栽培。

（二）野菊的繁殖方式

野菊主要有扦插、分株、压条 3 种常规繁殖方式。

1. 扦插繁殖

一般在谷雨前后，从越冬宿根发出的新苗中剪取枝条，进行第一次扦插；在芒种前后，再从第一次扦插得到的新株上，剪取枝条完成第二次扦插，30~35 天后移植到大田。第一次扦插株行距保持 12 cm，第二次扦插株行距保持 8 cm。插好之后，立即浇水，维持苗床湿润。插后 20 天可生根成活，再用清水粪浇 1 次。

2. 分株繁殖

在野菊收获期间，选择植株苗壮、生长发育良好、开花数量较多、无病虫害的植株，剪去上枝部分，留下根部，在上面覆盖草泥灰或毛灰，等到次年开春长出新芽前，浇清水粪 1 次，使长出的幼苗健壮，有利于分株。在谷雨前后，选择晴天，拔起苗，用刀割掉苗头，再从根茎处纵向劈开，每株留下 2~3 个芽，立即栽种。移植最迟不要超过 5 月中旬。

3. 压条繁殖

压条最好选择在阴雨天进行，再适时施肥。压条分 2 次进行，第一次于小暑前后，首先把野菊枝条掀倒，每隔 10 cm 用湿泥揿实，打去梢头，让其叶腋处抽出新枝；第二次于大暑前后，压倒新抽出的枝条，方法和第一次相同，然后追施清水粪 1 次，在处暑时打顶。

（三）野菊的田间管理

1. 中耕除草

野菊定植后，观察田间杂草情况，可开始中耕除草，一般进行了 3~4 次，结蕾后不再进行。

2. 追肥

植株生长旺盛时，施清水粪约 1 t，开始孕蕾时再施 2 t，另施过磷酸钙 10~15 kg 或用 2% 过磷酸钙水喷雾作叶面追肥。

3. 排灌

定植后遇干旱需及时浇水，提高成活率。成活后需土壤偏干，促进根系发育，控制地上部分徒长，此时遇雨需及时排水。

4. 打顶

当野菊株高 15~20 cm 时，选晴天打顶，剪去顶梢 1~2 cm，促进分枝。此后每 2 周打顶 1 次，连续 3~4 次，7 月下旬不再进行，否则会造成分枝过多、花蕾过小。

（四）野菊的采收时间与方法

野菊一般在每年 10 月下旬至 11 月上中旬全田有 75% 以上的植株开放时采收。采收后，将鲜野菊花及时用 120℃ 高温杀青 5 min，接着采用 60℃ 的热空气连续烘干 18 h，直至野菊花中水分含量不超过 14%，去杂后，得到成品药材，然后密封，干燥储存。留种的植株在每年 12 月下旬野菊种子成熟，种皮颜色呈黑褐色时采收种子。最好选择雨过天晴的天气，植株地上部分微微湿润，利用梳齿型拉花器将种子分离出来，再利用孔径为 2 mm 的网筛初筛后阴干。然后将初筛后的混合物过孔径为 1 mm 的网筛，将得到的较为纯净的野菊花种子放入编织袋中，置于室内阴凉处储藏。

（五）野菊的病虫害自然发生类型及其综合生态安全防治

野菊的虫害主要有菊天牛、蚜虫等，可以通过安装黏虫板、杀虫灯或打顶等措施来杀灭或防治害虫。野菊的病害主要有根腐病、枯萎病等，在高温高湿的雨季多发，需要挖设排水沟，减少积水的发生。

三、化学成分

（一）黄酮

野菊花中的黄酮类化合物可分为黄酮、黄酮醇、二氢黄酮类化合物。目前已分离、鉴定出的黄酮类化合物主要有芹菜素、木犀草素、槲皮素、刺槐素、黄芩苷、蒙花苷等，化学结构式如图 18-2 所示。

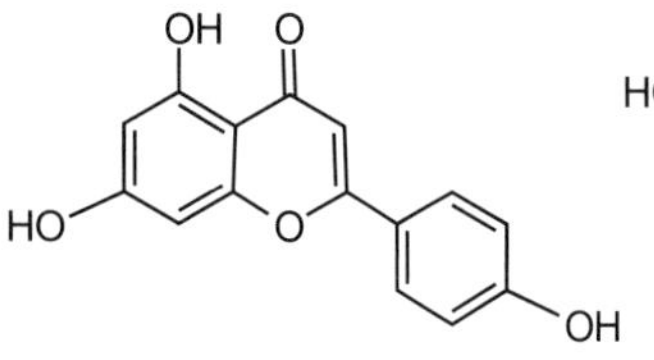

（a）芹菜素 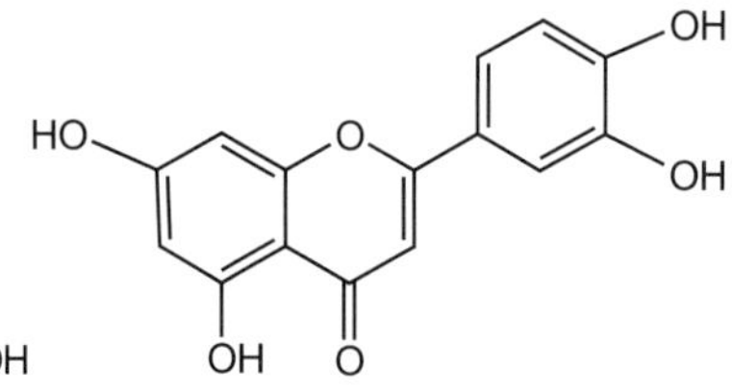　　　　　　（b）木犀草素 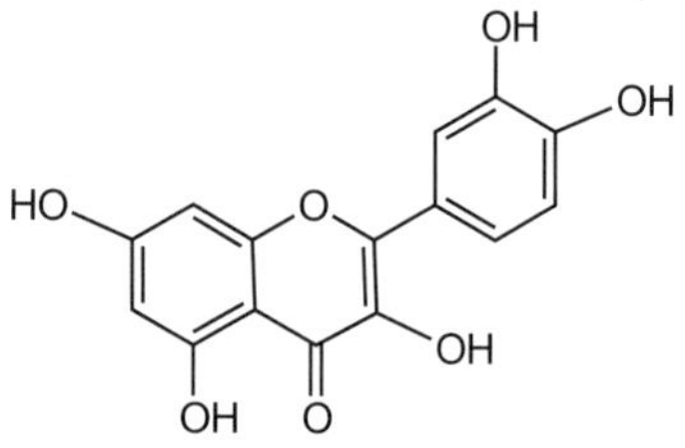　　　　　　（c）槲皮素

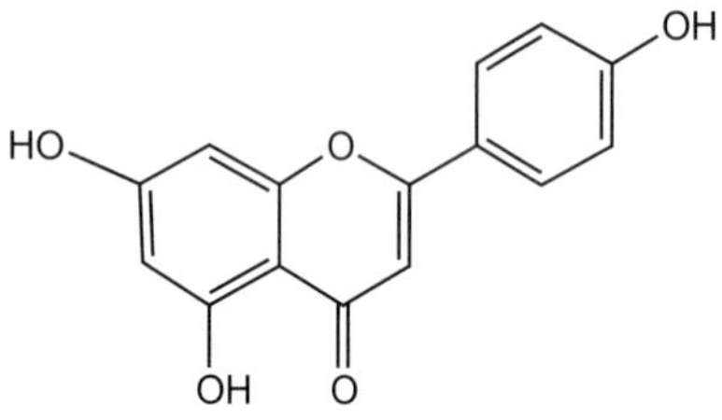

（d）刺槐素 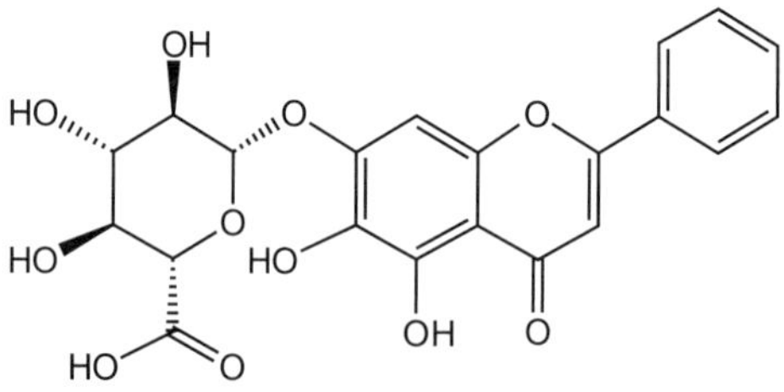　　　　　　　　　（e）黄芩苷

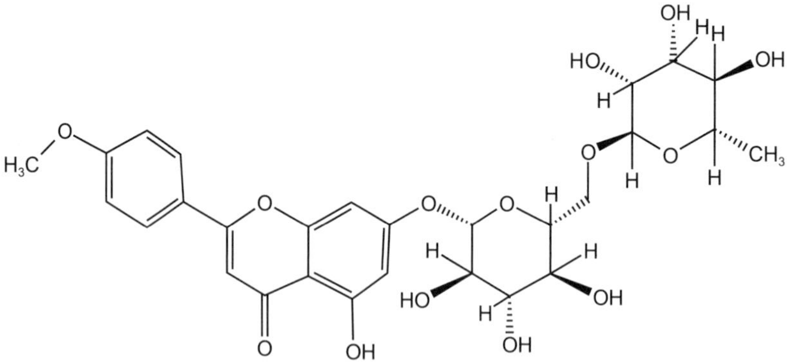

（f）蒙花苷

图 18-2　野菊花中黄酮类化合物的化学结构式

（二）挥发油

在野菊花中的挥发油成分里，含量最高的是半萜类化合物，其次是单萜类化合物及倍半萜类化合物。挥发油中主要有 1，8-桉叶素、樟脑、反丁香烯、γ-杜松烯，以及 α-侧柏酮、异侧柏酮、β-蒎烯、冰片等挥发性成分，化学结构式如图 18-3 所示。

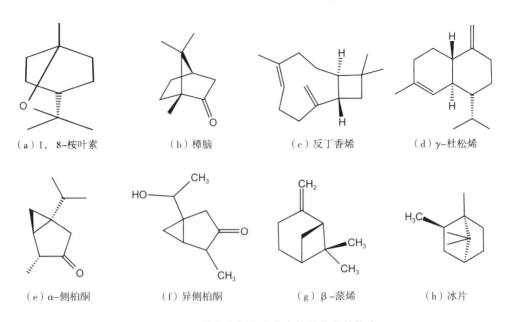

（a）1，8-桉叶素　　　（b）樟脑　　　（c）反丁香烯　　　（d）γ-杜松烯

（e）α-侧柏酮　　　（f）异侧柏酮　　　（g）β-蒎烯　　　（h）冰片

图 18-3　野菊花中挥发油化合物的化学结构式

（三）有机酸

野菊花含有咖啡酸、鞣花酸、绿原酸、1，3-二咖啡酰奎宁酸、3，4-二咖啡酰奎宁酸、4，5-二咖啡酰奎宁酸等有机酸化合物，化学结构式如图 18-4 所示。

（a）咖啡酸　　　　　　　　（b）鞣花酸

（c）绿原酸

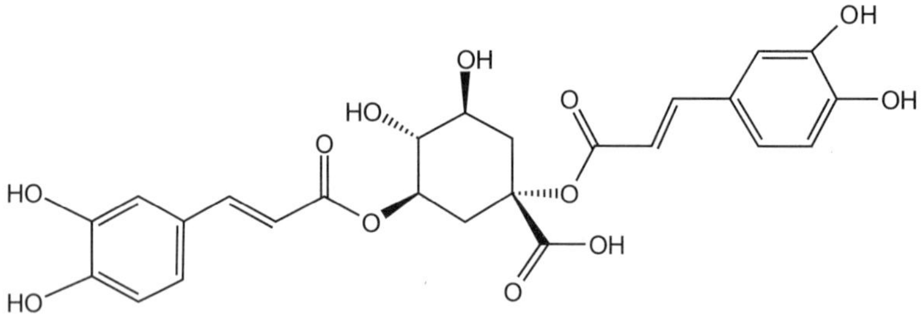

（d）1，3-二咖啡酰奎宁酸

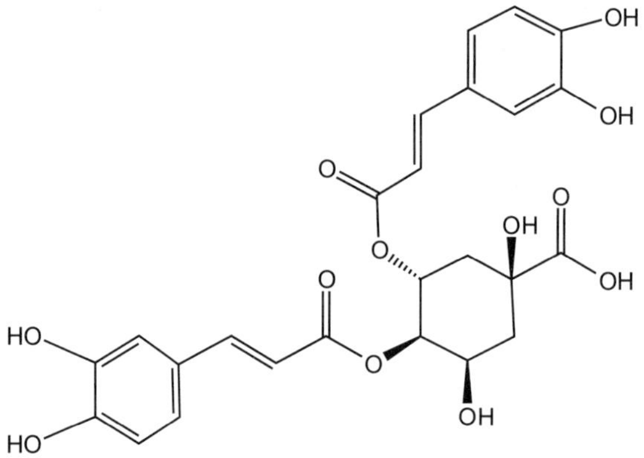

（e）3，4-二咖啡酰奎宁酸

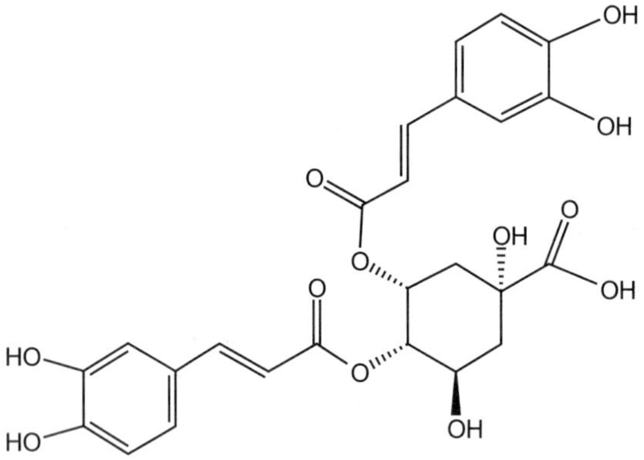

（f）4，5-二咖啡酰奎宁酸

图 18-4　野菊花中有机酸类化合物的化学结构式

四、药物制剂

《中华人民共和国药典（2020 年版）》收载的基于野菊花制成的制剂主要有 2 种。

（一）野菊花栓

取野菊花 10000 g 加水煎煮 3 次，第一次 2 h，第二次 1 h，第三次 40 min，合并煎液，滤过，滤液浓缩至相对密度为 1.1（50～60℃）的清膏，加乙醇使含醇量为 60%，静置，取上清液，回收乙醇并浓缩至相对密度为 1.17（50℃）的清膏，再加乙醇使含醇量为 80%，静置，取上清液，回收乙醇，并浓缩成稠膏（约 800 g）。取混合脂肪酸甘油酯 1380 g，加热使熔化，保温（40℃±2℃）备用。将 60%乙醇 300 g 加入野菊花稠膏中，搅拌均匀，再加入保温的基质中，搅匀，灌入栓剂模中；或取聚乙二醇 1600 g，加热使熔化，加入野菊花稠膏，随加随搅拌，搅匀，倾入涂有润滑剂的栓剂模中，制成 1000 粒，即得。

（二）复方瓜子金颗粒

取瓜子金 150 g、大青叶 350 g、野菊花 200 g、海金沙 250 g、白花蛇舌草 250 g、紫花地丁 200 g。以上 6 味，加水煎煮 2 次，每次 1.5 h，煎液滤过，滤液合并，减压浓缩至适量，加入适量的蔗糖及糊精，制成颗粒，干燥，制成 1000 g 或 700 g；或加入适量的糊精及甜菊素 0.75 g，制成颗粒，干燥，制成 250 g，即得。

五、质量评价

（一）鉴别

1. 显微鉴别

野菊花花粉粒黄色，类球形，3 孔沟，外壁外层厚于内层，外层内部具棒，表面有负网孔状纹饰及刺，直径 20～37 μm，其中刺长 2.5～6.5 μm；苞片表面从表面观细胞呈不规则形，垂周壁稍厚，波状弯曲，表面可见较密的角质样纹理，气孔类圆或长圆形，长 25～38 μm，直径 20～29 μm，副卫细胞 3～5 个，呈不定式排列；花粉囊内壁细胞延长，壁网状或条状增厚，长 30～76 μm，直径 6～20 μm，厚壁细胞黄绿色，呈类方或多角形，亦有类长方形，纹孔可见，长 9.8～22 μm，直径 4.9～12.5 μm，壁厚 2.4～5 μm；柱头顶端细胞稍膨大延长，略向外周辐射，边缘细胞绒毛状突起，直径 173～308 μm；腺毛头部椭圆或长椭圆形，一般 4～6 个细胞，少见 8 个细胞，外被角质层，长径 29～93（120）μm，短径 27～69 μm，多见于花冠、苞片、叶及茎、梗表面；T 形毛多已碎断，臂一长一短，为单细胞，壁稍厚或一边稍厚，直径 18～50 μm，基部 3～5（13）个细胞，密生于茎、梗、叶的表面；草酸钙簇晶的晶体较小，棱角尖锐，直径 2.4～7.4 μm，见于花冠、花柱岌子房表皮等处；分泌道含黄色分泌物，直径 9～34 μm，周围伴有导管群，多见于花柱中部（花柱分叉部位以下）及药隔币认乙偏苞片等处；药隔顶端附属物从表面观细胞呈长多角形，两端多斜钝或圆，亦有类方形，垂周壁呈连珠状或条状增厚，纹孔较大；药隔基部细胞排列紧密，从表面观多呈类方形，少有长方形，壁略呈波状增厚，角隅处增厚较明显，长 12～58 μm，直径 12～20 μm；纤维淡黄色，细长，末端斜钝或渐尖，直径 5～14 μm，壁较薄，纹孔细点状，偶见孔沟；子房表皮细胞由纵长与横宽的细胞相间排列，纵向细胞常成两列，两端楔尖或斜钝，横宽细胞其横切面呈圆锥形，向外隆起；叶表皮细胞中的上下表皮细胞壁均呈波状弯曲，有 T 形毛、腺毛，气孔多见于下表皮，副卫细胞 3～4 个，是不定式排列。

2. 薄层鉴别

取野菊花粉末 0.3 g，加甲醇 15 mL，超声处理 30 min，放冷，滤过，取滤液作为供试品溶液。另取野菊花对照药材 0.3 g，同法制成对照药材溶液。再取蒙花苷对照品，加甲醇制成每 1 mL 含 0.2 mg 的溶液，作为对照品溶液。照薄层色谱法试验，吸取上述 3 种溶液各 3 μL，分别点于同一硅胶 G 薄层板上，以乙酸丁酯-甲酸-水（2∶1∶1）的上层溶液为展开剂，展开，取出，晾干，喷以 2％三氯化铝乙醇溶液，热风吹干，置紫外光灯（365 nm）下检视。供试品色谱中，在与对照药材色谱和对照品色谱相应的位置上，显相同颜色的荧光斑点。

3. 指纹图谱鉴别

谢苏梦等建立了野菊花 HPLC 指纹图谱分析方法。取野菊花样品粉末（过三号筛）约 0.5 g。精密称定，置具塞锥形瓶中，精密加入 50％甲醇 50 mL，称定质量，超声 30 min，放冷，再称定质量，用 50％甲醇补足减失的质量，摇匀，滤过，取续滤液，即得。采用 Hypersil ODS C18（250 mm×4.6 mm，5 μm）色谱柱；流动相为乙腈-0.1％磷酸；梯度洗脱；检测波长为 334 nm；流速为 1 mL/min；柱温为 30℃；进样体积为 10 μL。依上述步骤所建立的指纹图谱可用于野菊花的质量与品质评价，如图 18-5 所示。

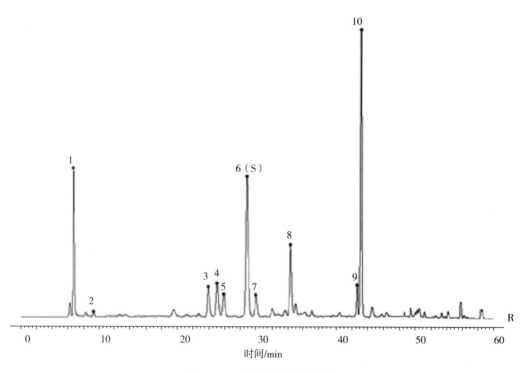

图 18-5　野菊花的指纹图谱

（二）检查

1. 水分

《中华人民共和国药典（2020 年版）》规定水分不得过 14％。

2. 总灰度

《中华人民共和国药典（2020 年版）》规定总灰分不得过 9％，酸不溶性灰分不得过 2%。

（三）含量测定

《中华人民共和国药典（2020 年版）》规定采用高效液相色谱法测定。

1. 色谱条件与系统适用性试验

以十八烷基硅烷键合硅胶为填充剂；以甲醇-水-冰醋酸（26：23：1）为流动相；检测波长为 334 nm。理论板数按蒙花苷峰计算应不低于 3000。

2. 对照品溶液的制备

取蒙花苷对照品适量，精密称定，加甲醇溶解（必要时加热）制成每 1 mL 含 25 μg 的溶液，即得。

3. 供试品溶液的制备

取野菊花粉末（过三号筛）约 0.25 g，精密称定，置具塞锥形瓶中，精密加入甲醇 100 mL，称定质量，加热回流 3 h，放冷，再称定质量，用甲醇补足减失的质量，摇匀，滤过，取续滤液，即得。

4 野菊花野菊花测定法

分别精密吸取对照品溶液与供试品溶液各 20 μL，注入液相色谱仪，测定，即得。

野菊花按干燥品计算，含蒙花苷（$C_{28}H_{32}O_{14}$）不得少于 0.8%。

六、药理作用

（一）抗炎作用

野菊花粗提取物、黄酮类和挥发油类化合物等可通过抑制信号通路、减少炎症因子释放等起抗炎作用。野菊花水煎剂、药效组分（木犀草素 7 - o - β - D - 葡萄糖苷、芹菜素 7 - o - β - D - 葡萄糖苷、蒙花苷、绿原酸）可抑制二甲苯诱导的小鼠耳肿胀度，并能明显降低 H^+ 所致的小鼠腹腔毛细管通透性。野菊花醇提取物可降低特应性皮炎小鼠血清 IgE、TNF - α、IL - 4 水平，减轻皮肤炎症。野菊花总黄酮 336 mg/kg 连续灌胃 10 天，可较好地抑制佛氏完全佐剂诱导的佐剂性关节炎大鼠足肿胀，降低 MDA、NO、IL - 2 水平，升高血 SOD 活性，促进脾淋巴细胞增殖；野菊花总黄酮还能降低大鼠宫颈炎 IL - 1β、PGE_2、TNF - α 水平，减轻其炎症反应。野菊花萜类成分中 Chrysanthemulide A 体外能下调脂多糖诱导的巨噬细胞 NF - κB 及 MAPK 信号通路，减少炎症因子释放。

（二）抗微生物

野菊花及其提取物具有广泛的抗微生物活性的特点，对金黄色葡萄球菌、伤寒杆菌、大肠杆菌、变形杆菌、痢疾杆菌、大肠埃希菌、人型结核杆菌等致病菌有较强的抑制作用；对流感病毒、呼吸道合胞病毒繁殖具有明显的抑制作用；对红色毛癣菌、羊毛状小孢子菌等人浅部真菌感染也具有抑制作用。野菊花挥发油对金黄色葡萄球菌的抑制作用最强，对白色葡萄球菌的抑制作用受产地影响。野菊花总黄酮可抑制金黄色葡萄球菌、葡萄牙假丝酵母、腐生葡萄球菌腐生亚种的繁殖。

（三）保肝作用

野菊花总黄酮对多种原因所致肝损伤具有较强的保护作用。野菊花总黄酮能明显降低酒精性脂肪性肝大鼠血 AST、ALT、TC、TNF－α 水平，降低肝脏 MDA 含量，增强 SOD 活性，减轻酒精性脂肪性肝大鼠肝细胞损伤，防治酒精性脂肪性肝。野菊花总黄酮可降低四氯化碳诱导的肝纤维化大鼠肝组织羟脯氨酸、透明质酸、层黏蛋白的水平，抑制血清丙氨酸氨基转移酶、Ⅲ 型前胶原酶、Ⅳ 型胶原酶活性，抑制肝转化生长因子－β1 表达。野菊花中的萜类及黄酮类化合物对 Con A 所致的小鼠免疫性肝损伤也有保护作用。

（四）对心血管系统的作用

野菊花及其提取物均有扩张血管、保护心脏的作用。不同浓度乙醇的野菊花提取物可降低麻醉猫的血压，乙醇浓度越高，提取物降压效果越好；95％乙醇野菊花浸提物对麻醉猫、正常狗均有降压作用，且降压作用缓慢、温和、持久。以黄酮为主要成分的野菊花注射液可扩张离体兔冠脉血管、肾血管及耳血管。野菊花提取物及其单体成分木犀草素可扩张血管，降低血压。野菊花水煮醇沉乙酸乙酯提取物可增加健康麻醉狗的冠脉血流量，减慢心率，降低总外周阻力，增加心输出量。野菊花提取物可通过降低自发性高血压大鼠收缩压、舒张压，提高 SOD、GSH－Px 活性及 ACE_2 表达，降低 MDA 水平，从而产生降血压的作用。

（五）抗氧化

野菊花水提取液可通过提高体内抗氧化酶的活性抑制大鼠心、脑、肝、肾等组织的脂质过氧化。野菊花总黄酮可有效清除超氧阴离子自由基，显示出较强的抗氧化作用，且呈剂量依赖性。野菊花多糖也具有清除活性氧自由基的作用。

（六）其他作用

野菊花水煮醇沉液经静脉注射，可降低银环蛇或眼镜蛇蛇毒中毒的小鼠死亡率；野菊花注射液可明显抑制人前列腺癌 PC3 细胞株、髓原细胞白血病 HL60 细胞株的增殖，起到抗肿瘤作用。野菊花还具有抗血小板聚集、降尿酸等作用。

七、体内过程

目前，未见野菊花及其提取物体内过程的相关研究资料。

八、安全性评价

以野菊花提取物为主要药效成分的野菊花软膏剂、野菊花栓长期连续给药未发现毒性作用。

常用英文缩略词表

英文缩写	英文全称	中文全称
ABAT	aminobutyrate aminotransferase	氨基丁酸转氨酶
ADH	alcohol dehydrogenase	乙醇脱氢酶
Agtr1	angiotensin Ⅱ receptor 1	血管紧张素Ⅱ受体 1
Akt	serine/threonine protein kinase	丝氨酸/苏氨酸蛋白激酶
ALT	alanine aminotransferase	谷丙转氨酶
ALDH	acetaldehyde dehydrogenase	乙醛脱氢酶
ALP	alkaline phosphatase	碱性磷酸酶
Ang Ⅱ	angiotensin Ⅱ	血管紧张素Ⅱ
AQP	aquaporin	水通道蛋白
AST	aspartate aminotransferase	谷草转氨酶
ATPase	adenosine triphosphate enzyme	三磷酸腺苷酶
BUN	urea nitrogen	尿素氮
CAT	catalase	过氧化氢酶
CK	creatine kinase	肌酸激酶
Con A	concanavalin A	刀豆蛋白
COX	cyclooxygenase	环加氧酶
CRE	creatine	肌酸
CREBP – 1c	cholesterol regulatory element binding protein 1c	胆固醇调节元件结合蛋白–1c
CRF	corticotropin releasing factor	促皮质素释放因子
Cyt C	cytochrome C	细胞色素 C
EGFR	epidermal growth factor receptor	表皮生长因子受体
5 – Fu	5 – fluorouracil	5 –氟尿嘧啶
GABA	gamma aminobutyric acid	γ –氨基丁酸
GSH	glutathione	谷胱甘肽
GSH – Px	glutathione peroxidase	谷胱甘肽过氧化物酶
HDL – C	high density lipoprotein cholesterol	高密度脂蛋白胆固醇
5 – HT	5 – hydroxytryptamine	5 –羟色胺
IFN	interferon	干扰素

（续表）

英文缩写	英文全称	中文全称
Ig	immunoglobulin	免疫球蛋白
IL	interleukin	白细胞介素
JAK2	Janus kinase 2	酪氨酸激酶 2
KPTT	kaolin partial thromboplastin time	白陶土部分凝血活酶时间
LDH	lactate dehydrogenase	乳酸脱氢酶
LDL – C	low density lipoprotein cholesterol	低密度脂蛋白胆固醇
LPS	lipopolysaccharide	脂多糖
MCP – 1	monocyte chemoattractant protein	单核细胞趋化蛋白 1
MDA	malondialdehyde	丙二醛
MPO	myeloperoxidase	髓过氧化物酶
NA	noradrenaline	去甲肾上腺素
NF – κB	nuclear transcription factor – κB,	核转录因子– κB
NMDA	N – methyl – D – aspartate	N –甲基– D –天冬氨酸
NLRP3	NOD like receptor heat protein domain associated protein 3	NOD 样受体热蛋白结构域相关蛋白 3
NO	nitric oxide	一氧化氮
NOS	nitric oxide synthase	一氧化氮合酶
PG	prostaglandin	前列腺素
PI3K	phosphatidylinositol 3 – kinase	磷脂酰肌醇 3 –激酶
PPAR – γ	peroxisome proliferator activated receptor – γ	过氧化物酶体增殖物激活受体– γ
PRT	plasma recalcification coagulation time	血浆复钙凝血时间
PT	prothrombin time	凝血酶原时间
PTP	protein tyrosine phosphatase	蛋白酪氨酸磷酸酯酶
RASS	renin angiotensin system	肾素血管紧张素系统
SCr	creatinine	血肌酐
SOD	superoxide dismutase	超氧化物歧化酶
SS	somatostatin	生长抑素
STAT3	signal transducer and activator of transcrtiption 3	信号传导子与激活子 3
STZ	streptozotocin	链脲佐菌素
TBil	total bilirubin	总胆红素
TG	triglyceride	甘油三酯
TNF	tumor necrosis factor	肿瘤坏死因子
TXB_2	thromboxane B_2	血栓素 B_2
VIP	vasoactive peptide	血管活性肽

参考文献

［1］宋向文，朱富成，陈存武，等．六安市中药产业发展现状与存在问题研究［J］．皖西学院学报，2019，35（5）：20－23．

［2］李典友．安徽大别山区中药材资源的开发与利用［J］．六安师专学报，1997（2）：61－62．

［3］宋向文，王魁，陈乃富，等．大别山区百合生产现状与存在问题研究［J］．中国野生植物资源，2016，35（1）：49－52．

［4］童晨曦，齐蕾．霍山石斛的研究进展及可持续发展［J］．医学综述，2015，21（24）：4512－4514．

［5］唐振缁，程式君．中药"霍山石斛"原植物的研究［J］．植物研究，1984（3）：141－146．

［6］包雪声，顺庆生，周根余，等．中华仙草之最：霍山石斛［M］．上海：上海科学技术文献出版社，2003．

［7］魏普杰，费永俊，朱司甲，等．湖北英山霍山石斛植物群落特征研究［J］．中药材，2019，42（8）：1754－1760．

［8］李中岳．霍山石斛的栽培［J］．中国林业，2003（13）：39．

［9］钱文林，张建霞，吴坤林，等．霍山石斛种苗繁殖与栽培研究［J］．热带亚热带植物学报，2013，21（3）：240－246．

［10］章程．霍山石斛林下栽培技术［J］．安徽林业，2007（5）：36．

［11］李向东，成彦武，周海燕，等．霍山石斛的种源鉴定及种植产业发展现状考察报告［J］．中国现代中药，2015，17（6）：525－528＋532．

［12］易善勇，康传志，王威，等．霍山石斛种植模式比较及拟境栽培的优势分析［J］．中国中药杂志，2021，46（8）：1864－1868．

［13］陈庆祥．霍山石斛林下生态平衡种植技术［J］．安徽农学通报，2021，27（16）：35－36＋55．

［14］王秀松，王诗文．霍山石斛林下仿野生栽培技术规程［J］．现代农业科技，2018（4）：91－93．

［15］朱景武．霍山石斛园仿生栽培应用技术［J］．农技服务，2020，37（5）：76－77＋79．

［16］程建国．霍山石斛在皖南山区天然生态林中野生种植技术分析［J］．花卉，2019（18）：230．

［17］黄守擎. 霍山石斛的栽培技术［J］. 农技服务，2018，35（3）：82-83.

［18］曾宋君. 石斛兰病害防治技术［J］. 花木盆景（花卉园艺），2005（9）：28-29.

［19］侯燕，费文婷，王玉杰，等. 霍山石斛对肾阴虚小鼠抗疲劳及能量代谢的影响［J］. 北京中医药大学学报，2018，41（12）：995-1001.

［20］侯燕，王林元，乐娜，等. 霍山石斛不同提取物对肾阴虚证、肾阳虚证小鼠抗疲劳作用及物质基础研究［J］. 中华中医药杂志，2021，36（2）：1039-1044.

［21］乐娜，侯燕，张建军，等. 霍山石斛不同提取物对肾阴虚证和肾阳虚证小鼠温度趋向性、环核苷酸及甲状腺激素的影响［J］. 中华中医药杂志，2021，36（2）：705-710.

［22］甘江华. 霍山石斛治疗脾阴虚型便秘模型大鼠的药效学及其机制的初步研究［D］. 合肥：安徽中医药大学. 2020.

［23］徐海军，高温婷，杨健，等. 霍山石斛多糖对衰老模型大鼠肠道消化吸收功能和形态结构的影响［J］. 皖西学院学报，2018，34（2）：1-4.

［24］谷仿丽，黄仁术，何晓梅. 霍山石斛多糖对溃疡性结肠炎小鼠的抗炎作用［J］. 安徽农业科学，2020，48（14）：176-177＋237.

［25］桂文琪，方媛，聊晓玉，等. 基于网络药理学和体内实验验证霍山石斛治疗胃溃疡的作用机制［J］. 中国实验方剂学杂志，2022，28（7）：151-161.

［26］黄功. 霍山石斛多糖的分子修饰及其对益生菌的增殖作用影响研究［D］. 芜湖：安徽工程大学，2020.

［27］陈明威. 霍山石斛多酚的分离纯化及其对益生菌和致病菌作用研究［D］. 芜湖：安徽工程大学，2020.

［28］XIE S Z, GE J C, LI F, et al. Digestive behavior of Dendrobium huoshanense polysaccharides in the gastrointestinal tracts of mice［J］. International Journal of Biological Macromolecules，2018（107）：825-832.

［29］郝冉，王正明，查学强，等. 霍山石斛多糖的肠黏膜免疫调节活性及在小肠中的吸收分布［J］. 食品科学，2014，35（9）：256-259.

［30］XIE S Z, LIU B, YE H Y, et al. Dendrobium huoshanense polysaccharide regionally regulates intestinal mucosal barriers function and intestinal microbiota in mice［J］. Carbohydrate Polymers，2019（206）：149-162.

［31］徐海军，方予，汪俊涛，等. 霍山石斛多糖对小鼠的双向免疫调节作用［J］. 免疫学杂志，2018，34（8）：731-736.

［32］张丹丹，黄森，查学强，等. 霍山石斛多糖对人胃癌细胞生长的抑制作用［J］. 食品与生物技术学报，2014，33（5）：542-547.

［33］仲晓荣，徐峰，王莹. 霍山石斛对荷宫颈癌 SiHa 细胞小鼠免疫功能的影响［J］. 华西药学杂志，2019，34（6）：601-604.

［34］汪蒙蒙，季兆洁，甘江华，等. 霍山石斛的抗炎作用［J］. 中国实验方剂学杂志，2019，25（20）：76-81.

［35］谷仿丽，黄仁术，何晓梅，等. 霍山石斛抗急性炎症有效部位筛选研究［J］.

宜春学院学报，2022，44（3）：1-5.

[36] 王淑琪.霍山石斛（栽培）抗炎多糖的结构鉴定及活性评价［D］.合肥：合肥工业大学，2018.

[37] 聂春艳.霍山石斛多糖对香烟烟雾暴露致小鼠肺部炎症的预防研究［D］.合肥：合肥工业大学，2017.

[38] 秦丹阳.霍山石斛多糖对小鼠类风湿性关节炎的改善作用研究［D］.合肥：合肥工业大学，2020.

[39] 李志强.不同生长年限霍山石斛主要药用成分和保肝抗炎作用的研究［D］.镇江：江苏大学，2020.

[40] 李志强，周红秋，欧阳臻，等.不同种植模式的霍山石斛对小鼠急性肝损伤的保护作用［J］.中成药，2020，42（5）：1155-1162.

[41] 孟海涛，汪鹤，查学强，等.霍山石斛不同提取物抗小鼠亚急性酒精性肝损伤活性的比较研究［J］.食品科学，2015，36（13）：229-234.

[42] 李滨，陈锋，王新生，等.霍山石斛安全性评价研究［J］.食品研究与开发，2014，25（12）：85-91.

[43] 刘冰.霍山石斛（栽培）多糖化学结构系统解析及抗胃癌活性构效关系研究［D］.合肥：合肥工业大学，2019.

[44] 邢康康，刘艳，贺宗毅，等.茯苓栽培技术研究进展［J］.安徽农业科学，2020，48（22）：7-9+13.

[45] 胡如澍.茯苓栽培技术要点［J］.江西农业，2020（12）：5-6.

[46] 刘明新，杨华，王先有.茯苓人工栽培历史与栽培技术研究进展［J］.湖南生态科学学报，2022，9（2）：97-102.

[47] 苏正玺.茯苓栽培技术［J］.农村实用技术，2005（5）：16-17.

[48] 廖潍.松树蔸原地种植茯苓高产栽培技术［J］.广西农业科学，2004（6）：514.

[49] 郑朝霞.茯苓饮片及其混伪品的鉴别分析［J］.中国中医药现代远程教育，2013，11（17）：131-132.

[50] 张琦，王振中，萧伟，等.茯苓 UPLC 特征指纹图谱［J］.中国中药杂志，2012，37（7）：966-968.

[51] 徐雨生，袁定阳，刘玲，等.茯苓 HPLC 指纹图谱的建立及三萜酸含量测定［J］.湖北农业科学，2022，61（15）：199-203.

[52] 田双双，刘晓谦，冯伟红，等.基于特征图谱和多成分含量测定的茯苓质量评价研究［J］.中国中药杂志，2019，44（7）：1371-1380.

[53] 马艳春，范楚晨，冯天甜，等.茯苓的化学成分和药理作用研究进展［J］.中医药学报，2021，49（12）：108-111.

[54] 程玥，丁泽贤，张越，等.茯苓多糖及其衍生物的化学结构与药理作用研究进展［J］.中国中药杂志，2020，45（18）：4332-4340.

［55］蒋逸凡，金梦圆，周选围．茯苓多糖及其免疫调节功能研究进展［J］．食用菌学报，2021，28（2）：130－139．

［56］王诗宝．茯苓多糖的提取、硫酸化修饰及其抑制胃癌细胞MGC803增殖作用的研究［D］．长春：吉林大学，2022．

［57］王彩云，成忠均，侯俊，等．不同产区天麻质量评价［J］．中成药，2022，44（2）：487－492．

［58］张照宇，孙建华，陈士林，等．天麻种质资源及其与双菌共生分子机制研究［J］．世界中医药，2022，17（13）：1819－1826．

［59］王海峰，王超群，尉广飞，等．天麻全国产地适宜性区划及其种植技术［J］．中国现代中药，2021，23（11）：1869－1875．

［60］胡荣丽．天麻栽培管理技术分析［J］．农业与技术，2015，35（4）：111．

［61］潘启航．天麻林下栽培技术研究［J］．种子科技，2021，39（18）：40－41．

［62］佘彬情，杨玲，张启鑫，等．天麻环境习性分析及栽培方法探究［J］．南方农业，2020，14（32）：58－59．

［63］李振斌，邓薇，徐大东，等．不同品种天麻的形态组织学对比研究［J］．华西药学杂志，2016，31（1）：51－53．

［64］肖佳佳，黄红，雷有成，等．天麻HPLC指纹图谱建立及判别分析［J］．中国中药杂志，2017，42（13）：2524－2531．

［65］国家药典委员会．中华人民共和国药典（2020年版）［M］．北京：中国医药科技出版社，2020．

［66］韩大荣．天麻研究新进展［J］．中国处方药，2018，16（4）：19－21．

［67］王朝群，杨燕，唐超，等．天麻多糖提取分离方法和药理作用研究进展［J］．中国药事，2022，36（4）：417－428．

［68］刘萌萌，章柏钰，张伊，等．天麻多糖对中枢神经系统疾病作用的研究进展［J］．中国药师，2021，24（10）：1882－1888．

［69］刘又高，蔡瑞杭，陈官菊，等．灵芝栽培技术研究进展［J］．农业科技通讯，2021（12）：257－260．

［70］徐小飞，江庆伍．灵芝的栽培模式与技术［J］．生命世界，2022（4）：20－25．

［71］李秀梅．灵芝提质增效栽培技术［J］．农业知识，2022（1）：13－14．

［72］来李娟．中药灵芝的鉴别及含量测定方法研究［D］．蚌埠：蚌埠医学院，2018．

［73］张洁．灵芝复方胶囊的制备及免疫调节作用研究［D］．苏州：苏州大学，2013．

［74］马传贵，张志秀，闫梅霞，等．灵芝的活性成分及其抗肿瘤研究进展［J］．食药用菌，2022，30（2）：114－118．

［75］李亚晗，刘佳琳，王天添，等．灵芝多糖抗肿瘤免疫调节机制的研究进展［J］．中国免疫学杂志，2021，37（4）：511－514．

［76］罗云，陈霖，张雪涟，等．灵芝三萜类成分药理活性研究进展［J］．中国药理学通报，2021，37（9）：1185－1188．

[77] 汪雯翰，徐宾，张赫男，等．灵芝子实体醇提取物的毒理研究 [J]．菌物学报，2017，36（12）：1642-1650.

[78] 周艳霞，万正林，邓俭英，等．不同栽培密度对广西葛根产量和品质的影响 [J]．安徽农业科学，2020，48（13）：45-48.

[79] 段艳菊．葛根种植技术规范 [J]．河南农业，2019（10）：47.

[80] 朱丹，方光胜．高产优质葛根新品种的引进及高效栽培技术集成研究与示范 [J]．产业与科技论坛，2020，19（13）：62-63.

[81] 潘世良．浅谈三都水族自治县葛根栽培技术 [J]．种子科技，2020，38（6）：36+38.

[82] 周敏，胡平通．葛的育苗及栽培技术 [J]．吉林农业，2011（4）：147.

[83] 索亚然，乔艺涵，姬蕾，等．葛根高效液相色谱法指纹图谱及模式识别研究 [J]．环球中医药，2019，12（6）：844-849.

[84] 管咏梅，许攀，沈倩，等．葛根解酒的研究进展 [J]．中国实验方剂学杂志，2021，27（2）：210-217.

[85] 王磊，柴士伟．葛根素治疗糖尿病及其并发症研究进展 [J]．天津药学，2021，33（4）：60-65.

[86] 史晨旭，杜佳蓉，吴威，等．葛根化学成分及药理作用研究进展 [J]．中国现代中药，2021，23（12）：2177-2195.

[87] 关彩华，招志辉，张韵．大鼠体内的葛根素浓度及药代动力学 [J]．世界中医药，2019，14（10）：2609-2612+2617.

[88] 管咏梅，龚丽霞，姜鄂，等．葛根及其主要成分安全性研究进展 [J]．中华中医药学刊，2022，40（3）：12-18.

[89] 中国科学院中国植物志编辑委员会．中国植物志 [M]．北京：科学出版社，1980.

[90] 王静．兽医中草药百合的种植技术与栽培管理 [J]．中兽医学杂志，2019（3）：111.

[91] 唐艳萍．百合种植技术与管理 [J]．农家参谋，2021（4）：52-53.

[92] 曹维燕．百合高产栽培管理技术探究 [J]．农家参谋，2021（7）：69-70.

[93] 刘秀菊，李炀．兰州百合与药用百合生药鉴定比较 [J]．西部中医药，2016，29（7）：34-37.

[94] 杨扬宇，陈林，唐雪阳，等．基于多成分含量测定及HPLC指纹图谱结合化学计量学方法评价百合质量 [J]．中国现代中药，2021，23（3）：470-474+484.

[95] 滕利荣，孟庆繁，刘培源，等．酶法提取百合多糖及其体外抗氧化活性 [J]．吉林大学学报（理学版），2003（4）：538-542.

[96] 苗明三．百合多糖抗氧化作用研究 [J]．中药药理与临床，2001（2）：12-13.

[97] 程霞，陈国广，石绍华．止血中草药断血流的研究进展 [J]．安徽医药，2007（5）：454-456.

［98］杨友志，马磊，李耀亭．断血流栽培技术研究［J］．安徽农业科学，2014，42（33）：11662-11663.

［99］汪莉，方成武，杨洁，等．断血流的生药学研究概况［J］．安徽中医学院学报，2009，28（6）：77-79.

［100］田京歌，周娟娟，倪倩，等．断血流HPLC特征图谱的建立及3种成分的含量测定［J］．西北药学杂志，2022，37（1）：12-17.

［101］朱海琳，孟兆青，丁岗，等．断血流的研究进展［J］．世界科学技术：中医药现代化，2013，15（9）：2002-2010.

［102］刘丽娜，危娟萍，赖春红．米非司酮联合断血流对药物流产后的孕妇进行预防性治疗的临床研究［J］．药品评价，2019，16（21）：70-71.

［103］唐胤泉，祝浩东，陈马兰．断血流不同方法提取物抑菌作用的初步研究［J］．中国中医药科技，2018，25（1）：40-42.

［104］刘青云，陆敏，彭代银．荫风轮、风轮菜提取物对血管作用的研究［J］．安徽中医学院学报，1985（4）：46-50.

［105］李玉宝，刘冬，谭秦莉，等．荫风轮总苷的药理学研究进展［J］．安徽医药，2008（8）：673-674.

［106］宋翔．断血流提取物的制备及断血流皂苷A的初步药动学研究［D］．合肥：安徽中医药大学，2020.

［107］彭代银，刘青云，戴敏，等．荫风轮总苷毒理学实验研究［J］．安徽中医学院学报，2005（3）：23-25.

［108］陈法志，童俊，郭彩霞，等．野生石菖蒲、水杨梅的调查引种及驯化栽培研究［J］．中国野生植物资源，2010，29（1）：64-67.

［109］孙伟．林区石菖蒲栽培管理技术［J］．林业与生态，2020（6）：42.

［110］尹艾萍，陈强，常恩福，等．石菖蒲丰产栽培技术研究［J］．西南林学院学报，2006（6）：37-39＋43.

［111］魏刚，方永奇，刘东辉，等．GC-MS建立石菖蒲挥发油特征指纹图谱方法学研究［J］．中国中药杂志，2004（8）：51-55.

［112］吴宏斌，方永奇，李锐．石菖蒲对CNS的药理作用与毒理研究述略［J］．中医药学刊，2004（1）：127-128＋132.

［113］张晓莹，郭宏伟．石菖蒲药理作用研究进展［J］．中国中医药科技，2019，26（2）：320-321.

［114］郑韵芳，余阿妹，许诗仪，等．石菖蒲挥发油体外抗菌活性及抗炎作用研究［J］．海峡药学，2015，27（10）：260-263.

［115］方旭．山地黄精规范化栽培技术［J］．西北园艺（综合），2022（1）：36-37.

［116］刘前萍，杜书仲．黄精种植加工技术初探［J］．中国农技推广，2022，38（3）：69-70.

［117］陈宏，苏海兰．药食两用中药黄精种植技术［J］．现代农业科技，2022（5）：

55－56＋60.

[118] 李松涛，于晓，耿翠翠，等．HPLC 测定黄精的指纹图谱［J］．食品与药品，2018，20（5）：336－339.

[119] 邓旭坤，段欢，刘钊，等．黄精多糖对环磷酰胺诱导小鼠免疫抑制的影响［J］．中南民族大学学报（自然科学版），2018，37（2）：49－53.

[120] 江华．黄精多糖的抗肿瘤活性研究［J］．南京中医药大学学报，2010，26（6）：479－480.

[121] 李九九，汪光军，刘政祥，等．黄精水提物干预脂多糖诱导的巨噬细胞极化与自噬研究［J］．食品安全质量检测学报，2021，12（19）：7772－7777.

[122] 刘洋洋，安莹莹，秦文娟，等．黄精多糖药理作用研究进展［J］．泰山医学院学报，2014，35（9）：967－970.

[123] 文珠，肖移生，唐宁，等．黄精多糖对神经细胞的毒性及抗缺氧性坏死和凋亡作用研究［J］．中药药理与临床，2006（2）：29－31.

[124] 王红星，廖世平，方素华，等．黄精多糖克疱霜家犬 60 天皮肤、阴道长期毒性试验［J］．四川生理科学杂志，2001（3）：137.

[125] 郑平汉，陈颖君．重楼栽培技术［J］．新农村，2019（10）：23－25.

[126] 张婉莹．重楼栽培技术［J］．云南农业，2015（5）：23－24.

[127] 肖启银，高明文，张祯勇，等．重楼栽培技术［J］．现代农业科技，2015（22）：95－96.

[128] 钱正明，黄琦，李春红，等．重楼 HPLC 指纹图谱研究［J］．中药材，2019，42（5）：1101－1106.

[129] 卢伟，牟雄军，杨光义，等．中药重楼药理活性研究进展［J］．中国药师，2017，20（5）：896－899.

[130] 金炜东，陈孝平，蔡红娇．重楼提取物对 HepG2 细胞的毒性作用［J］．华中科技大学学报（医学版），2006（1）：103－106.

[131] 杨蓉蓉，王跃虎，施敏，等．长柱重楼总皂苷体外抗肿瘤活性及毒性研究［J］．中国临床药理学杂志，2018，34（4）：439－442.

[132] 陈清，阎姝．重楼的药理作用及其毒性反应的研究进展［J］．医药导报，2012，31（7）：886－888.

[133] 万江红．白芨的栽培管理及应用［J］．农技服务，2017，34（1）：53.

[134] 本刊综合．白芨的种植前景与高效栽培技术［J］．农家之友，2017（3）：55－56.

[135] 徐助华．浅论白芨的种植前景与高效栽培技术［J］．农村经济与科技，2019，30（2）：33＋32.

[136] 吕小波，黄春球，武正才，等．白及多糖对胃溃疡大鼠防治作用的实验研究［J］．云南中医学院学报，2012，35（1）：30－32＋45.

[137] 邱红梅，张颖，周岐新，等．白芨多糖对小鼠免疫功能的调节作用［J］．中国

生物制品学杂志，2011，24（6）：676－678.

［138］赵艳霞，邓雁如，张晓静，等．白及属药用植物化学成分及药理作用研究进展［J］．天然产物研究与开发，2013，25（8）：1137－1145.

［139］张卫明，马世宏，顾龚平，等．白芨多糖胶皮肤毒理学安全性评价研究［J］．中国野生植物资源，2003（5）：59－61.

［140］陈浩，刘慧，郑林，等．白及主要活性成分 Militarine 对斑马鱼胚胎发育的安全性评价［J］．中国药业，2019，28（23）：1－4.

［141］李丽敏．白及中 Militarine 在大鼠体内代谢产物及药代动力学研究［D］．上海：上海中医药大学，2019.

［142］郭娜，江芳，方文清，等．闽北山区厚朴丰产栽培技术的研究［J］．中国野生植物资源，2016，35（6）：62－64＋71.

［143］龙永荣．厚朴丰产栽培技术研究［J］．农村实用技术，2019（6）：47－48.

［144］黄海英，宋怀芬，徐莺莺．厚朴的栽培技术及采收技术［J］．农业与技术，2012，32（6）：93＋97.

［145］李振雨，陈万发，王利伟，等．不同基原厚朴 UPLC 指纹图谱及化学模式识别研究［J］．中草药，2022，53（1）：244－249.

［146］盛永成，王晶，张世洋，等．厚朴药理研究进展［J］．成都中医药大学学报，2018，41（2）：109－114.

［147］张明发，沈雅琴．厚朴及其有效成分的中枢抑制作用及机制的研究进展［J］．抗感染药学，2022，19（1）：5－9.

［148］张明发，沈雅琴．厚朴提取物、厚朴酚及和厚朴酚的抗炎作用及其机制研究进展［J］．药物评价研究，2021，44（12）：2739－2746.

［149］谭珍媛，邓家刚，张彤，等．中药厚朴现代药理研究进展［J］．中国实验方剂学杂志，2020，26（22）：228－234.

［150］彭成．中药药理学（第四版）［M］．北京：中国中医药出版社，2016.

［151］肖锦山，张玲．厚朴酚对力竭运动小鼠心肌肥厚及 PPARγ 和 NF-κB 表达的影响［J］．沈阳体育学院学报，2016，35（4）：94－99.

［152］宜全，谭芳慧，陈伟东，等．和厚朴酚对大鼠心肌缺血再灌注损伤的保护作用［J］．广东医学，2017，38（15）：2276－2279.

［153］顾海科，刘桂君，宋梅芳，等．艾草标准化人工栽培技术［J］．现代农业科技，2018（4）：89－90＋93.

［154］李参．甘肃艾叶生产机械化栽培技术［J］．农机科技推广，2019（11）：48＋50.

［155］康海平．艾草的发展前景及栽培注意事项［J］．河南农业，2017（22）：19.

［156］何立威，付晨青，王秀萍，等．我国艾草标准化栽培技术及加工应用研究进展［J］．安徽农业科学，2021，49（16）：4－6.

［157］郭龙，焦倩，张丹，等．基于指纹图谱和多组分含量测定的艾叶药材质量控制

研究 [J]. 中国中药杂志, 2018, 43 (5): 977-984.

[158] 兰晓燕, 张元, 朱龙波, 等. 艾叶化学成分、药理作用及质量研究进展 [J]. 中国中药杂志, 2020, 45 (17): 4017-4030.

[159] 夏佳璇. 艾叶酚类成分的质量控制与药代动力学研究 [D]. 武汉: 湖北中医药大学, 2020.

[160] 侯明楷. 艾叶挥发油的抗炎作用机制及药代动力学研究 [D]. 武汉: 湖北中医药大学, 2022.

[161] 孙蓉, 李素君. 基于功效和物质基础的艾叶毒性研究进展 [J]. 山东中医药大学学报, 2010, 34 (1): 86-88.

[162] 张柏军. 河北承德苍术人工种植技术要点 [J]. 特种经济动植物, 2022, 25 (6): 99-101.

[163] 陈颖. 浅析苍术种植技术和药理分析 [J]. 农家参谋, 2021 (19): 19-20.

[164] 赵喜进. 苍术市场前景分析及种植技术 [J]. 新农业, 2018 (8): 54-56.

[165] 赵帅, 赵喜进. 苍术现代化种植关键技术 [J]. 农村百事通, 2018 (11): 29-30.

[166] 杨福金. 苍术的种植方法及药理作用 [J]. 养殖技术顾问, 2013 (3): 211.

[167] 李振雨, 罗宇琴, 杨文惠, 等. 基于UPLC指纹图谱和多成分定量的苍术质量评价研究 [J]. 中国中医药信息杂志, 2021, 28 (11): 88-92.

[168] 杨明, 张中文, 李景如, 等. 苍术挥发油的急性毒性试验 [J]. 动物医学进展, 2008 (2): 113-114.

[169] 陈玉霞. 桔梗优质高产栽培技术 [J]. 农业科技与信息, 2020 (18): 36-37.

[170] 徐善传. 桔梗的生态习性及林下栽培技术 [J]. 现代农业科技, 2021 (9): 71-72.

[171] 姚百宁, 杨蕾, 于佳鑫, 等. 桔梗标准化繁育与栽培技术 [J]. 陕西林业科技, 2020, 48 (2): 111-113.

[172] 张迟, 黄戎婕, 曾金祥, 等. 不同产地桔梗HPLC指纹图谱及化学模式识别研究 [J]. 天然产物研究与开发, 2020, 32 (8): 1269-1277.

[173] 代群, 陈哲, 葛宇清, 等. 桔梗皂苷D诱导人肺癌细胞A549的凋亡及机制 [J]. 中国中药杂志, 2012, 37 (17): 2626-2629.

[174] 李盈, 王举涛, 桂双英, 等. 桔梗的化学成分及药理作用研究进展 [J]. 食品与药品, 2016, 18 (1): 72-75.

[175] 谢雄雄, 张迟, 曾金祥, 等. 中药桔梗的化学成分和药理活性研究进展 [J]. 中医药通报, 2018, 17 (5): 66-72+13.

[176] 沈漫, 吴宇娟, 李医明, 等. 桔梗皂苷药理学及临床应用研究进展 [J]. 上海中医药大学学报, 2018, 32 (5): 86-91.

[177] 赵雨芯, 谢龙, 李小芳, 等. 桔梗皂苷的药理作用研究进展 [J]. 中药与临床, 2022, 13 (2): 94-98.

[178] 王娟. 桔梗皂苷 D 的药代动力学研究 [D]. 南京：南京中医药大学，2012.

[179] 王宝清，王培学. 药用植物金樱子栽培技术 [J]. 中国林副特产，2011 (6)：58-59.

[180] 邹洪涛，陈世军，杨艳. 金樱子植物资源及开发利用 [J]. 黔南民族师范学院学报，2004 (3)：32-35.

[181] 冯鰓. 金樱子的栽培与利用 [J]. 特种经济动植物，2003 (7)：35.

[172] 朱桃云，王四元. 金樱子的栽培技术 [J]. 安徽农业，2004 (8)：16.

[183] 李宇璐，马国需，袁经权，等. 不同产地金樱子根 UPLC 指纹图谱的研究 [J]. 中国药师，2017，20 (3)：409-412.

[184] 曾凡珂，李伟，曹庸，等. 金樱子多糖提取、纯化及生理活性研究进展 [J]. 食品工业科技，2019，40 (7)：307-312.

[185] 陈倩，李娜，张雨林，等. 金樱子的研究进展 [J]. 中医药导报，2018，24 (19)：106-110.

[186] 龙小琴，戴应和. 金樱子根化学成分与药理作用研究进展 [J]. 亚太传统医药，2017，13 (18)：68-70.

[187] 庞慧民，朱玉琢，高久春. 金樱子对小鼠的致突变作用 [J]. 毒理学杂志，2006 (5)：345.

[188] 孙兰，刘伟新，蔡一华，等. 金樱子多羟基色素的毒性作用 [J]. 江西医学院学报，1990 (3)：5-8.

[189] 李青杰. 野菊花的化学成分研究 [J]. 临床合理用药杂志，2011，4 (17)：65-66.

[190] 马庆，许雷，李建领，等. 野菊生态种植技术研究与应用 [J]. 安徽农业科学，2022，50 (9)：49-53.

[191] 胡惟楝，陈科力. 野菊花的显微鉴别 [J]. 时珍国药研究，1992 (4)：161-162.

[192] 谢苏梦，季巧遇，吕尚，等. 不同产地野菊花 HPLC 指纹图谱建立及化学模式识别研究 [J]. 中草药，2021，52 (24)：7616-7623.

[193] 魏玲玲，张志军，陈婷，等. 野菊花化学成分及其生理活性的研究进展 [J]. 江苏调味副食品，2021 (2)：1-3.

[194] 袁慧杰，赖志辉，管艳艳，等. 野菊花主要活性成分的药理作用研究进展 [J]. 中华中医药学刊，2018，36 (3)：651-653.

[195] 刘远俊，王双平，温娜，等. 野菊花提取物活性及机理研究进展 [J]. 广西中医药，2015，38 (6)：11-13.

[196] 贾海鹰，贾海波，李慧. 野菊花软膏剂的毒性试验研究 [J]. 内蒙古医科大学学报，2014，36 (3)：243-245.

[197] 韦桂宁，周军，周桂芬，等. 野菊花栓的长期毒性试验 [J]. 中国药师，2009，12 (2)：187-189.